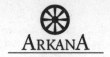

ARKANA

Buch

Tulku Thondup weiht den Leser in die jahrhundertealten tibetischen Weisheiten des Heilens ein. Selbst lebensbedrohende Krankheiten können durch die heilende Kraft des Geistes überwunden werden. Die menschliche Fähigkeit der Vorstellung und Erinnerung ermöglicht es, beglückende Kindheitserinnerungen als Weg zu geistiger Ruhe zu nützen und Körper und Geist wieder in eine positive Einheit zu bringen. Thondup stellt einfache Meditations- und Atemübungen vor, die in Körper und Geist Selbstheilungskräfte wecken. Der Übende lernt, sich den heilenden Wellen aus dem Universum zu öffnen und jede Zelle des Körpers als leuchtende Zelle des Lichts zu erfahren. Das Buch enthält eine Fülle praktischer Fallbeispiele und bietet gezielte Anleitungen. In der Beschreibung der einzelnen Meditationstechniken entfaltet es eine suggestive Kraft, die das Lesen selbst zu einer Heilerfahrung werden lässt.

Autor

Tulku Thondup wurde 1939 in Tibet geboren und erhielt seine Ausbildung in einem buddhistischen Kloster. 1958 floh er nach Indien. Mehr als zehn Jahre lang lehrte er an verschiedenen Universitäten Indiens. 1980 ging er in die Vereinigten Staaten und wurde Gastdozent an der Harvard University in Cambridge, wo er bis heute lebt. Er ist u. a. Autor des Standardwerks »Die heilende Kraft des Geistes« (1998).

TULKU THONDUP

HEILUNG GRENZENLOS

Meditative Übungen,
die den Geist erleuchten
und den Körper heilen

Aus dem Amerikanischen
von Erika Ifang

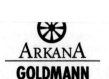

ARKANA
GOLDMANN

Die amerikanische Originalausgabe erschien 2000 unter dem Titel
»Boundless Healing« bei Shambala Publications, Inc.,
Boston, Mass., USA

Umwelthinweis:
Alle bedruckten Materialien dieses Taschenbuches
sind chlorfrei und umweltschonend.
Das Papier enthält Recycling-Anteile.

Deutsche Erstausgabe Oktober 2001
© 2001 der deutschsprachigen Ausgabe
Wilhelm Goldmann Verlag, München,
ein Unternehmen der Verlagsgruppe Random House GmbH
© 2000 der Originalausgabe Tulku Thondup Rinpoche
The Buddhayana Foundation Series VIII
by arrangement with Shambala Publications, Inc.,
P.O. Box 308, Boston, MA. 02117
Umschlaggestaltung: Design Team München
Umschlagabbildung: Premium/Blair
Satz: Uhl+Massopust, Aalen
Druck: Elsnerdruck, Berlin
Verlagsnummer: 21591
Redaktion: Gerhard Juckoff
WL · Herstellung: WM
Made in Germany
ISBN 3-442-21591-9

1. Auflage

Inhalt

3 Die Vorteile von Heilmeditationen

4 Was wir heilen wollen

5 Die Ermutigung zur Meditation

Teil II: Heilmeditationen über Geist und Körper

6 Geleitete Meditationen

Vorwort
von Daniel Goleman

Wir alle kennen Augenblicke im Leben, wo wir so sehr in einen schönen Anblick oder eine Tätigkeit vertieft sind und so vollkommen darin aufgehen, dass wir weder Ablenkungen in unserer nächsten Umgebung wahrnehmen noch bemerken, wie die Zeit vergeht. In diesen kostbaren, lichten Momenten werden wir spontan in eine andere Seinsweise versetzt, in der die Alltagssorgen und -ängste von uns abfallen und wir uns von jeder Last befreit fühlen.

Psychologen fassen diesen Zustand unter dem Begriff *Flow* zusammen und meinen damit die Erfahrung des *Fließens*, die Leute in solchen Augenblicken machen. Im Hinblick auf das emotionale Wohlbefinden sind Flow-Zustände Gipfelerlebnisse, Momente, in denen wir unseren höchsten Seinszustand erreichen und unser Geist friedvoll ist. Sie sind unvorhersehbar und können nicht vorausgeplant werden, sondern kommen als ein Geschenk für uns.

Dieses Geschenk besteht im Wesentlichen darin, dass Geist und Herz voll Friede sind. Seit in den letzten Jahren immer mehr wissenschaftliche Erkenntnisse die Verbindungen zwischen Geist und Körper aufgezeigt haben, mehren sich die Beweise (für diejenigen, die sie brauchen), dass solche Gipfelerfahrungen auch dem Körper gut tun. Es steht inzwischen außer Frage, dass eine positive Gemütslage die Widerstandskraft des Immunsystems gegen Keime und Viren stärkt und das Herzinfarktrisiko vermindert.

Selbstverständlich spielt die Lotterie des Lebens mit Faktoren wie Vererbung, Stress und dergleichen eine Rolle, was unsere Anfälligkeit betrifft. Aber es gibt einen Risikofaktor für unsere Gesundheit, den wir unmittelbar beeinflussen können, nämlich unseren Geisteszustand.

Die moderne Medizin kann uns trotz ihres überwältigenden Aufgebots an Geräten und Arzneimitteln nicht sagen, wie wir uns in jenen inneren Zustand versetzen können, der sich günstig auf die Gesundheit auswirkt. Zum Glück gibt es jedoch andere Heilungstraditionen, die dieses Gebiet bestens abdecken.

Tulku Thondup bietet in diesem Buch eine meisterhafte Zusammenfassung von Methoden aus der tibetischen Tradition an, die nach seiner Erfahrung dem inneren Frieden förderlich sind. Dabei geht er noch einen Schritt weiter als in seinem früheren Buch *Die heilende Kraft des Geistes* und führt eine ganze Reihe von Übungen an, mit deren Hilfe Geistesfrieden erzielt und das körperliche Wohlbefinden gesteigert werden kann. Sie gründen sich auf klassische tibetische Überlieferungen und lassen uns teilhaben an der Möglichkeit, den Geist so zu trainieren, dass er seine eigenen Heilkräfte nutzen lernt.

Tulku Thondup macht deutlich, dass wir Westler nicht nur auf eine florierende moderne Medizin zurückgreifen können, sondern auch in noch nie da gewesener Weise

Zugang zu uralten Erkenntnissen und Methoden der
Heilung von Geist und Körper haben. Warum sollen wir
nicht aus beidem Nutzen ziehen?

Dank

Von Herzen dankbar bin ich dem dritten Dodrupchen Rinpoche und seinem nektargleichen Artikel »Freud und Leid in den Pfad der Erleuchtung verwandeln«, meinen erleuchteten Lehrern und wohlmeinenden Freunden, meinen liebevollen Eltern, meinen Vorfahren und allen, deren Weisheit, Inspiration und Erzählungen mir und meinem Werk zugute kamen. Ohne sie wäre mir nicht einmal die Idee zu diesem Buch gekommen.

Harold Talbott danke ich für die unerschöpfliche Weisheit und die Hingabe, mit der er die Originalausgabe dieses Buches herausgegeben hat, Robert Garrett für die Meisterschaft, mit der er dafür gesorgt hat, dass der Kern der Lehren in der Schönheit der Worte aufscheint, und Lydia G. Segal dafür, dass sie jahrelang gemeinsam mit mir meditiert hat, sodass ich meine Erfahrungen mit diesen meditativen Übungen weiter vervollkommnen konnte.

Ferner danke ich Daniel Goleman für sein Vorwort, das eine Brücke zwischen östlichen und westlichen Auffassungen von geistiger und körperlicher Gesundheit schlägt. Zu Dank verpflichtet bin ich auch Ian Baldwin für seine unschätzbare Hilfe in allen Verlagsdingen, Jonathan Miller für seine wertvollen Vorschläge, David Dvore für seine Computerkenntnisse, Susanne Mrozik und Madeline Nold für die Überprüfung der Übersetzung des Mantras vom heilenden Buddha und Victor und Ruby Lam für ihre Wohnung, in der es sich so gut arbeiten ließ.

Mein besonderer Dank gilt Michael Baldwin, der ganz allein das Licht meiner akademischen Projekte weiterleuchten ließ, sowie den Mitgliedern und Förderern der Buddhayana Foundation in Marion, Massachusetts, die sich als überaus großzügige Sponsoren meiner Forschungen und Buchprojekte in den letzten zwanzig Jahren erwiesen haben.

Sehr dankbar bin ich auch Acharya Samuel Bercholz und den Mitarbeitern des Shambala Verlages für ihre Betreuung und das Vertrauen, das sie in mein Buch gesetzt haben, Susan J. Cohan für ihr ungemein sorgfältiges Lektorat und Kendra Crossen Burroughs für ihre aufschlussreichen Hinweise.

Was immer dieses Buch an Gutem bewirken mag, ist die Frucht der ambrosiagleichen Lehren des Buddhismus. Ich lege damit die Saat für Früchte, durch die das geheilt wird, womit wir all unsere Mutterwesen enttäuscht haben. Sollten sich trotz dieses Bemühens Fehler eingeschlichen haben, spiegeln sie meine eigene Unwissenheit wider, und dafür bitte ich die Buddhas, die gelehrten Meister und meine lieben Leser um Vergebung.

Einleitung

Seit Erscheinen meines Buches *Die heilende Kraft des Geistes* (siehe Literaturhinweise im Anhang) bin ich viel in Nordamerika und Europa gereist. Auf diesen Reisen habe ich die Heilungsprinzipien des Buches erklärt und Meditationen über das Heilen geleitet. Und ich habe viele dankbare Briefe und Kommentare von Lesern unterschiedlichster Herkunft bekommen.

Es ist eine spannende Erfahrung, nach Veröffentlichung eines Buches in die Welt hinauszuziehen, besonders für jemanden wie mich. Bis zum 18. Lebensjahr war ich im Dodrupchen-Kloster zu Hause, das in einem abgelegenen, von hohen Bergen umgebenen Tal Osttibets liegt, wo der Tageslauf von Studium und Gebet erfüllt war und durch den Lauf von Sonne und Mond am Himmel bestimmt wurde. Das Tibet meiner Kindheit und Jugend, an das ich mich erinnere, war ein zeitloses Land, tief religiös und weit entfernt von den Zerstreuungen der modernen Welt.

In mancher Hinsicht unterscheidet sich das Leben, das ich seit einigen Jahrzehnten in den Vereinigten Staaten führe, gar nicht so sehr von jenem Klosterleben. Zu Hause in meiner einfachen, aber freundlichen Wohnung in einer Großstadt bin ich von meiner Sammlung buddhistischer Schriften und Bilder umgeben, den leuchtenden, immer lebendigen Artefakten zeitloser Wahrheiten. Was meine Arbeit betrifft, bin ich vor allem lebenslanger Studierender des Buddhismus und übersetze alte buddhistische Texte, damit der von ihnen ausgehende Funken Weisheit im Englischen und in anderen Sprachen der westlichen Welt aufglimmt und ein Feuer entfacht. Ich verbringe viel Zeit allein, studiere die Schriften und meditiere, obwohl ich in meiner Wahlheimat mit vielen Freunden gesegnet bin. Im Lauf der Jahre sind viele Leute zu mir gekommen, um sich bei mir Rat in ihren Lebensnöten zu holen. Deshalb habe ich vor fünf Jahren mein erstes Buch über die heilende Kraft des Geistes geschrieben und dargelegt, wie wir uns in unserem Lebensalltag selbst helfen können.

Kaum war das Buch erschienen, war es vorbei mit meinem Leben in der behaglichen, kleinen Wohnung, denn fortan nahmen mich große Versammlungen mit Menschen aus den verschiedensten westlichen Ländern in Anspruch. All diese Begegnungen in den letzten paar Jahren haben mich in der Überzeugung bestärkt, dass wir Ermutigung brauchen, wie wir leben sollen. Bei den einen ist vielleicht das Interesse an Meditation erwacht, andere haben ein Buch darüber gelesen oder an einem Workshop teilgenommen, und viele von uns sind schon seit einer Reihe von Jahren auf einem spirituellen Weg. Gleichwohl brauchen wir Menschen offenbar immer wieder Hilfestellung. Wir brauchen einen Lehrer, der Wahrheiten aufzeigt, die uns leiten können. Wir müssen sorgsam mit uns selbst umgehen und lernen, wie wir eine mutigere, positivere Einstellung gewinnen.

Die meisten Menschen in meinen Workshops waren er

staunlich offen für die Meditation und haben sich ihr mit gesammelter Aufmerksamkeit und Energie gewidmet. Selbst diejenigen, denen das Meditieren völlig neu war und die mit großen Problemen zu kämpfen hatten, zogen dank ihrer Hingabe Nutzen und Freude aus den Meditationen.

Einige von denjenigen, denen jede Art von Meditation fremd war, machten sich Gedanken, ob sie überhaupt in der Lage seien, zwei bis drei Stunden still zu sitzen, und waren am Ende erstaunt, dass die Zeit schon vorüber war. Manche erlebten ein Gefühl der Weite und Klarheit, ein Aufbrechen ihrer normalen engen, festgefügten Grenzen. Einige empfanden Liebe und Offenheit, sodass sie keinen Groll und Hass, keine Angst und Abneigung mehr hegen konnten. Andere spürten Frieden und eine Kraft in sich, neben der kein Raum blieb für das Anhaften, für Begierde oder Eifersucht. Wieder andere hatten das Empfinden, dass ihre Probleme eigentlich gar keine waren. Selbst Erkrankungen schienen etwas von ihrer Schwere zu verlieren und wurden als flüchtige Phase im grenzenlosen Raum empfunden wie eine Wolke am Himmel.

In fast jedem Workshop gab es auch Leute, die sich höflich entschuldigten, der Versuch zu meditieren wecke zu starke Widerstände in ihnen. Anderen sah man an, dass sie sich abmühten, aber sie blieben und machten ihre Sache gut. Für wieder andere war es anfangs wohl eine gute Erfahrung, doch da sie die positiven Gefühle nicht wahrhaben und dankbar annehmen konnten, ging ihnen viel vom Segen der Meditation verloren.

Bei vielen trat anscheinend überhaupt keine Wirkung ein, weil sie noch nicht dazu bereit waren, sich zu öffnen. Nichts vermochte ihre Probleme zu durchdringen, so sehr hatten sie sich mit starren mentalen und emotionalen Mauern gepanzert. Es war ein ziemlicher Schock, dass einige der angeblich erfahrenen Meditierenden kaum einen Nutzen aus den Heilmeditationen zogen, weil sie eisern an ihren Vorurteilen über bestimmte Meditationstechniken festhielten. Sie wirkten wie festgewurzelt in einer Haltung des Stolzes und der Unsicherheit.

Zu den zutiefst erfreulichen Entdeckungen, die ich nach den Reaktionen auf mein erstes Buch machte, gehörte, dass offenbar jeder, der offenen Herzens meditierte, etwas dabei gewann, ob er oder sie nun Katholik, Protestant, Jude oder überzeugter Atheist war und keiner institutionalisierten Religionsgemeinschaft angehörte. Ein paar Menschen mit Erfahrungen im Zwölf-Stufen-Programm des Drogenentzugs waren froh, durch das Buch Anleitung zu finden, ohne an Gott glauben oder sich zu einer bestimmten Religionsgemeinschaft bekennen zu müssen. Der Buddhismus rät uns zur Achtsamkeit im gegenwärtigen Augenblick und dazu, von unnötigen Sorgen über Vergangenheit und Zukunft abzulassen. Das spiegelt sich wider in dem Zwölf-Stufen-Prinzip des Drogenentzugs, immer nur den jeweiligen Tag zu leben.

Wie sein Vorgänger soll auch das vorliegende Buch jedem Menschen ungeachtet seiner Herkunft Gewinn bringen. Man braucht keiner Religion anzugehören, die sich buddhistisch nennt, um Frieden und Glück oder gar Erleuchtung zu finden. Weisheit und Mitgefühl sind in allem gegenwärtig, sie erstrahlen im Herzen eines jeden Wesens, selbst im Herzen von Tieren, wie viele volkstümliche *Jataka*-Legenden zeigen. Wichtig ist, dass die Spiritualität im Geist geboren wird und wächst, und nicht das zeremonielle Drumherum.

Wie aus den buddhistischen Schriften hervorgeht, leben auch in Ländern und Zeitaltern, in denen es weder Buddha noch Buddhismus gibt, aus sich selbst erleuchtete Weise *(Pratyeka-Buddhas)*. Sie gelangen durch ihre spirituelle Hingabe und ihre Einsicht in die gleiche Weisheit, die auch der Buddhismus bietet, zur höchsten Erkenntnis.

In diesem Buch geht es nicht so sehr um das höchste Ziel, die Erleuchtung, sondern um einen glücklicheren, friedvolleren Lebensalltag. Zwar werden auch Meditationen angeführt, die sich buddhistischer Vorstellungsbilder (Visualisationen) bedienen, aber Schwerpunkt ist ein eher universeller Ansatz, der für alle brauchbar ist.

Ich selbst komme vom Nyingma-Buddhismus her, der ältesten buddhistischen Schule Tibets, die im 9. Jahrhundert entstand, als der große Weise Padmasambhava die Offenbarungen des Buddha von Indien nach Tibet brachte. Obwohl ich auch in die esoterischen Praktiken des tantrischen Buddhismus eingeweiht bin, habe ich die größte Hochachtung vor den allgemeinen Lehren, den Sutren. Tatsächlich übe ich mich täglich darin. In diesen Lehren ist eine alltägliche Weisheit enthalten, die wie ein tiefer, erfrischender Quell ist. Bei hingebungsvoller Übung stellen sich Frieden und Gelassenheit ein oder sogar höchste Erkenntnis. Aus diesen Quellen habe ich geschöpft, ein klein wenig aus meinem eigenen Erfahrungsschatz esoterischer Übung hinzugefügt und es für den westlichen Leser etwas angepasst.

Viele sind überrascht, wenn ich ihnen erzähle, dass es Tausende von Meditationen und Übungen gibt, unter denen man je nach Person und Umständen auswählen kann. Man kann schon im innersten Wesen heil werden, indem man einfach nur dem Wind lauscht, tief in den blauen Himmel schaut oder die Sterne am weiten Firmament betrachtet. In Tibet war der Sinn für Spiritualität so stark, dass selbst die Flüsse, Bäume und Büsche von heiligem Segen erfüllt zu sein schienen. In einer berühmten tibetischen Geschichte meditiert eine einfache alte Frau über einen alten Hundezahn und benutzt ihn mit Erfolg dazu, Erleuchtung zu erlangen.[1] Natürlich war nicht der Gegenstand entscheidend, sondern die feste Geisteskraft der Frau. Denn letztlich ist der Geist die Quelle von Heilkraft und Weisheit.

Vor dem Hintergrund der unzähligen Meditationsmöglichkeiten habe ich in meinen Workshops schließlich einen Weg gefunden, der mir besonders fruchtbar erschien: Der Meditationsgegenstand ist der eigene Körper. Jeder, der zu einem Workshop kommt, hat einen Körper, das heißt, die Teilnehmer bringen alles, was man zur Meditation braucht, schon selbst mit! Außerdem beschäftigen sich viele Leute unentwegt mit ihrem Körper. Entweder sind sie gesund und wollen es auch bleiben, oder das Älterwerden beunruhigt sie, oder sie sind körperlich krank und hinfällig, oder sie wollen wenigstens von der geistigen Qual befreit werden, die eine Erkrankung verursachen kann. In Kapitel 14 meines Buches *Die heilende Kraft des Geistes* habe ich ganz kurz eine Meditation über den Körper beschrieben. Aus diesem Samenkorn ist das vorliegende Buch entstanden. Hierin werden wir uns sehr tiefgreifend mit unserem Körper befassen. Ziel ist es, die Heilkräfte des Körpers zu wecken und dadurch geistig zu erwachen.

Es ist zwar nicht immer möglich, körperliche Beschwerden zu kurieren, aber wir können zumindest unser Leiden verringern oder lernen, es besser zu ertragen. Tatsächlich kann eine Krankheit oft durch die heilende Kraft des Geistes überwunden werden. Wenn Menschen im Westen das Wort »Heilmeditation« hören, haben sie dafür meist gleich das Etikett »New Age« parat. Das ist eine ziemlich merkwürdige Betrachtungsweise, von meinem Standpunkt aus vielleicht sogar ein bisschen komisch, denn die Prinzipien und Übungen, die ich beschreibe, sind keineswegs neu, sondern im Lauf vieler Jahre wieder und wieder überprüft worden.

In meinem ersten Buch zu diesem Thema habe ich eine Reihe neuerer wissenschaftlicher Studien aus dem Westen angeführt, in denen es um die positiven Auswirkungen der Meditation ging, und ein paar Beispiele von Heilungen gebracht. Es inspiriert immer, etwas über einzelne Fälle zu hören, deshalb werde ich später von einer bestimmten Meditation erzählen, mit deren Hilfe ich ein schwieriges Rückenproblem geheilt habe. Auch meinen Freund Harry Winter will ich nicht unerwähnt lassen, der durch Meditation ein Krebsleiden besiegt hat, das als unheilbar diagnostiziert worden war. Viele Leser meines ersten Buches haben ein solches Interesse an seiner Geschichte gezeigt, dass ich die Visualisationsübung, die er durchführte, hier noch einmal wiedergebe (siehe S. 80 und 247). Später übte Harry sich in einer anderen Visualisation (die auf Seite 82 beschrieben ist), um die mit einem Emphysem verbundene Atemnot zu überwinden. Harry starb erst vor kurzem im gesegneten Alter von 85 Jahren.

Oft wird mir die Frage gestellt, welche wissenschaftlichen Arbeiten oder Statistiken ich anführen könnte, um nachzuweisen, dass diese Meditationen tatsächlich Heilwirkung haben. Darauf habe ich eine einfache Antwort. Ich bemühe mich, die fundierte, jahrhundertealte Weisheit des tibetischen Buddhismus über das Heilen in einer verständlichen Form darzulegen, die den interessierten und aufgeklärten, aber oft gestressten Lesern von heute gerecht wird. Jeder Meditationsschritt ist ganz natürlich, universell anwendbar und entspricht dem gesunden Menschenverstand. Und wenn er dem gesunden Menschenverstand entspricht, besteht keine Notwendigkeit für eine komplizierte Beweisführung oder irgendwelche Statistiken. Zum Beispiel ist *Tsampa*, geröstetes Gerstenmehl, das Grundnahrungsmittel der Tibeter. Für Tibeter stand die Essbarkeit oder der Ernährungswert von Tsampa nie auf dem Prüfstand. Ich glaube, dass nicht etwa die Wirksamkeit der Meditationen in Frage zu stellen ist, sondern unsere Offenheit und Hingabe.

Über Hunderte von Jahren haben Buddhisten wie auch Angehörige anderer spirituellen Traditionen dieser Welt Heilungen durch die Kraft von Meditation, Gebet und Glauben bezeugt. Nicht nur harmlosere Probleme, sondern selbst lebensbedrohliche Erkrankungen, die als unheilbar galten, sind durch die Macht der Meditation geheilt worden. Außerdem haben wir schon oft erlebt, dass spirituelle Menschen durch den Frieden und Frohsinn in ihrem tiefsten Innern Krankheit, Gefangenschaft, Heimatlosigkeit und sogar den Tod ruhig und mit lächelnder Miene ertragen haben. Das ist es, was wir die heilende Kraft des Geistes nennen.

In den letzten Jahrzehnten haben auch Ärzte und Wissenschaftler im Westen die großartigen Heilkräfte jahrhundertealter Meditationen und Gebete entdeckt. Viele von ihnen staunen über die Tiefe des Wissens, das die alten Meister ohne wissenschaftliche Instrumente erlangt haben. Trotzdem wird es immer Zweifler geben, selbst wenn sie entsprechende Beweise direkt vor der Nase haben.

Wir leben in einem goldenen Zeitalter der Wissenschaft und Medizin und entdecken gerade auch wieder das uralte Wissen aus dem goldenen Zeitalter der Weisheit des Geistes. Statt nun beide Welten gegeneinander auszuspielen, sollten wir uns lieber an den Vorteilen beider freuen.

Wenn ich die ernsten Gesichter derer betrachte, die zu meinen Workshops kommen, frage ich mich manchmal, was sie wohl denken. Vielleicht wissen sie, dass ich, als ich noch sehr jung war, als Reinkarnation eines Weisen aus einem anderen Zeitalter bezeichnet wurde. Mit fünf Jahren wurde ich zu einem Klosterleben mit Gebet und Studium bestimmt. Einigen muss ich sehr exotisch vorkommen, aber wenn sie in der Erwartung kommen, Wunder zu erleben, hoffe ich, dass sie lange genug bleiben, um ein, zwei Fakten über die tiefe Weisheit zu lernen, die unser aller Geburtsrecht ist. Manche Teilnehmer haben wahrscheinlich Schwierigkeiten, meinen Akzent und mein mehr oder weniger schlechtes Englisch zu verstehen. Ein Grund dafür, warum ich als tibetischer Priester ein Buch schreibe (auf einem Laptop sogar!), ist der, meine Botschaft besser verständlich zu machen und die kulturellen Schranken zu überwinden.

Ich halte mich, um ehrlich zu sein, nicht für einen vollendeten »Meister«. Ich bin einfach ein Mensch, der wie alle anderen auch durch die manchmal rauen Meereswogen des Lebens steuern muss. Dieses Menschliche ist uns, wie ich betonen möchte, gemeinsam. Wie bei vielen von uns ist mein Leben nicht immer leicht gewesen oder glatt verlaufen. Ich habe Verwirrung und Konflikt, Gefühlsaufruhr und gesundheitliche Beschwerden erlebt. Das trifft im besonderen Maße auf die Zeit zu, als ich auf der Flucht war vor den politischen Wirren in Tibet, aber auch danach hat es noch reichlich Probleme gegeben. Doch durch alle schwierigen Zeiten hindurch hat mich das Licht der alten Lehren geleitet und mir stets geholfen, mich am wunderbaren Geschenk des Daseins samt all seinen Herausforderungen zu erfreuen.

Was ich anzubieten habe, stammt eigentlich nicht von mir, sondern ist ein Schatz, an dem alle teilhaben können. Schon sehr früh in meinem Leben war ich gesegnet und hatte das Glück, das Erbe des unübertroffenen Wissens von Lehrern und Weisen anzutreten. Ich habe viele Erinnerungen an die großartigsten Menschen, an machtvolle Bilder und an Gefühle voller Frieden, Liebe und Weisheit. Diese Erinnerungen sind mir bis heute lebhaft und unvergänglich im Gedächtnis. Ein tibetisches Sprichwort lautet: »Wenn gewöhnliches Holz lange genug zwischen Sandelholzbäumen verbleibt, duftet es ebenfalls nach Sandelholz.« Darum kann ich auch als gewöhnlicher Mensch ein Gefäß sein, das die große Weisheit des Heilens in die Welt trägt.

In diesem Buch ist viel von Körper und Geist die Rede. Im Grunde geht es jedoch vor allem um den Geist. Schließlich sind Krankheit und Tod Teil des natürlichen Lebenslaufes, der sowohl den grobstofflichen Körper als auch den feinstofflichen Geist umfasst. Kein Weg führt auf Dauer an Krankheit vorbei. Wenn es so weit ist, muss man sich damit auseinander setzen. In einer solchen Zeit bietet ein friedvoller Geist am verlässlichsten Unterstützung. Dann kann man das Leben in all seinen Manifestationen annehmen und ertragen, ebenso wie man den Wechsel von lichtem Tag und dunkler Nacht akzeptiert. Vom dritten Dodrupchen, einem Weisen, der um die vorige Jahrhundertwende lebte, ist uns die folgende Perle der Weisheit überliefert: »Sich nicht überwältigen zu lassen von Hindernissen wie Feinden, Krankheiten und bösen Mächten bedeutet nicht unbedingt, gegen sie anzukämpfen oder sie abzuwehren, sondern ihnen nicht zu gestatten, Hindernisse auf dem eingeschlagenen Weg der Heilung zu werden.«[2]

Wer *Die heilende Kraft des Geistes* gelesen hat, wird bereits vertraut sein mit vielen der Prinzipien, die im vorliegenden Buch noch einmal behandelt werden. Ich habe es ebenso gemacht wie viele meiner weisen Lehrer, die ihre Unterweisungen oft wiederholt haben, und zwar mit Absicht. Einerseits habe ich es für alle die getan, die das erste Buch noch nicht gelesen haben, andererseits deshalb, weil die meisten Leute Wiederholungen brauchen. Sie müssen die Wahrheit immer wieder von anderen hören und durch fortwährende Erinnerung ermutigt werden. Vielleicht sollte ich erwähnen, dass ich im ersten Buch detaillierter auf einige Heilungsgrundsätze eingegangen bin und zudem viele verschiedene Meditationen aufgeführt habe, die für die unterschiedlichsten Lebenssituationen angewendet werden können.

Zum Schluss möchte ich noch darauf hinweisen, dass niemand Heilmeditationen als einzige Lösung für seine Probleme betrachten sollte. Es gibt vielerlei Probleme, und sie können sich in einer ganzen Reihe von Symptomen äußern. Jedes Problem ist eine Folge zahlreicher Ursachen. Probleme erfordern stets mehrere Lösungsan-

sätze, darunter ein ausgewogenes Verhältnis von Bewegung und Ruhe, eine vollwertige Ernährung, die richtige
Arznei, eine saubere Umgebung und eine gesunde Lebensweise.

Außerdem benötigen die Menschen aufgrund ihrer
Verschiedenartigkeit unterschiedliche Heilungsformen.
Was für den einen das Rechte ist, mag für den anderen
das Falsche sein. Wenn nach ein paar Tagen (bzw. nach
etwa 21 Stunden) die ausgeführten Übungen nicht als
wohltuend empfunden werden, sind sie vielleicht nicht
angemessen, und in diesem Fall sollte eine andere Medi-
tationstechnik erwogen werden.

Aus dem Ozean der heilenden Weisheit, wie sie im
Buddhismus gelehrt wird, biete ich allen Lesern als be-
scheidene Gabe ein paar Schlucke heilenden Nektars, von
dem mein Geist gekostet hat.

TEIL I

Wie wir heilen können

1

Geist und Körper heilen

Wahres Wohlbefinden sucht man am besten in seiner nächsten Umgebung. Auf der Suche nach Glück können wir hundertmal um die Welt reisen und jeden Stein auf der Erde umdrehen. Aber dabei würden wir nicht unbedingt finden, was wir suchen. Auch Geld garantiert uns ebensowenig Wohlbefinden wie Jugendlichkeit oder ein gesunder Körper. Gesundheit und Geld können natürlich eine Hilfe sein. Aber die wirkliche Quelle von Frieden und Freude liegt in unserem Geist.

Der Geist will friedvoll sein; das ist im Grunde sein Naturzustand. Doch es gibt zahllose Ablenkungen und Begierden, die unser friedvolles Wesen verdecken. Für unsere Zeit ist die Hektik des Alltagslebens bezeichnend, besonders im Westen. Alles ist in Eile. Meditation kann uns verlangsamen, sodass wir mit unserer wahren Natur in Berührung kommen. Jede Art von Meditation kann uns förderlich sein. Gegenstand unserer Kontemplation kann eine Blume, ein religiöses Bild, ein positives Gefühl oder unser eigener Körper sein.

Eine besonders fruchtbare Methode, einen friedvollen Geist zu erlangen, ist die Meditation über den Körper. Damit fördern wir das Wohlbefinden unseres gesamten Seins und Wesens.

Durch Meditation können wir lernen, unseren Geist dazu anzuregen, ein Gefühl des Friedens im Körper zu erzeugen. Sie kann einfach darin bestehen, dass wir uns entspannen, zu uns selbst sagen: »Mein Körper soll jetzt ruhig und friedvoll werden« und dann tatsächlich spüren, wie dies geschieht. Das ist der Beginn von Meditation – und von Weisheit.

Das Ganze ist eine Art der Heimkehr. Wir finden wieder zu unserem Körper zurück und stellen eine positive Verbindung zwischen Geist und Körper her. Häufig haben wir eine ziemlich gespannte, distanzierte Beziehung zu unserem Körper. Wir finden den Körper unattraktiv oder hässlich, vielleicht sind wir auch gesundheitlich angeschlagen. Oder wir mögen den Körper, pflegen ihn und schaffen immer neue körperliche Bedürfnisse. Aber trotz aller Pflege meinen wir, dass er eigentlich noch besser in Schuss sein könnte, oder machen uns Sorgen um Krankheit und Alter. Wir sind also ständig in Unruhe und angespannt. Der Körper ist Gegenstand unserer Ängste.

Die Meditationen in diesem Buch helfen uns, eine realistische Einstellung zum Körper zu gewinnen und ihn so zu nehmen, wie er ist. Ferner werden wir uns darin üben, ihn als zutiefst friedvoll zu erleben, als licht- und wärmegefüllten Körper. Meist besteht ein Zusammenhang zwischen mentalen und physischen Problemen und dem Körper, und Meditation kann uns helfen, sie zu lösen.

Geist und Körper sind innig miteinander verbunden, und es ist sehr interessant, in der Meditation die Beziehung von Geist und Körper zu erforschen. Wenn wir den Körper als friedvoll und schön wahrnehmen, wer oder was erzeugt dieses Gefühl? Der Geist. Indem wir friedvolle Gefühle im Körper erzeugen, wird auch der Geist von diesen Gefühlen erfüllt. Obwohl also der Körper das ist, was geheilt werden soll, wird er zugleich zu einem Heilmittel für den Geist – dem höchsten Ziel der Meditation.

Wenn unser Geist in der Meditation friedvoll wird, ist kein anderer Geist mehr da. Selbst wenn dieses Gefühl vergeht, entwickeln wir doch die Gewohnheit eines friedvollen Geistes. Unser Geist gewöhnt sich an seine wahre Natur. Tatsächlich geht alles auf den Geist zurück. Dort liegt unser wahres Glück. Der Buddha hat einmal gesagt:

> *Der Geist ist Hauptfaktor und Vorläufer aller Handlungen.*
> *Spricht oder handelt man mit reinem Geist,*
> *folgt das Glück nach.*[1]

Wie ein Arzt mit einem Patienten geht der Buddhismus mit mentalen, emotionalen und physischen Problemen um, indem er die Ursachen diagnostiziert und diese behandelt.

In dieser Welt unablässiger Veränderungen neigt der Geist dazu, sich anzuklammern und an allen möglichen illusorischen Wünschen und Begierden zu haften. Das ist die Wurzel unseres Leidens. Wir heilen uns in dem Maße, wie wir von diesen Verhaftungen loskommen.

Aus Sicht der tibetischen Medizin, wie sie erstmals im 9. Jahrhundert praktiziert wurde, ist der Körper aus vier Elementen zusammengesetzt – Erde, Wasser, Feuer und Luft –, und er kann entweder heiß oder kalt sein. Die westliche Medizin hat uns ein wunderbar detailliertes, zeitgemäßes Wissen vom Körper und seiner Funktionsweise vermittelt, das wir uns zu Nutze machen können.

Doch selbst heute noch ist das tibetische Bild vom Körper sehr brauchbar sowohl als Meditationshilfe wie auch als Möglichkeit, die verschiedenen Eigenschaften des Geistes zu verstehen.

Danach befinden wir uns, wenn die vier Elemente im Gleichgewicht sind, in unserem natürlichen gesunden Zustand. Erst wenn eine Disharmonie vorliegt, können sich emotionale oder physische Erkrankungen einnisten und ausbreiten. Der dritte Dodrupchen schreibt:

> Die Heiligen der Vergangenheit haben gesagt: Indem wir nichts und niemandem gegenüber Abneigung und Unzufriedenheit empfinden, wird unser Geist unbehelligt bleiben. Wenn unser Geist nicht behelligt wird, wird unsere Luft (d. h. die Energie des Körpers) nicht behelligt werden. Und wenn die Luft nicht behelligt wird, werden andere Elemente des Körpers gleichfalls nicht behelligt werden. Aufgrund dieser inneren Ruhe und Harmonie wird unser Geist nicht behelligt sein, und das Rad der Freude wird sich ständig weiterdrehen.[2]

Der Geist ist die Quelle wahren Wohlbefindens. Bevor wir uns also den geleiteten Meditationen widmen, tun wir gut daran, die Eigenschaften des Geistes einer Betrachtung zu unterziehen und zu überlegen, wie wir unser Leben verbessern können.

Der friedvolle Geist

Als ich zehn oder elf Jahre alt war, machten mein persönlicher Lehrer, einige Freunde und ich einen Ausflug, was im Klosterleben sehr selten vorkam. Gespannt sah ich einem Besuch bei dem großen Meister Kunzang Nyima Rinpoche in einem zwei Tagesreisen entfernten Tal entgegen. Obgleich mir mein Leben im Kloster Freude machte, war es doch aufregend, auf einem Pferd durch das weite Ser-Tal zu reiten. Kilometerlang ritten wir durch dieses unverdorbene Land und genossen den Anblick friedlicher, schöner Tiere. Schmetterlinge sprenkelten die Luft über dem grünen Teppich des Weidelandes, und Vögel spielten und sangen ohne Scheu auf dieser Bühne natürlicher Schönheit. Für die Sinne eines kleinen Jungen, der seit Jahren innerhalb der geweihten Mauern eines Klosters lebte, war das ein wahres Fest und unvergessliches Abenteuer.

Am Abend erreichten wir eine kleine, friedliche Schlucht inmitten sanfter, grüner Hügel, über denen das majestätische Bergmassiv des Ser Dzong in der Ferne herrschte.

Wir schlugen unser Lager auf lieblichem Gelände in einigem Abstand vom großen schwarzen Zelt des Rinpoche auf. Früh am Morgen gingen wir über die Wiese zu Rinpoche hinüber. Er hatte ein schönes, kraftvolles Gesicht mit großen, lächelnden Augen, einen bräunlichen Teint und lange Haare, die er um den Kopf gewickelt und mit einem Seidenturban verhüllt hatte. Er mochte in den Fünfzigern sein und besaß einen starken, vitalen Körper. Ein Lächeln blühte auf seinem Gesicht auf wie eine Blume, als er uns wie alte Freunde begrüßte, die er lange aus den Augen verloren hatte. In greifbarer Nähe befanden sich seine kostbaren Schriften, etwa vierzig Bände, die meisten davon über seine mystischen Offenbarungen. Ich erinnere mich noch heute an die vorbehaltlose, schlichte Liebe, die ich in seinem Herzen spürte und die nicht nur mir, sondern allen Anwesenden galt. Obgleich seine Stimme kraftvoll war und weit trug, sprach er sanfte, beschwichtigende Worte. Er war jemand, den die einfachen Dinge des Lebens mit tiefster Zufriedenheit erfüllten. Ich war ein behüteter, schüchterner Junge, aber in der sonnigen Gegenwart Rinpoches benahm ich mich allmählich ganz natürlich. Es war kein Raum da für Dunkelheit oder Angst.

Rinpoches Frohsinn und Ruhe wirkten ansteckend. Vom ersten Augenblick an und für die ganze Dauer meines Aufenthalts dort erschien mir die Welt als durch und durch friedvoll. Als ich mich umschaute, hatte ich das lebhafte Empfinden, dass meine Umgebung durch seine Gegenwart wie verwandelt war und dass dieser wunderbare Frieden alles einschloss. Die Bäume, die Berge, meine Gefährten, ich selbst – alles war in Ruhe und Frieden vereint. Nicht die Berge und Menschen hatten sich verändert, sondern die Art und Weise, in der mein Geist sie sah und fühlte. Durch die Macht von Rinpoches Gegenwart erfreute sich mein Geist eines tieferen Friedens, einer tieferen Freude, ja fast eines Zustands der Grenzenlosigkeit, und alles, womit sich mein Geist beschäftigte, war von diesen Gefühlen durchdrungen. Für eine Weile bekümmerten mich weder Reize noch Enttäuschungen. Noch heute, während ich mich nach mehr als vier Jahrzehnten an dieses Erlebnis erinnere, empfinde ich Freude und Vollkommenheit. Das Feuer der Erinnerung hilft mir, das Eis der Hindernisse zu schmelzen, die sich im Laufe des Lebens aufgebaut haben.

Der Geist erzeugt Friedlichkeit. In meinem Fall hatte er sich auf einen Gegenstand außerhalb seiner selbst konzentriert – auf den gütigen spirituellen Lehrer – und in mir ein Gefühl des Friedens verbreitet. Solche Erfahrungen sind ein Gewinn für uns, denn sie geben uns einen Vorgeschmack vom Frieden und zeigen uns, wie unser Geist gerne beschaffen wäre. Wir brauchen aber nicht ins Ser-Tal zu reisen, um solchen Frieden zu erfahren. Wir können in unserem normalen Alltagsleben mehr Glück und Frieden empfinden und dieses Gefühl durch Meditation stärken.

Wahre Heilung und wahres Wohlbefinden entspringen letztlich einem Bewusstsein von Frieden, vom höchsten Frieden des Daseins. Der Geist ist nicht etwa passiv, als läge er halb im Schlaf. Vielmehr ist er offen für Gedanken und Gefühle des totalen Friedens. Ein uneingeschränktes, unbeflecktes Bewusstsein von Frieden bedeutet höchste Freude und Kraft. Wenn wir uns des Friedens wahrhaft bewusst sind, erblüht unser Wesen mit aller Kraft.

Manche Menschen haben sich so weit für das wahre Wesen des Seins geöffnet, dass sie in und unter allen Umständen friedvoll sind. Für den erleuchteten Geist hängt Frieden nicht von irgendeinem Gegenstand oder einer Vorstellung ab. Das Bewusstsein des absoluten Wesens der Dinge, die universelle Wahrheit, ist nicht durch Vorstellungen, Gefühle oder Etikettierungen wie gut und schlecht begrenzt oder bedingt. Ein Geist, der frei ist, kann über dualistische Kategorien wie Frieden und Unfrieden oder Freude und Leid hinausgehen. Der erleuchtete Geist unterscheidet nicht zwischen subjektiver und objektiver Wirklichkeit oder zwischen Zuneigung und Abneigung. Die Zeit ist zeitlos, und alles, was existiert, ist vollkommen, so wie es ist.

Bevor dies alles zu theoretisch wird, will ich noch hinzufügen, dass es viele Menschen gibt, die in der einen oder anderen Weise erleuchtet sind. Einige tibetische Lamas, die ich kenne, waren jahrelang in Gefangenschaft und haben sich dort fast wohl gefühlt. Ich vermeide es möglichst, das Gespräch auf die politischen Wirren in Tibet zu bringen, weil es dann schnell zu Schuldzuweisungen kommt. Dadurch gerät man leicht in einen Teufelskreis des Grolls und wird im Geiste bitter, was weder hilfreich noch förderlich ist. Also in aller Kürze: Gefangenschaft ist nicht gerade das reine Honigschlecken. Trotzdem habe ich einen Freund, der erst nach 22 Jahren aus dem Gefängnis frei kam, sich dort jedoch aufgrund seines sehr friedvollen Geistes fast wie zu Hause gefühlt hat. Als ich ihn fragte, wie es war, sagte er: »Es war gut dort. Ich bin sehr gut behandelt worden.« Bittet man einen solchen Lama, sich näher zu erklären, sagt er: »Tot oder lebendig, das spielt keine Rolle. Ich bin im reinen Buddhaland.«

Wir können uns natürlich anregen lassen von Geschichten über die Erleuchtung, in denen davon die Rede ist, dass überall Frieden herrscht und selbst Unruhe o. k. ist. Aber die meisten von uns sollten doch das Ziel vor Augen haben, mit ihrem ganz gewöhnlichen Geist zu arbeiten, und sich bemühen, ein wenig friedvoller und entspannter dem Leben gegenüberzutreten. Wenn wir ein bisschen friedvoller werden, können wir den Lebensalltag besser bewältigen.

Selbst dann ist es meist hilfreich, sich daran zu erinnern, dass der erleuchtete Geist und der gewöhnliche

Geist nur zwei Seiten ein und derselben Medaille sind. Der Geist ist wie das Meer, dessen Oberfläche von heftigem Wind aufgepeitscht werden kann, sodass sich turmhohe Wellenberge bilden, während es auf dem Meeresgrund still und friedlich ist. Manchmal erhaschen wir selbst in stürmischen Zeiten einen Blick auf diesen friedvollen Geist. Diese Einblicke in den Frieden zeigen uns, dass wir über mehr innere Quellen verfügen, aus denen wir schöpfen können, als wir gedacht hatten. Mit einiger Geschicklichkeit und Geduld können wir lernen, mit unserem friedvollen Selbst in Berührung zu kommen.

Der Geist als Quelle von Negativität

Wenn uns der Frieden des Geistes fehlt, was nützen uns dann Jugend, Schönheit, Gesundheit, Reichtum, Bildung und weltliche Macht?

Wir können viele Gründe finden, um uns elend zu fühlen. Irgendwie spüren wir selbst dann eine Leere in unserem Leben, wenn wir ein gewisses Maß an Glück oder Begeisterung empfinden. Jeder von uns kennt Leute, die alles zu besitzen scheinen und doch Dunkelheit und Schmerz zum Opfer fallen oder gar ihr Leben durch Selbsttötung beenden. Shantideva, einer der großen Lehrer des Buddhismus, schreibt über die Fallstricke des Geistes, die uns fesseln können:

Der Buddha, der die Wahrheit spricht, sagt,
dass alle Ängste
und all die unermesslichen Leiden
nur vom Geist hervorgerufen werden. [3]

Vor etwa 25 Jahren bemühte sich ein tibetischer Bekannter von mir darum, in Indien zu überleben, wie es viele tibetische Flüchtlinge tun. Nach ein paar Jahren verdiente er genug, um behaglich leben zu können. Aber er war nie zufrieden. Vom Aufstehen in der Morgenfrühe bis zum Einschlafen am Abend war sein Geist mit Geld beschäftigt. Er redete unentwegt von Geld, klagte, dass er nicht genug verdiene, oder sorgte sich, er könne alles verlieren. Er lebte gar nicht richtig. Er war ein Sklave des allmächtigen Geldes. Es bedrückte ihn, dass er krank werden könnte, aber er sorgte sich nicht etwa um seine Gesundheit und sein Wohlbefinden, sondern darum, dann keine Gelegenheit mehr zu haben, noch mehr Geld zu verdienen. Manchmal wirkte er geradezu wie ein groteskes Gespenst, denn selbst Gesicht und Körper sahen zerfurcht aus, so fest hatte er sich in die Vorstellung des Geldverdienens verbissen.

Leider ist er nicht der einzige Mensch, der nur noch ein bloßer Schatten materieller Güter ist. Viele von uns werden mehr oder weniger in die gleiche Daseinsart hineingezogen. Wir nehmen uns nicht die Zeit, wahres Glück zu kultivieren, ja wissen vielleicht nicht einmal genau, was das ist. Viele Schriftsteller beschäftigen sich lediglich mit leeren Wortspielen und Theorien. Viele Politiker setzen Ideen nur in Umlauf, um Macht zu gewinnen. Viele reiche Leute werden von dem Verlangen getrieben, noch mehr Reichtum anzuhäufen, oder fürchten, das zu verlieren, was sie schon haben. Viele Intellektuelle sind blind vor Arroganz und Intoleranz. Viele spirituelle Lehrer machen ein Geschäft aus ihrer Lehre oder begeben sich auf einen Egotrip, um Macht über andere zu gewinnen. Viele arme Menschen sind aufgrund ihres harten Überlebenskampfes nicht in der Lage, sich des Lebens zu freuen. Die wunderbaren Leistungen und Errungenschaften der heutigen Zeit sind oft nichts weiter als Öl auf das Feuer von Gier, Besessenheit, Zwang, Druck, Sorge und Schmerz.

All diese Leiden können durch die Kraft des Geistes geheilt werden, aber ohne Schulung eines friedvollen Geistes sind wir zu verletzlich und schwach. Der Fehler liegt nicht bei den materiellen Gütern, sondern ist in unserer eigenen Einstellung begründet. Viele von uns werden von wilden Emotionen und Begierden getrieben, den Sklavenhaltern, die unser Geist erschafft. An diese Verhaftungen gekettet, empfinden wir es oft sogar als schmerzhaft, allein zu sein oder Stille zu erfahren.

Nach der buddhistischen Lehre wie auch nach vielen anderen Weisheitslehren der Welt ist die Wurzel all unserer Probleme das Anhaften des Geistes. Der Buddhismus spricht in diesem Fall vom Anhaften am »Selbst«. Das ist für Westler etwas schwer zu verstehen. Zum einen ist das »Selbst« nach landläufigem Verständnis das »Ich« oder »Ego«. Aus buddhistischer Sicht schließt das »Selbst« zwar »mich« und »mein« ein, aber darüber hinaus ist es noch viel weiter gefasst und beinhaltet auch alle Erscheinungen, die in unserem Bewusstsein auftauchen. Nach höchstem buddhistischen Verständnis jedoch existiert in Wahrheit gar kein »Selbst« als konkretes, festes, unveränderliches Gebilde.

Wir denken normalerweise, eine Person sei ein Subjekt mit Wahrnehmungsvermögen, das von anderen Subjekten getrennt ist, und wir behandeln Objekte, als wären sie etwas Konkretes und auf irgendeine absolute Weise Verlässliches. Dabei sind geistige Objekte – Reichtum, Macht, ein Haus, eine Fernsehsendung, eine Idee, ein Gefühl und alles, was man sich denken kann – im Grunde nichts Absolutes, sondern relativ, sie kommen und gehen und sind nur in Bezug zu anderen Erscheinungen erkennbar.

Da erhebt sich vielleicht die Frage, wie das denn sein kann. Wenn »ich« ein »Buch« lese, existieren doch bestimmt beide, denn es gibt ja offenbar ein »Ich«, das dieses Buch in Händen hält. Die Antwort darauf lautet, dass alle Dinge nur in der Beziehung zueinander existieren und dass die Existenz durch Veränderung gekennzeichnet ist. Das beste Beispiel, um dies ein wenig zu verdeutlichen, ist wohl der Körper. Der Körper verändert sich dauernd. Bei Kleinkindern ist das besonders gut zu erkennen, weil sie so schnell wachsen. Wir wissen, dass sich jeder Körper verändert, sogar von Tag zu Tag, beispielsweise je nachdem, was wir essen und ob wir zunehmen oder abnehmen. Selbst unsere Stimmungen können den Körper beeinflussen und sich in unserem Aussehen widerspiegeln, sodass wir niedergeschlagen und abgehärmt oder strahlend und vital wirken. Vor allem aber wissen wir, dass der Körper altert und schließlich stirbt. Der Körper ist eine anschauliche Illustration der vergänglichen Natur des Daseins. Wenn wir uns den Körper als etwas Konkretes, Festes und Unveränderliches denken und an dieser Vorstellung festhalten, dann sind wir dem Körper als einem »Selbst« verhaftet.

In dem Maße, wie das Anhaften am Selbst stärker wird, nehmen alle mentalen und emotionalen Probleme wie Begierde, Stress, Angst, Verwirrung, Gier und Aggression ebenso zu wie physische und soziale Schwierigkeiten aller Art. Shantideva schreibt:

Alle Gewalt und Angst und alles Leid,
die es auf der Welt gibt,
kommen vom Festhalten an einem »Selbst«.
Wozu brauchst du dieses große, schlimme Scheusal?
Wenn du das »Selbst« nicht loslässt,
wird dein Leid nie ein Ende nehmen.
Genauso wie du ein Feuer, wenn du es nicht aus der Hand
   gibst,
nicht daran hindern kannst, dass es dir die Hand verbrennt.[4]

Buddha hat gesagt:

Wenn du mit deiner Weisheit erkennst,
dass die Erscheinungen aller Art ohne ein»Selbst« sind,
wird dein Geist kein Leid erfahren.
Dies ist die rechte Methode,
die Methode, die alle Leiden der Begierde abschneidet.[5]

Nach buddhistischer Auffassung kann das Anhaften am Selbst die Ursache sowohl physischer Erkrankungen wie auch geistiger Qualen sein. Viele westliche Gelehrte stimmen zu, dass negative Gefühle, Wut und Angst etliche Krankheiten verursachen können. Daniel Goleman schreibt:

Sowohl Wut als auch Angst können, wenn sie chronisch auftreten, die Anfälligkeit von Menschen gegenüber einer Reihe von Krankheiten erhöhen.[6]

Menschen, die chronisch unter innerlichem Druck stehen – sei es, dass sie ängstlich und beunruhigt, deprimiert und pessimistisch oder verärgert und feindselig sind –, tragen ein durchschnittlich doppelt so hohes Risiko, in den folgenden Jahren an einem schweren Leiden zu erkranken. Rauchen erhöht das Risiko einer ernsten Erkrankung um 60 Prozent; chronischer emotionaler Druck erhöht es um 100 Prozent. Bei einer bedrückenden Gefühlslage ist also die Gesundheit doppelt so stark gefährdet wie beim Rauchen.[7]

Sich vom Anhaften am »Selbst« zu lösen ist unser bestes Allheilmittel, und je mehr wir unseren Griff lockern, umso glücklicher werden wir sein. Das ist Heilung im wahrsten Sinne. In einem bekannten buddhistischen Sutra heißt es dazu:

Was bringt Heilung von Krankheit?
Es ist die Freiheit vom Anhaften am »Ich« und »Mein« (an
Egoismus und Besitzgier).[8]

In buddhistischen Schriften und Kommentaren bezieht sich *Krankheit* oft auf Erkrankungen sowohl des Geistes als auch des Körpers. Vimalakirti hat gesagt: »Solange Unwissenheit und Begierde nach Seiendem da sind, wird Krankheit in mir sein.«[9]

Viel von unserem Leiden entsteht dadurch, dass wir nicht erkennen, wer wir sind und wo unser wahrer Platz im ewig sich wandelnden Universum ist. Der Physiker und Vater der Relativitätstheorie Albert Einstein wusste einiges über den Platz des Menschen im Universum. Obwohl mit dem *Selbst* im folgenden Zitat wahrscheinlich das »Ego« gemeint war, war sich Einstein offenbar deutlich darüber im Klaren, wie vorteilhaft es ist, von Engstirnigkeit und lieb gewonnenen Konzepten abzulassen, als er schrieb: »Der wahre Wert des Menschen wird in erster Linie von dem Maß und dem Sinn bestimmt, in dem er Freiheit vom Selbst erlangt.«[10]

Sowohl der gesunde Menschenverstand als auch die religiöse Tradition raten uns also, von unserer Gewohnheit des Anhaftens abzulassen. Aber wie können wir das tun? Eine Möglichkeit ist die Meditation. In den geleiteten Meditationen, die später in diesem Buch angeführt sind, besteht die Haupttechnik darin, den Körper als erfüllt von Licht zu visualisieren, das nach außen ins Universum strahlt. Es kann auch sehr positiv sein, sich den Körper als grenzenlos vorzustellen. Dadurch kann der Griff gelockert werden, mit dem sich der Geist anklammert.

Manchmal sind wir jedoch so sehr in Trübsal versunken, dass wir kaum einen Ausweg sehen. Dann brauchen wir einen Bezugspunkt, ein positives Gefühl oder Bild oder eine Idee, die den Pfad vor uns erleuchten und uns einen flüchtigen Einblick in den Frieden gewähren.

Der Weg zu friedvollen Gefühlen

Der Dichter William Wordsworth hat einmal gesagt: »Die Welt ist zu viel bei uns.«[11] Oft sind wir so beschäftigt und gehen so in weltlichen Aktivitäten auf, dass wir unsere Gefühle und unseren Geisteszustand aus dem Blick verlieren. Frieden oder Stille können wir nicht ertragen. Wir finden es geradezu schlimm und beängstigend, wenn nichts los ist und wir nicht reden, spielen, graben, bauen, schreiben, zählen oder uns Sorgen machen können! Manche Leute sind sich gar nicht bewusst, wie unglücklich sie als Sklaven von Reizen, Begierden und Sorgen sind. Sich am »Selbst« festzuklammern ist dem Kratzen bei Schuppenflechte vergleichbar: Zunächst ist es angenehm, aber es verschlimmert nur die Hautreizung. Wir sind zwar dazu fähig, Frieden zu finden, aber unser wahres Wesen ist so verdunkelt, dass geistiger Frieden inzwischen etwas Unbekanntes ist.

Es gibt eine berühmte Geschichte von der Mutter eines Hauptjüngers Buddhas. Nachdem sie in der Hölle wiedergeboren war, machte sich ihr Sohn kraft seiner spirituellen Leistungen in jenes Reich des Leidens auf, um sie zu retten. Geduldig unterwies er sie in den Lehren, die den negativen Zustand ihres Geistes zu ändern vermochten. Dadurch konnte sie sich aus dem Höllenreich befreien, hing aber so sehr an ihrem Platz in der Hölle, dass sie die anderen Bewohner anflehte: »Bitte gebt Acht, dass niemand anders meinen Platz einnimmt.« Dabei war ihr das Höllenreich keineswegs besonders angenehm gewesen, aber es war der einzige Ort, an den sie sich erinnern konnte und der ihr vertraut war, und so hielt sie an dem fest, was sie zu verlieren fürchtete.

Vielleicht trauen Sie sich nicht zu, das Tor zur Heilung zu öffnen. Und doch ist es eigentlich gar nicht abwegig oder fernliegend, geistigen Frieden zu kultivieren. Hilfreich ist mitunter die Erinnerung an eine Zeit der Ruhe, in der uns kein Druck von außen und keine Sorgen bedrängten. Solche Erinnerungen weisen uns auf das wahre, friedvolle Wesen des Geistes hin und können zum Gegenstand unserer Meditation werden.

Wenn uns ein Glückserlebnis in Erinnerung ist, das uns voll und ganz erfüllt hat, können wir dieses Gefühl aus unserer Erinnerung in die Gegenwart übertragen.

Dazu müssen wir uns nur das Bild in allen Einzelheiten ins Gedächtnis zurückrufen und dafür sorgen, dass sich das wunderbare Gefühl in unserem Geist ausbreitet. Bei dieser Erinnerung kann es sich um etwas handeln, das durch eine religiöse Erfahrung ausgelöst wurde, oder um die Begegnung mit einem Menschen, der inneren Frohsinn ausstrahlt, wie der Rinpoche, den ich als Kind besucht und von dem ich erzählt habe. Tibeter benutzen oft Erinnerungen an ihren spirituellen Lehrer als Konzentrationspunkt bei ihren geistigen Übungen, denn die tibetische Kultur pflegt einen tiefen Respekt für die wahrhaft weisen Meister.

Als Gegenstand für eine solche Kontemplation kommt vielerlei in Frage. Zum Beispiel der Besuch eines herrlichen Gartens, der Aufenthalt in schneegekrönten Bergen oder das Erlebnis von Stille in einer weiten, offenen Landschaft.

Eine Erinnerung, die mich jahrelang inspiriert hat, stammt von meiner schwierigen Flucht aus Tibet während der politischen Wirren in den 50er Jahren. Meine Gefährten und ich durchquerten gerade die Hauptstadt Lhasa, als ein paar Bauern unseren Weg kreuzten, die hinter ihren Pferden und Eseln zum Markt schritten. Sie sangen mit schlichter, ungekünstelter Stimme Volksweisen. Der Gesang schien aus dem Urgrund der Erde aufzusteigen. Er war von einer Lauterkeit, bei der der Himmel aufreißt. Ich glaube nicht, dass ein professioneller Sänger die Natürlichkeit der einfachen Melodien hätte übertreffen können, die in jenem Augenblick erklangen.

Vielleicht war mein Herz für diese Schönheit empfänglicher, weil ich gerade einen kurzen Pilgergang zu den uralten, zeitlosen Stätten einer heiligen Stadt hinter mir hatte. Woran es auch immer liegen mochte, diese Musik kam mir anders vor als die, an der ich sonst große Freude hatte. Sie berührte meinen Geist im Innersten und erweckte ein höheres Bewusstsein in mir, sodass sich jede Spur von Angst oder Trauer in der Luft auflöste, die vom Klang der lieblichen Stimmen widerhallte. Interessant ist auch, dass dies zu einer Zeit tiefgreifender Veränderungen auf einer gefahrvollen Reise geschah. Selbst inmitten von Aufruhr (vielleicht sogar gerade dann!) ist es also möglich, heitere Gelassenheit zu empfinden.

Glückliche Kindheitserinnerungen sind ebenfalls ein Tor zur Ruhe des Geistes. Manche der törichten kleinen Erfahrungen damals haben uns mehr Freude gemacht als alle heutigen Vergnügungen. Ich kann mich noch daran erinnern, wie ich als kleiner Bub mit anderen Jungen zusammen in einer kleinen Höhle Süßkartoffeln geröstet habe. Das ist eine völlig harmlose Kindheitserinnerung, und doch erfüllt sie mich mit einem Gefühl von Wärme und Freiheit, wenn ich darüber kontempliere. In der Kindheit ist der Geist im Allgemeinen frisch und klar, er empfindet alles ungeschminkt und unmittelbar, ehe er durch all die späteren Zerstreuungen und Bürden betäubt und isoliert wird. Damals schien ein Tag ewig zu dauern; und auch unser Gefühl für den inneren Raum war oft viel stärker.

Wenn Sie sich entspannen und an jene Zeit zurückdenken, fällt Ihnen unter Umständen etwas ein, das Sie inspiriert. Das kann so sein, als hätten Sie plötzlich ein schönes Teil von einem Puzzle entdeckt: Lenken Sie einfach Ihre Gedanken sanft zurück, und die betreffende Erfahrung kehrt womöglich in allen Einzelheiten wieder.

Konzentrieren Sie sich auf das positive Gefühl und wecken Sie es wieder in sich, als würden Sie nach einer langen, ermüdenden Reise in ihr altes, gemütliches Heim zurückkehren. Geben Sie dem Gefühl immer mehr Raum und lassen Sie es aufblühen, bis es Ihr ganzes Wesen, wie es heute ist, erfüllt.

Am besten ist es, eine besonders positive Erinnerung zu wählen oder sich nur auf die positiven Aspekte einer bestimmten Erinnerung zu konzentrieren. Verweilen Sie bei den herzerwärmenden Gefühlen; ruhen Sie darin, bis Sie sich in dieser Kontemplation als heil und ganz empfinden. Eine Erinnerung, der ein Makel oder eine gewisse Düsterkeit anhaftet, kann von diesem negativen Aspekt geheilt werden, wenn sie mit dem Licht positiver Gefühle und Energien in Berührung gebracht wird.

Während einer Pause in der Tagesroutine kann es weiterhelfen, sich ein Gefühl von Wärme und Weiträumigkeit ins Gedächtnis zurückzurufen und zu vergegenwärtigen. Die so gewonnene Offenheit reduziert Stress, wie das Sonnenlicht quälende Alpträume vertreibt.

Das Bewusstsein des friedvollen Geistes

Geistiger Frieden ist nicht etwa der Meditation oder Kontemplation über Erfahrungen aus der Vergangenheit vorbehalten, als wäre er ein besonderes Gefühl, das nichts mit dem Lebensalltag zu tun hat. Wir können den Geist dazu ermutigen, zu allen Zeiten friedvoller zu sein. Dadurch verändern wir unsere Einstellungen positiv und verbessern unser Wohlbefinden. Bei allen Höhen und Tiefen des Lebens bietet sich immer Gelegenheit, ein Bewusstsein für positive Gefühle zu kultivieren.

Wenn ich von Frieden spreche, denken manche Leute fälschlicherweise, das hieße, sich vom Strom des Lebens abzutrennen. Sie betrachten Frieden als etwas Unnormales, etwa als eine gewisse Trägheit oder Schläfrigkeit oder auch als eine Art »High«, einen veränderten Geisteszustand. Aber weit gefehlt. Sie können zwar auch im Schlaf »friedvoll« sein, aber dabei handelt es sich bloß um die Abwesenheit von Bewusstsein. Um Ihr Leben wahrhaft zu heilen, müssen Sie wach sein für dessen einfache Freuden und eine offene, dankbare Einstellung zu all Ihren Aktivitäten und Begegnungen mit anderen Menschen gewinnen. Sie sollten sich freuen und ganz in dem aufgehen, was Sie tun.

Machen Sie sich bewusst, wann Sie sich öffnen und inneren Frieden empfinden. Achten Sie auf jedes Gefühl von Freiheit. Gewahrsein ist der Schlüssel. Wenn Sie sich des Friedens bewusst sind, kann er Teil Ihres Lebens werden. Wenn Sie Frieden empfinden, genießen Sie ihn. Setzen Sie Ihre Gefühle nicht unter Druck, jagen Sie ihnen nicht nach und erregen Sie sich nicht unnötig. Sie brauchen nichts festzuhalten. Werden Sie einfach gewahr, wie das Gefühl aufblüht und sich entfaltet. Lassen Sie es wachsen. Verweilen Sie bei jedem positiven Gefühl und lassen Sie Ihren Geist darin ruhig werden. Auch Ihr Körper wird sich dabei wahrscheinlich beruhigen. Wenn Ihr Atem entspannter geht oder Sie ein Gefühl von Wärme empfinden, dann halten Sie inne, um auch dessen gewahr zu werden, und genießen Sie es.

Innerer Frieden kann sich bei allem einstellen. Auslöser könnte zum Beispiel der Anblick eines kleinen Kindes sein, das unter den wachsamen Augen von Mutter oder Vater stolz ein paar wackelige Schritte macht. Oder das

Aufgehen des Abendsterns, der Widerschein der Nachmittagssonne auf einem Gebäude in der Stadt, der wohltuende Klang von Regentropfen am Morgen, während Sie noch im Bett liegen. Vielleicht hat ein netter Mensch Sie mit herzlichem Lächeln gegrüßt, oder Sie haben jemandem gern einen kleinen Gefallen getan. Bei ganz normalen Aktivitäten wie einem Spaziergang oder dem Genuss einer Tasse Tee können Sie Zufriedenheit oder gar Freude empfinden, wenn Sie dafür offen und empfänglich sind. Üben Sie sich darin, derlei zu würdigen.

Es ist auch möglich, ohne jeden Grund und unter widrigsten Umständen ruhig und froh zu sein. Der erleuchtete Geist braucht keinen Gegenstand und keine Sinnesempfindung, um spontan inneren Frieden zu erlangen. Für den gewöhnlichen Geist hingegen ist es besser, positive Gefühle als Ausgangspunkt zu nehmen. Dazu gehören die folgenden drei Schritte:

- *Machen Sie sich Positives bewusst.* Konzentrieren Sie sich zu Anfang auf positive Situationen und Bilder und erfreuen Sie sich an deren Heilkraft.
- *Sehen Sie die positive Seite des Negativen.* Konzentrieren Sie sich, sobald Sie etwas mehr geistige Kraft erlangt haben, nicht nur auf etwas Positives, sondern auch auf die positiven Eigenschaften von etwas Negativem. Suchen Sie in einer negativen Situation nach etwas Positivem, nach dem Lichtstreif am dunklen Horizont. Ein ausgezeichneter, sehr menschlicher Ansatz ist Humor, der Ihnen eine ganz neue Perspektive eröffnen kann, sodass sich eine zuerst negativ anmutende Situation plötzlich in ihr Gegenteil verkehrt!

Viele Menschen haben sehr empfindliche geistige Antennen und nehmen deshalb das Negative besonders stark wahr, wodurch Ängste Fuß fassen und wachsen können. Dagegen hilft es, sich darin zu üben, die Empfindlichkeit abzulegen. Sie können einfach beschließen, nicht so viel Anstoß zu nehmen, wenn sich unangenehme Situationen ergeben, und kommen dann viel leichter damit zurecht. Der dritte Dodrupchen schreibt: »Wenn wir unempfindlich sind, erscheinen uns aufgrund unserer geistigen Kraft selbst große Schmerzen als erträglich und so leicht wie ein Wattebausch.«[12]

- *Sehen Sie alles positiv.* Sehen Sie in allem das Positive. Dann können Sie wahren Frieden jenseits des Positiven und Negativen erfahren. Letztlich kann alles zu einer Quelle der Heilung werden, ohne dass unterschieden wird zwischen dem so genannten Positiven und dem so genannten Negativen.

Bei den meisten Menschen dürfte vor allem der erste Schritt, die Konzentration auf positive Situationen und Bilder, die Heilung unterstützen. Wenn Sie sich jedoch vollkommen in das Positive versenkt haben, werden Sie allmählich ganz von selbst auch den zweiten und dritten Schritt tun, zuerst indirekt, dann direkt.

Positive Wahrnehmung

Pessimismus kann tödlich sein. Die Angewohnheit, über Probleme nachzugrübeln oder an einer Situation nur das Negative zu sehen, lässt kaum Raum für eine Heilung. Wenn der Geist in dieser Haltung erstarrt, erscheint alles, was geschieht, als schmerzhaft und negativ.

Der Geist kann zwischen positiv und negativ wählen: Das ist eine Sache der Wahrnehmung. Eine Übung, die im tibetischen Buddhismus im Mittelpunkt steht, ist die Übung in positiver Wahrnehmung. Wie sich im Laufe der Jahrhunderte erwiesen hat, führt sie zu einer reichen Ernte an spiritueller Erkenntnis und zu einem Leben in Glück und Gesundheit. Der dritte Dodrupchen ist ein Meister dieser Disziplin. Im Folgenden erklärt er, inwiefern wahre Heilung nicht nur von unseren äußeren Umständen abhängt, sondern auch davon, wie wir diese Umstände wahrnehmen und damit umgehen:

Wann immer wir durch Belebtes oder Unbelebtes zu Schaden kommen und wir uns angewöhnen, nur das damit verbundene Leid wahrzunehmen, wird uns selbst ein unbedeutender Vorfall großen Kummer bereiten, da wir naturgemäß in Glück und Leid unserer Gewohnheit folgen und entsprechend bestärkt werden… Feinden und negativen Umständen gegenüber unbesiegbar zu sein heißt nicht, dass wir all unsere Probleme vertreiben oder ihnen für alle Zeiten vorbeugen könnten. Der springende Punkt ist der, die Probleme nie zu Hindernissen auf unserem Weg zu spiritueller Vollkommenheit werden zu lassen. Darum müssen wir den Gedanken aufgeben, absolut kein Leid mehr erfahren zu wollen, und uns stattdessen in Gedanken der Freude über alles Leid üben, das uns widerfahren mag.[13]

Probleme können Trittsteine sein auf dem Pfad zur Befreiung des Geistes. Selbst wenn Sie noch keine spirituelle Meisterschaft erlangt haben, können Sie beginnen, indem

Sie kleine Probleme willig annehmen. Versuchen Sie ein Problem als interessante Herausforderung zu betrachten. Wenn Sie es schließlich gelöst oder gelernt haben, es zu tolerieren, sollten Sie sich gratulieren. Bei der Befriedigung darüber wird Sie Freude überkommen, die eine positive Wirkung auf all Ihre Lebensbereiche haben wird.

In jeder Situation ist ein Funken Frieden und Freude enthalten, wenn Sie ihn nur finden und sich zunutze machen. Selbst wenn Ihr Leben die Hölle ist, werden Sie immer Augenblicke des Friedens erfahren und gewiss als Quelle der Heilung nutzen können.

Wenn Sie allerdings in glücklichen Verhältnissen leben, sich jedoch an dieses Glück klammern, um möglichst festzuhalten, was Sie bereits haben, und gierig nach mehr verlangen, werden Sie immer unerfüllt bleiben.

In einem Leben voll großer Schmerzen wird ein geringfügiger Schmerz als erfreulich empfunden. In einem schmerzlosen Leben kann selbst ein geringfügiger Schmerz als großer Schmerz empfunden werden. Alles ist relativ, es kommt immer auf den Geist an, in dem die Dinge gesehen und bewertet werden. In großer Not kann die Hoffnung, am Leben zu bleiben, das sein, worauf man sich konzentriert. Viele unschuldig Gefangene haben Folter und Hunger überlebt, weil sie nie die Hoffnung und den Glauben verloren haben, eines Tages frei zu sein. Hoffnung kann ein sehr machtvoller Konzentrationspunkt sein.

Auch wenn also Ihr Leben schmerzvoll sein sollte, können Sie doch etwas finden, auf das Sie sich zum Zwecke der Heilung konzentrieren können, und das Beste aus einer schlimmen Situation machen, wenn Sie nur danach suchen.

Viktor E. Frankl, ein Psychiater, der Auschwitz überlebte, sagte seinen Patienten, dass ein gewisses Maß an
menschlicher Würde auch über den schrecklichsten und
realsten Alptraum hinweghebt. Seine Suche nach einem
Sinn, durch extreme Bedingungen erprobt, wurde zur
Richtschnur für seine therapeutische Arbeit im Dienst der
Heilung. Frankl glaubte, dass die eigene Einstellung frei
gewählt ist und auch unter den schlimmsten Bedingungen Bestätigung finden kann, selbst wenn das heißt, sich
auf den Gedanken konzentrieren zu müssen, »des Leidens würdig zu sein«.

In seinen Memoiren, die er nach dem 2. Weltkrieg ver-
öffentlichte, gibt Frankl seine Erfahrungen im Konzentrationslager wieder und erzählt, wie er auch in der dun-
kelsten Nacht der Tyrannei noch den Funken Hoffnung
und Freude zu finden vermochte:

Jemand zeigte mir eine *Illustrated Weekly* mit Foto-
grafien von Gefangenen, die zusammengedrängt auf
ihren Pritschen lagen und teilnahmslos einen Besu-
cher anstarrten. »Ist es nicht furchtbar – diese
schrecklichen Gesichter mit dem starren Blick –
überhaupt alles daran?«
»Warum?«, fragte ich, weil ich die Frage, ehrlich gesagt, nicht verstand ... Wir waren krank und brauch-
ten darum das Lager nicht zu verlassen, um zur Arbeit zu gehen; wir mussten auch nicht zum Appell.
Wir konnten den ganzen Tag über in einem Winkel
der Baracke liegen, vor uns hin dösen und warten ...
Wie zufrieden waren wir doch, wie glücklich trotz
allem![14]

Als ich diese Geschichte bei einem meiner Workshops erzählte, widersprach ein Teilnehmer Viktor Frankls Behauptung vehement und beharrte darauf, dass in einem Konzentrationslager aufgrund des unvorstellbaren Leidens keinerlei positive Regung möglich sei. Ich verstand seine Gefühle vollkommen, denn Konzentrationslager waren wirklich die Hölle auf Erden. Aber trotz meines tiefen Respekts für seinen Standpunkt glaube ich doch, dass der menschliche Geist selbst in der grässlichsten Lage eine bemerkenswerte Elastizität unter Beweis stellt. Wahrnehmungen und Gefühle sind äußerst subjektiv und relativ. Sicher ist Frankls Einstellung ungewöhnlich, wenn man bedenkt, wie entsetzlich dieses Kapitel der Geschichte war. Darum ist seine Geschichte ja auch so inspirierend!

Als einer von vielen Flüchtlingen, die aus Tibet nach Indien flohen, habe ich eine Menge Leid gesehen. Das Training in positivem Denken, das ich zu meinem Glück erhielt, half mir in jener Zeit. Für die meisten Leute ist es am besten, jetzt zu beginnen, einen positiven Ansatz zu finden, und wenn sie dann in eine Krisensituation geraten, können sie leichter damit umgehen.

Schrittweise glücklicher werden

Manche Leute sagen: »Ich möchte so gerne glücklich werden, aber ich weiß nicht wie.« Sie erleben vielleicht kurze Augenblicke des Glücks, sind aber meistens unerfüllt und einsam oder haben ein Gefühl der Leere. Der beste Startpunkt, sich wohler zu fühlen, ist genau da, wo Sie gerade sind. Üben Sie sich darin, jedes Geschenk dankbar anzunehmen, das Ihnen das Leben zugedacht hat, was es auch sein und wie winzig es auch erscheinen mag.

Nach buddhistischer Auffassung ist der Geist von Natur aus erleuchtet. Sie sind also Ihrem Wesen nach gut. Das große Problem sind die schlechten Angewohnheiten des Geistes, mit denen Sie die Dinge sehen. Diese geistigen Muster können sich immer mehr anhäufen und verfestigen, und sie färben und beeinflussen Ihre Sichtweise. Jeder besitzt die Anlage zum Glücklichwerden, nur müssen die mentalen Gewohnheiten und die Wahrnehmungsweisen verändert werden.

Ein sehr guter Ansatz ist es, auf jedes friedvolle Gefühl zu achten und es, wie bereits vorgeschlagen, zu kultivieren. Pflegen Sie die friedvollen, glücklichen Momente, die Sie hin und wieder erleben, sodass diese sich entfalten können.

Wenn Sie unglücklich sind und unbedingt glücklich werden wollen, so kann das allein schon hinderlich sein. Es klingt vielleicht seltsam, aber eine bestimmte Art von Wunschdenken kann sich als einschränkend und störend erweisen. Sie vergleichen sich mit anderen, und das ist kontraproduktiv. Oder Sie wissen zwar, wie es ist, glücklich zu sein, reden sich jedoch immerfort ein, dass Sie eigentlich ein viel größeres Glück verdienen. Sie legen die Latte gleich zu hoch an, statt sie Stück für Stück zu erhöhen. Statt Ihnen weiterzuhelfen, macht Ihnen diese Einstellung nur Ärger, weil Sie Ihr Ideal nie erreichen.

Sobald Sie sich in größerer Toleranz Ihrem Unglücklichsein gegenüber üben und Ihren Geist so trainieren, dass er unempfindlicher wird, haben Sie schon einen Schritt in Richtung Glück getan. Wenn Sie sich nicht mehr so sehr von dem, was Sie als schmerzhaft oder deprimierend betrachten, niederdrücken lassen, wird Ihre Last leichter.

Versuchen Sie, Ihr angebliches Unglück mit weniger Groll zu tragen als bisher, das ist schon ein großer Fortschritt. Verändern Sie Ihre Situation, soweit möglich, und sorgen Sie sich nicht um das, was nicht zu ändern ist. Nehmen Sie lieber all das an, was dieser Augenblick Ihnen bietet. Zeigen Sie Humor und einen Funken Freude, wann immer Sie können. Dadurch bewegen Sie sich auf ein tieferes Glücksgefühl zu.

Seien Sie nicht versessen aufs Glücklichsein, als wäre es ein Gegenstand, den Sie unbedingt zu fassen bekommen und behalten müssten. Wenn Sie das zwanghafte Verlangen nach Glück nur ein wenig dämpfen können, werden Sie unter Umständen von selbst glücklicher.

Haben Sie sich mit einem Problem erfolgreich auseinander gesetzt, sollten Sie sich selbst gegenüber das unbedingt anerkennen. Jedesmal, wenn Sie im Lebensalltag oder in der Meditation etwas von dem Leid, das Sie empfinden, geheilt haben, müssen Sie sich das auch bestätigen. Diese Ihre Erkenntnis kann schließlich bewirken, dass die machtvolle Energie der Freude in Ihnen aufwallt. Damit hätten Sie einen großartigen Konzentrationspunkt für Ihre weitere Heilung. Der dritte Dondrupchen schreibt: »Du musst erkennen, dass sich das Leiden tatsächlich in einen Trittstein auf dem Weg verwandelt. Und dann musst du einen starken, beständigen Strom der Freude wahrnehmen, den diese Erkenntnis mit sich bringt.«[15]

Die Verbundenheit von Geist und Körper

Der Geist ist der wichtigste Faktor für unser Wohlbefinden und Glück. Wenn unser Geistesfrieden sehr tief ist, können wir glücklich sein, obwohl unser Körper älter und gebrechlicher wird. Natürlich möchten wir alle gern geistig und körperlich gesund sein. Worin besteht denn eigentlich die Beziehung von Geist und Körper, über die sich so viele Leute Gedanken machen?

Westliche Wissenschaftler und Philosophen haben manchmal von Geist und Körper gesprochen, als handle es sich um etwas Getrenntes, als liefen die Verstandes- und Denkprozesse gesondert vom physischen Körper ab. Von dieser Ansicht ist man offenbar in den letzten Jahren abgekommen, denn die westliche Medizin geht mittlerweile von einer »Verbindung« zwischen Geist und körperlichem Wohlbefinden aus.

Im Buddhismus galten Geist und Körper stets als innig miteinander verbunden. Die Buddhisten haben ein großes Interesse am Geist. Wenn wir einen Gelehrten des tibetischen Buddhismus dazu befragten, würde er uns mit einer ziemlich komplizierten Erklärung des Geistes, seiner verschiedenen Eigenschaften und seiner zahlreichen Abteilungen und Kategorien (von denen es z. B. 6, 20 oder 53 gibt) antworten.

All das ist jedoch für unsere Zwecke unerheblich. Wichtig in Bezug auf den Geist ist vor allem, dass es keine Trennung gibt zwischen dem, was das Gehirn denkt, das Herz empfindet und der Körper fühlt. Darin werden unterschiedliche Funktionen des Geistes gesehen. Jemand mag kochen, schreiben und Auto fahren, und all diese Aktivitäten werden von derselben Person ausgeführt. Ebenso verhält es sich mit dem Geist: Er fühlt mit dem Herzen, sieht mit den Augen und hört mit den Ohren.

Auch das Bewusstsein gehört zum Geist. Wenn ich zum Beispiel sage, dass mir beim Gedanken an eine Freundlichkeit oder etwas Angenehmes warm ums Herz wird, sind sowohl das »Denken« als auch die »Herzerwärmung« etwas Geistiges in Form von verschiedenen Aspekten des Bewusstseins. Das Bewusstsein ist eine sehr wichtige Eigenschaft des Geistes und entscheidend für die Meditation. Wenn wir Bewusstsein oder Gewahrsein für den Körper entwickeln, können wir machtvolle positive Energien wachrufen.

Drei Gründe sprechen für eine Meditation über den Körper:

1. Unser Körper unterstützt uns ganz wesentlich dabei, uns der Heilkräfte des Geistes zu versichern, da er innig mit dem Geist verbunden ist.
2. Vielfach ist die Heilung von körperlichen Erkrankungen das Ziel. Daher ist es praktisch, den Körper zum Gegenstand der Heilung zu machen. Meditation kann, abhängig von der Kraft des Meditierenden und der jeweiligen Krankheit, ein wirksames Heilmittel gegen körperliche Beschwerden sein. Allerdings sind physische Erkrankungen im Vergleich zu emotionalen Problemen oft schwerer durch Meditation zu heilen, besonders bei einem Anfänger. Doch selbst wenn unsere körperlichen Beschwerden nicht ganz verschwinden, werden sie doch meist gelindert. Zumindest lernt unser Geist dabei, die Leiden des Körpers besser zu akzeptieren und leichter zu tolerieren.

3. Indem wir dem Körper Heilenergie zuwenden, können wir auch unser Leben verbessern. Der Geist als Hauptakteur bei der Heilmeditation ist in positive, heilende Kräfte vertieft. Dadurch lockert sich sein Klammergriff, und es gelingt leichter, eine offene, entspannte Einstellung zu Problemen zu gewinnen, wozu auch gehört, mit anderen besser zurechtzukommen.

Mit dem Körper den Geist leiten

Glück liegt in erster Linie im Geist begründet, aber manchmal kann der Körper den Weg dorthin weisen. Geist und Körper stehen in einer Wechselbeziehung zueinander, deshalb ist es wichtig, gut für den Körper zu sorgen. Wenn der Körper gesund ist, fällt es auch dem Geist leichter, gesund zu sein. Sie müssen das Richtige essen, sich Bewegung verschaffen, sich genügend ausruhen und versuchen, gesund zu bleiben. Doch Sie können über diese Notwendigkeiten hinaus noch mehr für sich tun, indem Sie auf Ihre Körperhaltung achten – auf die Art, wie Ihr Körper sich ausdrückt. Unzufriedenheit und Negativität können sich im Körper dauerhaft festsetzen und in einer finsteren Miene, in harten, angespannten Muskeln oder in einer krummen Haltung äußern. Einfach dadurch, dass Sie den Körper entspannen und sich möglichst gerade halten, verändert sich Ihre Last, und es scheint, als sei sie plötzlich wie weggeblasen oder zumindest leichter geworden.

Lächeln ist eine sehr einfache Möglichkeit, Wohlgefühle auszulösen. Sie werden staunen, wie schnell sich Ihre Laune hebt, wenn Sie lächeln. Es klingt vielleicht zu banal oder zu simpel, besonders, wenn Sie zu denen gehören, die irrtümlich glauben, Lebensweisheiten müssten immer möglichst kompliziert und unerreichbar klingen, aber ein schlichtes Lächeln ist außerordentlich sinnvoll. Außerdem passt es zur buddhistischen Übung der positiven Wahrnehmung. Durch das Lächeln vermittelt der Körper dem Geist und dem Herzen eine positive Botschaft. Ihr Gemüt erheitert sich, und die Welt erscheint Ihnen auf einmal schöner.

Lächeln beeinflusst nicht nur die eigene Sicht der Dinge positiv, sondern auch andere Menschen, die ihre Freude an einem offenen, fröhlichen Gesicht haben. Der ehrwürdige Thich Nhat Hanh, ein buddhistischer Lehrer unserer Zeit, rät uns, immer zu lächeln. Wenn Ihnen das noch nicht gelingen will, könnten Sie wenigstens öfter lächeln. Das wäre ein guter Anfang.

Sie brauchen sich nicht zum Lächeln zu zwingen, auf keinen Fall. Aber Lächeln macht kaum Mühe, vielmehr ist es so, als würden die Muskeln, die für das Lächeln verantwortlich sind, nur darauf warten, in Aktion zu treten. Achten Sie auf jeden plötzlichen Stimmungswandel und freuen Sie sich daran. Ein Anflug von Lächeln genügt schon und ist im Grunde ganz natürlich. Lächeln Sie innerlich, als scheine in Ihrem Innern die Sonne, und machen Sie sich klar, dass Sie ohne jeden Grund lächeln können. Irgendwann merken Sie vielleicht, dass Ihre schlechte Laune oder Geistesverfassung gar nicht so verfestigt ist.

Eine meditative Sicht des Körpers

Ihr physischer Körper ist ein kostbarer Schatz. Er ist eine erstaunliche Maschine: funktionell, komplex und schön. Und er gehört Ihnen für eine bestimmte Zeit. Der Buddhismus bezeichnet den Körper als Haus, in dem der Geist zu Gast ist, und hat einen ziemlich realistischen Blick für das Altern und den körperlichen Verfall. Geist und Körper sind nur eine Zeit lang zusammen – ein Grund mehr, für beider wahres Wohlbefinden zu sorgen, solange es geht.

Bei einer normalen Meditation, wie sie im Verlauf der Klosterausbildung in Tibet vorgeschrieben ist, konzentriert man sich auf die Vergänglichkeit des Körpers. Manchmal meditieren die Mönche tatsächlich auf einem Friedhof, um ihrem Geist zu einem besseren Verständnis dessen zu verhelfen, dass der Körper letztlich unzuverlässig und dem Verfall geweiht ist.

Hier geht es einfach nur darum, dass Sie lernen, Ihren Körper allmählich so hinzunehmen, wie er ist. Im Westen wird der Körper auf unrealistische Weise geschätzt und oft geradezu angebetet. Selbst »perfekte« Supermodels scheinen zu glauben, dass ihr Körper immer noch besser in Form und noch vollkommener sein könnte, als er schon ist, und dass er sich nie verändern dürfte. Im Osten wird der Körper eher als etwas Schmutziges, Unwürdiges betrachtet. Auch die Asiaten sind folglich nicht gut Freund mit ihrem Körper. Im Osten wie im Westen wird also dem Körper viel negative Energie zuteil, und diese negative Anschauung blockiert die Heilung von Körper und Geist. Besser wäre eine ausgewogenere Einstellung.

Viele Menschen wollen keinen Gedanken an ihren Körper wenden. Im Frieden mit sich zu sein ist ihnen vollkommen fremd. Es fällt ihnen in meinen Workshops schon schwer genug, sich zu entspannen und still zu sitzen, und wenn ich sie dann bitte, sich alle Teile ihres Körpers vorzustellen, auch die inneren Organe, wird es ihnen zu viel. Natürlich sollten Sie sich bei solchen Übungen nicht übernehmen. Allerdings kann es nicht schaden, sich ein kleines bisschen anzustrengen. Am besten gewöhnen Sie sich ganz langsam an das, was Ihnen zuerst äußerst schwierig oder furchtbar vorkommt.

Durch regelmäßige Übung der Meditation über den Körper werden Sie nach vielen Sitzungen allmählich Ihren Groll und das Festhalten am Körper hinter sich lassen. Die meisten Menschen sind so sehr ihrem Körper verhaftet, dass sie sich stark mit ihm identifizieren. Es dürfte hilfreich sein, in der Meditation den Körper als ebenso grenzenlos wie den Himmel zu visualisieren. Der Himmel ist da, und wenn Sie an ihn denken, akzeptieren und bewundern Sie ihn. Wenn Sie den Körper mit einer ähnlich gelassenen Bewunderung betrachten, werden Sie ganz natürlich dem ganzen Leben mehr Freude entgegenbringen.

In unseren Meditationen versenken wir uns zuerst in den Körper und anschließend in seine Teile. Dann visualisieren wir den Körper als grenzenlos und überströmend von wunderbaren Heilkräften. Von diesem Punkt ab haben die Leute in meinen Workshops im Allgemeinen erheblich mehr Freude an den Meditationen!

Manchmal ist das Meditieren eine Freude und manchmal eher etwas anstrengend. Ihrem Körper gefällt es vielleicht nicht, so lange zu sitzen, und Ihre Gedanken fangen an umherzuschweifen. Sobald Sie sich entspannen und die »Abneigung«, die sich bei Ihnen einstellen mag, akzeptieren, nehmen die Schwierigkeiten nach meiner Erfahrung meistens ab oder machen eine Wandlung zum Positiven durch.

Probleme können sogar die Meditation vertiefen, wenn Sie entspannt damit umgehen, statt sie abzulehnen oder dagegen anzukämpfen. Auf jeden Fall lernen Sie, sich besser zu konzentrieren und nicht in irgendein Traumland abzudriften, wo alles immer ganz wunderbar ist. Diese Art von Meditation trägt irgendwann Frucht. Dadurch, dass Sie sich immer dazu ermuntern, lernen Sie loszulassen. Das ist der Weg, auf dem Sie Heilung erfahren und sich eines friedvolleren Lebens freuen können.

2

Ein positiver Weg zur Meditation

Um Probleme lösen zu können, müssen wir zuerst wissen, was zu tun ist, und dieses Wissen dann in die Praxis umsetzen. Handeln ohne entsprechendes Wissen genügt nicht. Aber es genügt auch nicht, bloß zu wissen, was zu tun ist. Shantideva schreibt:

> *Wir müssen [das Wissen körperlich und geistig] in die Tat*
> *umsetzen.*
> *Was ist mit bloßen Worten zu gewinnen?*
> *Durch bloßes Lesen der Rezepte,*
> *wie kann ein Kranker da geheilt werden?*[1]

Wir müssen uns in heilender Meditation üben. Zuerst müssen wir entscheiden, welcher Weg für uns der beste ist. Es gibt zwar zahllose Meditationstechniken, aber sie lassen sich im Wesentlichen in zwei Hauptkategorien einteilen:

1. *Meditative geistige Konzentration:* eine Methode, bei der wir unser Denken unentwegt auf einen geistigen oder materiellen Gegenstand konzentrieren, um unseren Geist darin zu üben, in einen heilenden Kreislauf positiver Gedanken und Gefühle hineinzukommen.

2. *Kontemplatives Gewahrsein:* eine Methode, bei der wir damit beginnen, uns auf einen bestimmten Gegenstand zu konzentrieren, um dann jedoch unser Bewusstsein und unsere meditative Erfahrung zur Einheit zu bringen. Es geht dabei nicht so sehr um positive oder negative Eigenschaften, sondern um einen Zustand des urteilsfreien Gewahrseins, in dem unser Bewusstsein mit dem verschmilzt, was wir gerade erfahren.

Die in diesem Buch beschriebenen Meditationen über den Körper beruhen vornehmlich auf meditativen Vorstellungen und der Ausrichtung auf das Positive. Trotzdem sollte gegen Ende einer jeden Stufe der Heilmeditationen stets ein wenig Zeit an das kontemplative Gewahrsein gewendet werden, wobei das Bewusstsein jeweils mit allen Gefühlen »verschmilzt«, die sich während der Meditation einstellen.

Für die meisten von uns ist das Hervorrufen positiver geistiger Vorstellungen die wirksamste Methode, den Pfad der Heilung einzuschlagen. Mit zunehmender Übung wird sich das Rad unserer geistigen Gewohnheiten allmählich ins Positive drehen und unsere Einstellung zum Leben positiv beeinflussen.

Ist das Fundament geistiger Konzentration genügend gefestigt, können wir in unserer Übung langsam zu einem kontemplativen Ansatz übergehen, sodass wir nicht mehr so sehr an positive Vorstellungsbilder gebunden sind. In diesem Buch konzentrieren wir uns allerdings auf die positive Visualisation.

Im Hinblick darauf sind die stärksten Waffen, die uns in unserem Arsenal zur Verfügung stehen, die vier Kräfte Sehen, Erkennen, Fühlen und Glauben.

Die vier Heilkräfte des Geistes

Die vier heilenden Kräfte sind: positive Vorstellungsbilder, positive Worte, positive Gefühle und positiver Glauben. Indem wir diese vier geistigen Eigenschaften in die Meditation einbringen, gewinnen wir mehr Kraft, unsere mentalen, emotionalen und physischen Probleme zu lösen.

Positive Vorstellungsbilder

Wenn wir etwas Positives visualisieren, wird unser Geist durch den Gebrauch der Vorstellungskraft voll und ganz beansprucht. Je länger wir die betreffenden Bilder in unserem Geist halten können, umso tiefgreifender und wirksamer ist die Heilung. Die Gedanken schweifen gerne ab, besonders bei Meditationsanfängern. Aber wenn wir uns darin üben, ein bestimmtes Bild möglichst lange festzuhalten, ohne uns zu überanstrengen, nimmt unsere Konzentrationskraft allmählich zu.

Die Visualisation ist ein Pfeiler der tibetischen Meditationspraxis, vielen Westlern jedoch zu Anfang recht fremd. Dabei ist es überall auf der Welt gang und gäbe, sich ein geistiges Bild von etwas zu machen, auch wenn wir nicht gewöhnt sind, diese Technik als einen Teil der Meditation anzusehen. Wir alle stellen uns, von wenigen Ausnahmen einmal abgesehen, in unserem Alltagsleben ständig etwas bildlich vor. Unser Geist ist die meiste Zeit über mit neutralen oder negativen Vorstellungsbildern beschäftigt. Wenn wir uns angewöhnen, nur noch positive Vorstellungen zu hegen, beginnt die friedvolle Urnatur unseres Geistes hervorzuscheinen, und dann kann es sein, dass uns Freude überkommt.

Eine der Übungen des tibetischen Buddhismus besteht darin, den ganzen Tag über bei jeder Gelegenheit positive Bilder zu visualisieren, außer wenn wir gerade mit einer praktischen Tätigkeit voll beschäftigt sind. Wir können die Meditation, ihre Bilder und die damit verbundenen Gefühle gut in unser Leben integrieren – zum Beispiel während einer kurzen Arbeitspause. Dadurch werden die positiven Empfindungen verstärkt und können sich festsetzen.

Da viele von uns überwiegend Augenmenschen sind, sollten wir uns auf positive visuelle Bilder konzentrieren. Aber es kommen auch Klang, Geruch, Geschmack und Berührung als Heilmethoden in Frage, falls sie geeigneter erscheinen. Manche Leute sind eher Ohrenmenschen und sollten daher lieber etwas rezitieren oder Musik in ihre Gebete und Meditationen aufnehmen.

Positive Worte

Worte können eine große Macht ausüben, im Guten wie im Schlechten. Als denkende Wesen befinden wir uns ständig in einem inneren geistigen Dialog. Wir etikettieren die Dinge und geben ihnen Namen. Das ist unsere Art, die Eigenschaften von etwas zu erkennen und zu bestätigen.

Die meditative Konzentration auf eine bildhafte geistige Vorstellung zeigt noch mehr Wirkung, wenn wir das Positive des Bildes bewusst erkennen und uns darüber hinaus die positiven Eigenschaften im Stillen bestätigen. Zum Beispiel könnten wir eine Blume visualisieren und ihre positiven Eigenschaften bedenken, etwa: »Diese schöne Blume ist voll erblüht« oder: »Sie hat eine so herrliche Farbe, dass alles ringsum davon strahlt« oder: »Tau tropft von ihren frischen Blütenblättern« oder: »Sie ist so rein, als wäre sie aus regenbogenfarbenem Licht« oder: »Ich wünschte, jeder könnte sich an einer solchen Augenweide ergötzen.«

Manchmal genügt es schon, sich der positiven Eigenschaften ohne weitere Kennzeichnung bewusst zu werden. Aber eine konkrete Benennung wie etwa die einfache Feststellung »sie ist schön« oder »sie ist rot« kann unseren Geist für das gewählte Bild öffnen. Es geht darum, uns im Geiste die Macht des Positiven zu bestätigen. Auf diese Weise können wir allmählich das negative geistige Muster, das wir aufgebaut haben, transformieren. Wir können uns für positive oder negative Wahrnehmungen entscheiden. Das Gewahrwerden des Positiven ist ein starker Verbündeter, der uns bei der Transformation unseres Geistes sowohl in der Meditation wie im Lebensalltag beisteht.

Außer positiven Vorstellungsbildern können wir auch positive Klänge und Düfte oder Gesten und Berührungen in unsere Meditation einbeziehen. Indem wir die positiven Eigenschaften irgendeines dieser Hilfsmittel anerkennen und bestätigen, vergrößern wir ihre Macht.

Positive Gefühle

Der Geist denkt und erkennt nicht nur, er fühlt auch. Wenn wir uns der positiven Eigenschaften eines Gegenstandes bewusst sind und sie empfinden können, ist die Heilwirkung auf Geist und Körper noch erheblich größer.

Zum Beispiel könnten wir in der Meditation eine schöne Blume visualisieren und einfach denken: »Wie schön diese Blume doch ist«, aber dann wäre der positive Eindruck nur ein Schatten dessen, was er eigentlich sein könnte. Stattdessen öffnen wir uns der Blume auf der Gefühlsebene – wir fühlen ihre bezaubernde Schönheit, die Frische des herabtropfenden Taus, die reine, lichte Klarheit ihrer Farben. Wir können die Eigenschaften der Blume mit Herz und Seele in uns aufnehmen und feiern, statt sie bloß intellektuell zu erfassen.

Mit der gleichen »Offenherzigkeit« können wir auch an jedem Tag unseres Lebens die Schönheit um uns herum wahrnehmen. Wenn wir uns in der Meditation unseren Gefühlen öffnen, hat alles, was wir tun, mehr Reiz und macht uns mehr Freude.

Im Allgemeinen haben wir das Bedürfnis, unsere Emotionen auch wirklich zu fühlen, und das ist gut so. Bisweilen aber mag es nötig sein, dass wir uns vor schädlichen Emotionen schützen, die von negativen Situationen und Bildern ausgehen. In diesem Fall sollten wir versuchen, uns eher gedanklich und intellektuell mit dem Negativen auseinanderzusetzen, statt uns von den jeweiligen Gefühlen überwältigen zu lassen. Es ist nicht nötig, dass wir negative Vorstellungen bis zur Gefühlsebene vordringen lassen und sie uns zu Herzen nehmen.

In der Meditation wie generell im Leben können wir uns den positiven Empfindungen, die wir mit unserem Gehör-, Geruchs-, Geschmacks- und Tastsinn erfassen, von ganzer Seele hingeben. Dann fühlen wir die Weite des Himmels, die erfrischende Kraft des Windes, die tröstliche Wärme der Sonne usw.

Positiver Glauben

Wenn wir von der Heilkraft unserer Meditation nicht überzeugt sind, besitzt sie wenig Kraft und Energie. Erst der Glaube gibt der Meditation ein festes Fundament und bindet den Geist auf eine wirksame, totale Weise ein.

Dabei geht es nicht um blindes Vertrauen, sondern um Glauben und Überzeugung in dem Wissen, dass die heilende Kraft des Geistes mit Hilfe von Bildern, Worten und Gefühlen voll und ganz geweckt werden kann. Wir müssen davon überzeugt sein, dass wir wirklich so unser Leben verbessern können. Selbst wenn wir durch die Meditation einen Schritt vorwärts gekommen sind, werfen uns doch aufkommende Zweifel oft wieder zurück.

Intellektuelle, materiell orientierte Menschen wie wir haben meist Schwierigkeiten, überhaupt an etwas zu glauben und auf etwas zu vertrauen. Wir sollten uns stets daran erinnern, dass der Geist eine starke Quelle der Heilung und der Zweck der Heilmeditation die Erweckung unserer inneren Kräfte ist. Wir müssen uns auf die Hilfe mentaler Objekte verlassen und an die Kraft des Geistes glauben.

Wir neigen vielleicht zur Skepsis und sagen: »Wie soll ich glauben, dass es mir davon besser geht?« Von solchen Wertungen sollten wir möglichst ablassen. Auch wenn es nur für die Dauer einer Meditationssitzung ist, sollten wir uns vollkommen dem Fühlen und Glauben hingeben. Unser Intellekt kommt uns dabei gern in die Quere, weil er sich sträubt und dagegen stellt. Deshalb müssen wir einfach den Sprung wagen und Vertrauen schöpfen.

Vielleicht denken wir, dass Glauben soviel heißt wie so tun, als ob. Auch das können wir uns zunutze machen, indem wir so tun, als würden wir glauben, aber das von ganzem Herzen und von ganzer Seele. Denken Sie daran, dass Schauspieler sich durch bloßes Vorspielen in Emotionen hineinsteigern können, aber nur, wenn sie von der Rolle, die sie spielen, ganz überzeugt sind.

Wenn wir die positiven Eigenschaften unseres Meditationsgegenstandes sehen, bedenken und empfinden können, werden sich allmählich Erfolge einstellen, wenn auch kleine. Und sobald wir solche Erfolge erleben, ergibt sich spontan eine vertrauensvollere Einstellung.

Wenn wir die Meditation zu schätzen beginnen, keimt der Glaube in uns auf. Wir könnten einfach mit dem Gedanken beginnen, wie gern wir ein bestimmtes Bild visualisieren. In dem Maße, wie uns dieses Bild vertrauter wird, nimmt unsere Freude im Allgemeinen zu. Wir sollten auf jede positive Empfindung achten, denn hier keimt der Glaube auf.

Die vier Heilkräfte des Geistes sind die Hauptbestandteile einer vollkommenen Heilmeditation. Bildhafte Vorstellungen verleihen dem Heilungsprozess Lebendigkeit und Unmittelbarkeit. Das Erkennen und Benennen der positiven Eigenschaften eines Bildes verleiht der Meditation Kraft und Wirksamkeit. Die Gefühle vertiefen und bereichern die Meditation und helfen uns außerdem, unsere Probleme anzuerkennen, uns direkt mit ihnen zu verbinden und sie umzuwandeln. Glauben ist der Weg, die Heilung zu vervollkommnen und zu bestätigen und verdoppelt die Kraft der Meditation und ihrer Ergebnisse.

Wenn wir die vier Heilkräfte auf positive Art und Weise anwenden, erfahren wir sogleich einen Nutzen und können darüber hinaus späterer Vorteile gewiss sein. Nach buddhistischer Auffassung wird der Keim für all unsere Erfahrungen auf der Ebene des Unbewussten, des Urgrundes, gelegt. Unsere geistigen und körperlichen Handlungen, positive wie negative, akkumulieren sich schließlich zu dem, was die Buddhisten *Karma* nennen.

Karma ist Samenkörnern vergleichbar, die in unser Unbewusstes eingebracht werden, wo sie im Verborgenen aufgehen. Irgendwann blüht das Karma dann in Form von Konsequenzen guter oder schlechter Art auf. Karma kann sich in Gestalt von körperlichen Symptomen, Emotionen oder Erinnerungen manifestieren. Die Meditation mit den vier Heilkräften ist ein sehr wirksames Mittel gegen negative Folgen, die sich einstellen könnten.

Die vier Heilkräfte lassen sich auch im Alltagsleben anwenden. Wir können das Positive in uns selbst und in unserer Umgebung sehen, uns die betreffenden Eigenschaften im Geiste bestätigen, indem wir sie erkennen und benennen, uns an jedem positiven oder friedvollen Gefühl erfreuen und an die Heilkraft dieser Art von Weltsicht glauben. Diese Lebensanschauung wird uns auf vielerlei Weise nützlich sein.

Der richtige Gebrauch der vier Heilkräfte

Wir können die vier Heilkräfte auch falsch anwenden, darum ist es besser, den richtigen und den falschen Gebrauch zu erklären.

Falsch

Eine gierige Einstellung kann die Meditation verderben oder ihre Vorteile mindern. Während wir uns in der Meditation auf positive Bilder, Worte, Empfindungen und Überzeugungen konzentrieren, können wir diese geistigen Eigenschaften zum Beispiel überstrapazieren. Vielleicht werden wir süchtig nach dem geistigen Bild oder Gegenstand, sind begierig auf dessen positive Eigenschaften oder wünschen sehnlichst, dass die Meditation noch besser und wunderbarer ausfällt, als sie bereits ist.

Mitunter ist die Meditation unterschwellig von einem gewissen Erfolgsdenken geprägt, und man überlegt, »wieviel sie einem wohl bringt«. Wir strengen uns zu sehr an oder sind geradezu versessen auf Ergebnisse. Zum Beispiel können wir eine Rose betrachten und eine aufrichtige, natürliche Freude an deren Schönheit empfinden. Doch wenn wir uns geistig an sie klammern, sie mit unserem Intellekt regelrecht attackieren und Anspruch auf ihre Schönheit erheben, gehen wir zu verbissen vor.

Wenn wir bei der Visualisation eines positiven Bildes angespannt und nervös sind, ist das ein Hinweis darauf, dass wir uns ein wenig lockern sollten.

Richtig

Ein Heilungsziel ist der Abbau von Stress und Druck. Wenn wir offen und entspannt sind, kommen wir auch geistig zur Ruhe. Das heißt jedoch nicht, dass wir dann einschlafen, faulenzen oder vor uns hin träumen. Wir sollten aber auch nicht aggressiv sein und mit Gewalt etwas zu erreichen versuchen. Nicht rigide und nicht träge:

Das ist das richtige Gleichgewicht. Wir wollen wach und offen sein, damit wir uns voll und ganz den positiven Bildern und Gefühlen hingeben können.

Sollte der Geist sich jedoch gewohnheitsmäßig an negative Wahrnehmungen und Gefühle klammern, kann es vorerst sogar nützlich sein, sich an etwas Positivem festzuklammern. Das ist jedenfalls gesünder, als weiterhin am Negativen hängen zu bleiben. Wenn wir uns, statt in gewohnter Weise das Negative festzuhalten, angewöhnen, das Positive zu umklammern, ist das zwar keine perfekte Lösung, aber immerhin ein Schritt vorwärts auf dem Weg der Heilung. Sobald sich unser Hang zum Negativen ein bisschen abgeschwächt hat, werden wir ganz von selbst geübter in unserer Meditation.

Quellen der Kraft

Zu einer Heilmeditation gehört normalerweise einerseits die Visualisation von Licht und andererseits die Erweckung der wohltuenden Energien von Wärme oder Hitze und Glückseligkeit. Es dürfte hilfreich sein, während der Meditation ein bestimmtes heilsames Bild zu visualisieren, das diese Heilkräfte ausstrahlt. Dies nennt man eine Kraftquelle, und dafür kommt jedes Vorstellungsbild in Frage, das passend erscheint und inspiriert. Das könnte zum Beispiel eine wohltuende, sonnengleiche Lichtkugel sein, eine Flamme, die alle Furcht vertreibt, eine Wolke am weiten, freien Himmel, ein heiliges Symbol oder Bildnis des Christentums oder einer anderen Religion, ein großer Heiliger oder eine Gottheit – alles, was Sie inspiriert und die Kräfte Ihres Geistes erschließt.

Stellen Sie sich zu Beginn Ihrer Meditation eine solche Kraftquelle vor und verweilen Sie lange genug bei diesem Bild, um seine heilende Kraft zu spüren. Sehen, fühlen und glauben Sie an die Heilenergien, die von dieser Quelle in Ihren Körper strömen.

In vielen Weisheitslehren haben sich solche Bilder als äußerst wirksam erwiesen. Auch bei einem weltlich orientierten Menschen kann ein inspirierendes Bild die Kräfte des Geistes wecken.

Eine Kraftquelle kann sehr wirksam und bedeutungsvoll sein. Sie können jedoch auch einfach die Heilenergien aus dem Himmel über Ihnen, aus der Luft, aus Ihrer Umgebung oder aus Ihrem eigenen Geist anrufen, wenn Sie wollen.

Die Heilung des ganzen Körpers

Die in diesem Buch beschriebenen Meditationen richten sich auf den Körper in seiner Ganzheit. Ziel ist das Wohlbefinden von Geist und Körper sowie die Heilung oder Linderung bestimmter körperlicher Erkrankungen.

Ich werde manchmal gefragt, ob es gut sei, sich geistig auf bestimmte Energiepunkte oder -bahnen zu konzentrieren, eine Technik, die in gewissen Heiltraditionen befürwortet wird. Davon ist im Allgemeinen abzuraten, außer nach langjähriger Übung. Wenn ein Energiepunkt richtig zur Konzentration und Kraftgewinnung genutzt wird, kann das eine starke, heilsame Wirkung haben. Aber bei unserer hektischen Lebensweise, die wenig Gelegenheit bietet zu umfassender Übung, sollten wir uns lieber nicht auf bestimmte Energiepunkte oder -bahnen

konzentrieren. Wir könnten es übertreiben oder uns sogar schaden.

Für die meisten von uns ist es besser, in geistiger Offenheit über den ganzen Körper zu meditieren. Während der
Heilmeditationen konzentrieren wir uns zwar gelegent-
lich auf bestimmte Bereiche des Körpers, erweitern die
Meditation zum Schluss jedoch immer wieder auf den
Körper als Ganzes. Worauf es ankommt, ist der ungehin-
derte, entspannte Fluss der Energie. Dieser Weg ist nicht
nur sicher, sondern auch sehr effektiv und beruht auf alt-
bewährten Übungen des tibetischen Buddhismus.

3

Die Vorteile von Heilmeditationen

Ich wurde während meiner Ausbildung im Dodrupchen-Kloster vonseiten meiner Lehrer und der Schriften ständig an die Lehren erinnert, während ich auf dem spirituellen Weg voranging. Ziel war es, die Lehren fest in meinem Geist zu verankern und mir Mut für meine Fahrt durchs Leben einzuflößen. Da es leicht ist, sich zu verirren, sollten wir uns stets positiver Erinnerungen und Gedächtnishilfen bedienen.

Das ist der Sinn dieses und des folgenden Kapitels, in denen einige überlegenswerte Punkte behandelt werden. Wir beginnen in diesem Kapitel mit einer Untersuchung der Vorteile, die das Meditieren mit sich bringen kann, sowie einiger Grundsätze, die uns auf dem Weg stärken können.

Ein erheblicher Gewinn bei all unseren Bemühungen zur Selbsthilfe ist die Erkenntnis, dass wir tatsächlich unsere Sicht der Dinge und unser Leben positiv beeinflussen können. Wir werden uns unserer Heilkräfte bewusst, die allein durch dieses Bewusstsein schon gestärkt werden. Manchmal sind es scheinbar nur kleine Verbesserungen. Aber wenn wir uns auf sie konzentrieren und uns daran erfreuen, vergrößern sie sich.

Nun können wir zwar durch die Heilmeditationen

viele Probleme überwinden, aber nicht alle. Wir kommen nicht daran vorbei, krank zu werden und zu sterben, denn das liegt nun einmal im Wesen des Lebens begründet. Aber wir können die Erfahrung des Friedens, die wir in der Meditation machen, auf unsere allgemeinen Lebensumstände ausstrahlen lassen und dadurch leichter mit Problemen fertig werden. Das gilt besonders dann, wenn wir ein Bewusstsein für positive Einstellungen und Gefühle entwickeln.

Im Allgemeinen gehen wir durchs Leben ohne ein klares Bewusstsein dessen, was wir tun, ebensowenig wie wir uns des eigentlichen Friedens und der Freude des Lebens bewusst sind. Meist denken wir über die Vergangenheit nach oder träumen von der Zukunft und verpassen dabei das, was gerade jetzt in diesem Augenblick geschieht. Wenn wir nicht voll bewusst sind, leben wir auch nicht voll und ganz. Dann sind wir wie Schlafwandler oder Zombies. Um lebendig und gesund zu sein, müssen wir wach sein. Das Wort *Buddha* kommt von einer Sanskrit-Wurzel, die »erwachen« heißt. Wahre Heilung ist genau das: ein Erwachen. Das geschieht ganz allmählich, wie bei einer Blume, die aus dem Erdreich wächst und ihre Blüten dem Sonnenlicht öffnet. Manchmal scheint unser spirituelles Wachstum nur langsam und holpernd vor sich zu gehen. Vielleicht machen wir sogar einen Schritt rückwärts, weil wir von allen möglichen Zweifeln erfüllt sind. Wir müssen uns immer wieder ins Gedächtnis rufen, dass der Heilungsweg der rechte Weg für uns ist.

Die allgemeinen Vorteile einer Heilung

Der allgemeine Zweck einer Heilung ist die Verbesserung sowohl der emotionalen als auch der physischen Gesundheit. Die Heilmeditationen können die verschiedensten geistigen und körperlichen Probleme heilen oder zumindest lindern:

- Vielleicht sind wir krank, weil einige Bereiche oder Zellen unseres Körpers erkrankt oder abgestorben sind. Die heilsamen, segensreichen Energien wirken daran mit, dass erkrankte Zellen wieder gesund und abgestorbene Zellen wieder zum Leben erweckt werden, ebenso wie Wasser eine welkende Pflanze wiederbelebt.
- Vielleicht sind wir krank, weil die Kanäle und Adern unseres Körpers durch Ablagerungen und Verunreinigungen blockiert sind. Die Wellen heilsamer Energie helfen, sie wieder zu reinigen.
- Vielleicht sind wir krank, weil einige Teile unseres Körpers gebrochen oder sonstwie vom übrigen Körper getrennt sind, obwohl alle Teile des Körpers im Team zusammenarbeiten sollten. Die heilenden Energiewellen, die von jeder Zelle des Körpers ausgestrahlt und empfangen werden, bewirken, dass sich alle Zellen wieder zu einem Team zusammenfügen.
- Vielleicht sind wir krank, weil einige Teile unseres Körpers ihre Kraft verloren haben. Die Meditationen sorgen dafür, dass wir wieder zu Kräften kommen und erstarken.
- Vielleicht sind wir krank, weil wir das Wunderwerk unseres Körpers in seiner Kraft und Wirkungsbreite

einschränken und behindern. Durch die Meditationen können wir solche einengenden Mauern abbauen und eine unermessliche Weite schaffen.

- Vielleicht sind wir krank, weil wir keine Erinnerung mehr an die wahren Eigenschaften und Gaben von Geist und Körper oder kein Verständnis mehr dafür haben. Die Meditationen rufen die Erinnerung an die wahren Qualitäten von Geist und Körper in jeder Zelle des Körpers wieder wach.
- Oft sind wir krank, weil die Elemente Erde, Wasser, Feuer und Luft in unserem Körper nicht in Eintracht zusammenwirken. Die Meditationen tragen dazu bei, diese Konflikte zu lindern und die freundschaftliche Harmonie der Elemente im Körper wiederherzustellen.
- Letztlich wurzeln unsere Probleme im Festklammern des Geistes, wodurch sowohl geistige als auch körperliche Probleme entstehen. Durch die Meditationen löst sich die Starrheit von Geist und Körper allmählich.

Frieden und Freude in unserem Herzen mögen zwar nicht all unsere Probleme lösen, aber sie versetzen uns auf jeden Fall in die Lage, all das zu tolerieren oder gar willkommen zu heißen, was uns auf unserem Weg begegnet.

Die spirituellen Vorteile einer Heilung

Die Heilmeditationen können vielfachen spirituellen Gewinn und vielerlei innere Erkenntnisse mit sich bringen. Ein Herz, das von Frieden erfüllt ist, ist der größte Schatz. Wenn wir Geld, Macht, Jugend oder Schönheit nachjagen, ist das einfach nur ein Abwehrmechanismus, mit dem wir unsere Verletzlichkeit verbergen. Kraft liegt im wahren Frieden, der das Wesen eines gesunden Geistes ist. Wenn wir Frieden in Herz und Geist tragen, können wir jede Situation bestehen. Dann sind wir sogar bei Krankheit wohlgemut oder wenn unser Körper alt und gebrechlich wird.

Die Meditationen sind so angelegt, dass der Kreislauf der Gewohnheiten (Karma) von negativen Gefühlen und Handlungen geläutert wird. In der Meditation erfahren wir reines Bewusstsein und Glückseligkeit, die Grundlagen des tibetischen Buddhismus im Allgemeinen wie auch seiner esoterischen Lehren im Besonderen. Wir lernen, Heilkräfte zu entwickeln, und rüsten uns darauf, anderen zu dienen.

Durch diese Übungen kann höhere Erkenntnis erlangt werden. Zumindest hilft die rechte Übung der Meditation uns, den Klammergriff des Geistes zu lockern. Das ist der Kern der Übung, denn je mehr wir loslassen können, umso glücklicher sind wir.

Die körperlichen Vorteile der Heilmeditation

Geist und Körper stehen in einer engen Beziehung zueinander, deshalb dürfte es nicht verwundern, dass Meditation uns im Krankheitsfall helfen kann. Nicht jedes physische Leiden kann geheilt werden, und wir sollten uns bewusst sein, dass der Körper letztlich Verfall und Tod preisgegeben ist. Doch ein positiv gestimmter, gesunder Geist kann die Energien des Körpers zur Höchstform entwickeln.

In Tibet gingen wir, wenn wir krank wurden, zuerst zu einem Lama oder baten in Gebeten um spirituelle Heilung, ehe wir uns von einem Arzt behandeln ließen. Wir glaubten fest an die Heilkräfte von Meditation und Gebet, deren Macht ich selbst in meiner Kindheit und Jugend bei vielen Problemen miterlebt habe, die dadurch geheilt wurden.

Die Heilung von Geist und Körper ist keineswegs etwas Exotisches, zu dem nur Tibeter fähig sind. Harry Winter, ein amerikanischer Freund, brachte durch die Macht der Meditation und durch seine positive Einstellung die Ausbreitung eines angeblich unheilbaren Krebsleidens zum Stillstand. Harry hat mich eindringlich gebeten, möglichst vielen Leuten davon zu erzählen, weil es ihnen helfen könnte. Deshalb tue ich es, sooft ich kann.

1988 wurde bei Harry, der damals 74 Jahre alt war, Lungenkrebs diagnostiziert und vorausgesagt, dass er nur noch wenige Monate zu leben hätte. Harry hatte schon jahrelang meditiert, er kannte also die Kraft des Geistes und war gewillt, sich mit seiner Krise auseinander zu setzen. Er glaubte fest daran, dass er durch die Meditation die Krankheit verlangsamen, wenn nicht gar besiegen könnte und dass die Meditation außerdem die günstige Wirkung der Behandlung verstärken würde.

Zum Erstaunen seines Arztes überlebte Harry zwei Operationen, und sein Krebs ging zurück. Fünf Jahre später, als die Krankheit erneut ausbrach, entschied er sich gegen eine dritte Operation, nach der er unter Umständen für immer ans Bett gefesselt gewesen wäre. Inzwischen war Harry so erfahren darin, entspannt und offen zu meditieren, dass er eine Zeit lang ohne Schwierigkeiten acht Stunden am Tag meditieren konnte.

Noch bis kurz vor seinem Tod mit 85 Jahren, elf Jahre nach der Diagnose der Unheilbarkeit seines Krebses, war Harry für sein Alter kerngesund. Er hatte viele Freunde und eine fröhliche, positive Einstellung. Der Geistesfrieden war ihm zur zweiten Natur geworden, und die Intensität seiner Meditation hatte sich auch auf seine anderen Lebensaktivitäten übertragen.

Harry bediente sich einer Visualisation, die ich in Kapitel 8, Abschnitt 4 (siehe S. 247 ff.) als Meditationsalternative beschrieben habe. Dabei ruft der Geist geweihten Nektar zuhilfe, um Verunreinigungen wegzuwaschen. Harry sah im Geiste Vajrasattva, den Buddha der Läuterung, dem heilender Nektar entströmte. Dieser Nektar trat durch den Scheitelpunkt seines Kopfes in seinen Körper ein und reinigte und heilte ihn von den Krebszellen und allen emotionalen Verschmutzungen. Harry wünschte stets, dass sich dieser Segen auf alle Wesen und das ganze Universum ausbreiten möge.

In seinen letzten Jahren litt Harry zusätzlich unter einem Emphysem, einer chronischen Fehlfunktion der Lunge, die das Atmen erschwert und folglich dem Blut den notwendigen Sauerstoff entzieht. Nachdem er mehr über die Erkrankung in Erfahrung gebracht hatte – und besonders über die Art, wie die geistige Einstellung die Schwere der Symptome lindern kann –, erfand Harry eine spezielle Visualisation, die ihm die Kraft verlieh, die schwere Atemnot unter Kontrolle zu halten, von der Emphyseme meist begleitet sind:

Ich erfuhr, dass diese Atemnot, die von den Ärzten als »Dyspnoe« bezeichnet wird, nicht vorrangig durch das Bedürfnis nach Sauerstoff verursacht wird, ...sondern durch Angst oder gar panisches Grauen vor der Vorstellung, dass der Luftmangel den Tod durch Ersticken herbeiführen könnte. Eine Spirale zunehmender Atemnot wird in Gang gesetzt, weil im Gedanken daran die Atmung schwerer wird, was wieder mehr Angst erzeugt usw. Sobald ich dieses Muster verstanden hatte, wusste ich, dass es zumindest gegen die panische Angst ein Heilmittel gab: die Visualisation.

Mir wurde klar, dass eine Form der Atemlosigkeit, bei der das Atmen schwer fällt und scheinbar nicht zu kontrollieren ist, bei Bauarbeitern, Sportlern und anderen oft ein Normalzustand ist. Wenn ich zu dieser Gruppe gehören würde, folgerte ich, würde mir die Atemnot weder Angst einflößen noch Dyspnoe hervorrufen. Deshalb visualisierte ich mich selbst als olympischen Leichtathleten, wie ich ihn im Fernsehen bei einem schnellen Hundert-Meter-Sprint gesehen hatte. Ich überquerte im Geiste mit höchster Geschwindigkeit die Ziellinie. Dann beugte ich mich, nach Luft ringend, wie der Läufer vor, die Hände auf den Knien, und atmete schwer unter dem Jubel der Zuschauer auf den Tribünen, den Fahnen, die geschwenkt wurden, den Lautsprecheransagen und dem Keuchen und Stöhnen der anderen Läufer. Dann beruhigte sich mein Atem allmählich, ging zwar immer noch schwer, aber schließlich wieder normal, ohne Angst und ohne Dyspnoe.

Seit ich mich in dieser Visualisation übe, habe ich nie mehr unter akuter Dyspnoe gelitten, während ich vorher zweimal mit dem Rettungswagen ins Krankenhaus gebracht werden musste.

Harry entdeckte auch, dass allein schon die Art und Weise, wie wir eine Erkrankung definieren – unsere Wortwahl in der betreffenden Situation –, weitreichende Auswirkungen hat:

Ich gehöre einer Meditations- und Diskussionsgruppe von Menschen mit lebensbedrohlichen chronischen Erkrankungen an. Die Mitglieder helfen einander, mit ihren Krankheiten und den dadurch bedingten vielen Ängsten und Hindernissen, die einem normalen, glücklichen Leben im Wege stehen, fertig zu werden, indem sie ihre Erfahrungen austauschen und sich gegenseitig positiv und optimistisch motivieren. Beim allerersten Treffen ging der Leiter in der Gruppe herum und bat jeden Teilnehmer, seine Krankheit zu beschreiben. Die volltönende Darstellung einer Krankheit nach der anderen – Lungenkrebs, Multiple Sklerose, Parkinson, Muskeldystrophie – klang wie ein Anwesenheitsappell auf einer Versammlung von Leichen.

Damals dachte ich: »Wann immer man den Namen seiner Krankheit hört, verstärkt sich das Bewusstsein, krank zu sein, und prägt sich tief ein. Der bloße Name wird also aktiver Bestandteil der Krankheit und erinnert einen jedes Mal, wenn man den Namen hört, daran, dass man ihr Opfer ist.« Aber es gab ja ein Mittel dagegen.

Eines Nachmittags erzählte eine Teilnehmerin von den vielen Jahren, die sie sich mit Brustkrebs auseinander gesetzt hatte. Ärzte hatten ihr gesagt, er sei unheilbar, würde sich in ihrem Körper ausbreiten, sie immer mehr in ihren körperlichen Fähigkeiten einschränken und binnen einiger Monate zum Tode führen. Aber sie weigerte sich, dieses Todesurteil hinzunehmen. Sie beschloss, die Krankheit stattdessen als Herausforderung zu betrachten, durch die sie Gelegenheit erhielt, sich von unnützen Zielen und Verpflichtungen zu lösen, neuen Zielen, Interessen und Hobbys nachzugehen und neue Bekanntschaften zu schließen – kurz: ihr Leben entsprechend den Einschränkungen, die ihre körperliche Erkrankung ihr auferlegte, neu einzurichten. Sie ersetzte das Wort *Krebs* durch das Wort *Chance*, und da stand sie nun – zehn Jahre, nachdem das ärztliche Todesurteil ergangen war – und ermutigte andere dazu, Krankheit als Chance zu betrachten.

Noch Wochen später rief jemand, wenn das Wort *Krankheit* oder *Leiden* ertönte, sofort: »Chance!«, was unweigerlich die ganze Gruppe zum Lachen brachte und die Spannung aus der Luft nahm.

Einer Frau in der Gruppe war das Leben aufgrund von Multipler Sklerose so erschwert, dass sie sich kaum noch aus ihrer Wohnung traute, vor allem Neuen Angst hatte und keine neuen Bekanntschaften zu schließen wagte. Aber das Wort *Chance* brachte bei ihr etwas zum Klingen. Sie besaß eine schöne Stimme, nur war sie nicht in der Lage, diese professionell zu nutzen. In der Folge schloss sie sich einer Gruppe von Amateurmusikern an, die ohne Gage auf Wohltätigkeitsveranstaltungen, in Krankenhäusern und Altenheimen musizierten. Sie hatte *Krankheit* durch *Chance* ersetzt und ihren Lebenshorizont wunderbar erweitert.

Das ist die Zauberkraft von Worten!

Spätere unerwartete Vorteile

Wenn wir friedvolle, frohe Gefühle kultivieren und uns geistig nicht mehr so stark oder gar nicht mehr festklammern, stellt sich Wohlbefinden ein. Selbst wenn es uns nicht gelingt, eine bestimmte Krankheit zu heilen, profitieren wir auf die eine oder andere Weise jetzt oder später davon. Die Buddhisten glauben, dass sich die Vorteile positiven Handelns und eines friedvollen Geistes sogar über das gegenwärtige Leben hinaus im nächsten oder in unendlich vielen zukünftigen Leben geltend machen.

Wie Samenkörner, die überraschend aufkeimen, setzen uns auch unsere guten Taten manchmal in Erstaunen. Als mein Freund Richard im Dezember 1997 wegen einer Krebsbehandlung ins Krankenhaus musste, nahm er ein kleines Bild vom Buddha des Mitgefühls (Avalokiteshvara) mit und stellte es auf seinen Nachttisch. Während einer Knochenmarksübertragung kam es bei ihm zum Herzstillstand, aber er wurde durch ein hoch professionelles Team, das sofort Wiederbelebungsmaßnahmen einleitete, gerettet.

Noch halb unter Narkose, wurde er in sein Zimmer zurückgebracht. Doch als ihn seine Krankenschwester, eine irische Katholikin, nach dem Bild des mitfühlenden Buddha fragte, ließ er sich etwa dreißig Minuten lang ausführlich über den Gebrauch und die Bedeutung des Bildes aus. Seine Frau Paulette, die an seinem Bett saß, wunderte sich über das Gespräch mit der Krankenschwester.

Als ich Richard einige Tage später besuchte, wusste er durch seine Frau von dem Gespräch, konnte sich jedoch selbst an nichts erinnern. Er erzählte mir:

Ich bin Zen-Übender und habe kaum jemals andachtsvoll vor Bildnissen meditiert oder Sutren rezitiert. Deshalb hatte ich nicht gedacht, dass meditative Andacht viel ausrichten würde. Aber jetzt weiß ich, dass das bisschen, was ich gemacht habe, mich auf einer tieferen Ebene meines Seins, in meinem Geist, stark geprägt hat.

Was ich der Krankenschwester gesagt habe, ist ganz natürlich aus meinem Herzen gekommen, ohne dass ich viel dazu getan hätte. Es war etwas, das sich mir im tiefsten Innern eingegraben hatte. Jetzt bin ich, wenn der Tod kommt, ziemlich sicher, dass meine meditativen Übungen, die Buddhabildnisse und Gebete, in mir lebendig sein und meine Wahrnehmungen verwandeln werden – Schmerz in Frieden, Verwirrung in Bewusstheit.

Ich sagte daraufhin zu Richard:

Ich will dir ein indisches Märchen erzählen. Es war einmal ein Mann, der in einer bestimmten Stammesgruppe lebte. Doch obwohl er den Stammesdialekt einwandfrei sprach und alle ihre Geschichten kannte, entdeckten die Leute immer wieder kleine Abweichungen in seinem Verhalten, die nicht mit ihren Gebräuchen übereinstimmten. Eines Tages beschlossen einige Stammesangehörige, ihn auf die Probe zu stellen. Sie verhüllten ihre Gesichter, bewaffneten sich mit Schwertern und Äxten, verbargen sich an einem einsamen Pfad im Gebüsch und lauerten ihm auf. Als er vorbeiritt, stürzten sie sich aus dem Gebüsch auf ihn und taten so, als seien sie Räuber. In dem Augenblick rief er: »O mein Gott!« im Dialekt einer anderen Stammesgruppe. Da forderten sie ihn auf, ihren Stamm zu verlassen, weil er sie getäuscht hatte.

Dieses Märchen macht einen wesentlichen Punkt deutlich: Die äußere Struktur unserer Alltagskultur oder unseres Lebens gleicht einem Trugbild, wie konkret sie auch wirken mag. Wenn sie zerfällt, kommen die inneren Muster zum Vorschein, die einmal auf einer tieferen geistigen Ebene angelegt wurden.

Wenn also unser Leben ringsum in Trümmer fällt, werden wir froh sein über jede positive innere Erfahrung, auf die wir zurückgreifen können. Eine große Krise wie eine Erkrankung kann zum Katalysator werden, der den Frieden und die Freude wieder in uns aufkeimen lässt, deren Saat während der Meditation in unserem Innern angelegt wurde. Dann kommt das reine Buddhaland in Sicht.

4

Was wir heilen wollen

Bevor wir uns auf eine Reise begeben, müssen wir unseren Ausgangspunkt kennen und unsere Richtung festlegen. Wenn wir die Heilung von Geist und Körper günstig beeinflussen wollen, sollten wir es ebenso machen und einen Schritt zurücktreten, um unseren Gesundheitszustand in Augenschein zu nehmen und zu überlegen, wie wir ihn verbessern können.

Drei Stadien der Gesundheit

Meistens sind wir entweder bei guter oder bei schlechter Gesundheit, aber es gibt noch eine dritte Möglichkeit – die vollkommene Gesundheit. Im Folgenden die verschiedenen Stadien:

1. *Schlechte Gesundheit*: Wir sind in unserem Leben in Gefühle des Schmerzes, der Angst, der Traurigkeit, der Verwirrung und Düsternis verstrickt. Geist und Körper befinden sich in einem beständigen Kreislauf von Verlangen und Abneigung. Das ist ein Zustand, der geheilt werden muss.
2. *Gute Gesundheit*: Wir befinden uns in einem Dauerzu-

stand von tief empfundenem Frieden und Glück. Wir erfreuen uns eines gesunden Geistes und Körpers und haben eine heilsame Einstellung zum Leben, sodass Probleme uns nicht umwerfen. Doch obgleich wir gesund sein mögen, haben wir den vollkommenen Zustand so lange nicht erreicht, wie wir der Dualität existenzieller Vorstellungen unterworfen sind – Frieden und Aufruhr, Freude und Leiden, Verwirrung und Weisheit, Geburt und Tod.

3. *Vollkommene Gesundheit*: Wir erfahren den höchsten Frieden des Geistes, der über die Begriffe von Schmerz und Glück hinausgeht. Vollkommene Gesundheit beinhaltet, dass die so genannten Gegensätze in einem Zustand der Harmonie aufgehen, in dem das Leben freudig hingenommen wird, wie es ist. In diesem erleuchteten Zustand sind alle Situationen ihrem wahren Wesen nach gleichermaßen erfreulich, ohne dass ein Bedürfnis besteht, an irgendetwas festzuhalten oder es zu vermeiden.

Die meisten von uns müssen sich in ihrem Bemühen um Gesundheit und Glück immer wieder folgende Punkte vor Augen halten: 1. Wenn wir bei schlechter Gesundheit sind, können wir Heilung erfahren und gesünder werden. 2. Auch bei grundsätzlich guter Gesundheit können wir Rückschläge erleiden, aber die Heilmeditationen werden uns mit der Kraft, Geduld und Geschicklichkeit ausstatten, um unser Gleichgewicht wiederzufinden, wenn Probleme auftauchen. 3. Schon allein das Wissen, was unter vollkommener Gesundheit zu verstehen ist, kann uns als Inspiration für unser Leben dienen.

Wir sollten nicht vergessen, dass alle Dinge ihrem Wesen nach vollkommen sind und dass Aufruhr letztlich den sturmgepeitschten Wogen eines in der Tiefe vollkommen ruhigen Ozeans vergleichbar ist. Wenn wir das wissen und uns darauf besinnen – sei es auch nur auf der Vorstellungsebene –, werden wir die Probleme, mit denen wir konfrontiert sind, lösen können und dem Zustand vollkommener Gesundheit näher kommen.

Vier heilende Gegenstände

Jeder von uns hat eine eigene Sicht der Dinge, eigene Bedürfnisse und Fähigkeiten. Darum müssen wir, um entscheiden zu können, welche Heilungsquelle die beste ist, einen passenden Gegenstand finden. Wir unterscheiden vier Kategorien von Gegenständen als Hauptquellen der Heilung:

1. *Positive Gegenstände*: Jede Art von Objekt mit Eigenschaften, die wir als positiv betrachten, tut uns wohl und fördert die Heilung. Ein solcher Gegenstand kann zum Beispiel der eigene Körper sein, den wir uns als Lichtkörper voll heilender Energien vor Augen führen. Es kann auch die grenzenlose Weite des Himmels sein oder etwas anderes aus der Natur, beispielsweise ein Fluss, ein Berg oder das Meer. Jedes positive Bild oder Gefühl und jeder positive Geschmack kommt in Frage. Meditationsanfänger sollten vor allem daran denken, dass die vier Heilkräfte – Sehen, Bestätigen mit Worten oder Gebeten, Fühlen und Glauben – entscheidend für den Heilungserfolg sind.

2. *Spirituelle Gegenstände*: Spirituelle Objekte haben eine

größere Bedeutung für die Heilung und besitzen eine reinere Kraft, sofern unser Geist dafür empfänglich ist. Wir können uns ein Bild, ein Wort oder ein Gefühl zunutze machen, das einen Bezug zu einem göttlichen Wesen, einem heiligen Ort, einer religiösen Persönlichkeit, einem Gebet oder einer anderen spirituellen Vorstellung hat. Nach buddhistischer Überzeugung sind wir alle unserem wahren Wesen nach vollkommen. Wir können also auch unseren eigenen Körper als göttliche Gegenwart, etwa des Buddha, betrachten, als Quelle segensreicher Kräfte.

Auch Menschen, die keiner bestimmten Religionsgruppe angehören, können von spirituellen Objekten profitieren, wenn ihr Geist deren positive Eigenschaften zu schätzen weiß. Wir können sogar Bilder aus anderen Traditionen »ausleihen«. Ein Buddhabildnis kann durchaus auch Nichtbuddhisten von Nutzen sein, selbst Menschen, die nichts als Krieg im Sinn haben. Auf einer Veranstaltung zur Feier des 2500. Geburtstages Buddhas hat der bekannte Philosoph Dr. S. Radhakrishnan, damals Vizepräsident von Indien, die folgende Geschichte erzählt: »Ein britischer General, in den beiden Weltkriegen zu Ruhm gekommen, hinterließ bei seinem Tod einem anderen General eine Buddhastatue und einen kurzen Brief. In dem Brief stand: ‹Wenn du innerlich unruhig oder verwirrt bist und nicht weißt, was du tun sollst, dann schau einfach dieses Bildnis an. Es wird dir einen gewissen Frieden geben und eine gewisse Kraft und Entschlossenheit verleihen.›«[1]

3. *Alle Gegenstände*: Fortgeschrittene Meditierende können für die Heilung jeden Gegenstand benutzen, sei er

positiv oder negativ. Wenn alles als seinem wahren Wesen nach friedvoll erkannt wird, kann jeder geistige
Gegenstand eine positive Rolle bei der Heilung spielen, ob zornerfüllt oder friedvoll, schön oder hässlich,
spirituell oder weltlich.

4. *Die wahren Eigenschaften des Geistes selbst*: Sehr fortgeschrittene Meditierende brauchen keinen Gegenstand
zur Förderung der Heilung, sofern der Geist seine
friedvolle Natur wirklich eingesehen hat. Diese Menschen sind jenseits des Bedürfnisses nach positiven
oder negativen Gegenständen, weil der friedvolle Geist
sich selbst genügt. Wenn der physische Körper verfällt,
wie es in der Natur aller grobstofflichen Erscheinungen
liegt, wird dieser Verfall kaum oder gar keine negativen Auswirkungen auf ihren Geist haben.

Für die meisten von uns ist es wichtig, stets im Sinn zu
behalten, dass unser Geist trotz seiner anklammernden
Art dem wahren Wesen nach friedvoll ist. In der Medita-
tion bekommen wir einen Vorgeschmack von diesem
Frieden, der alle begrifflichen Vorstellungen übersteigt.
Gegen Ende der heilenden Übungen verschmilzt unser
Bewusstsein mit der meditativen Erfahrung zur Einheit.
Eine solche Erfahrung bietet uns die Möglichkeit, die
Heilwirkung der Meditation zu vertiefen. Außerdem übt
sie uns darin, über die Dualität positiver und negativer
geistiger Gegenstände hinauszugehen und so zu höherer
Einsicht zu gelangen.

Zwei heilkräftige Quellen: äußere Objekte und wir selbst

Um uns selbst zu heilen, können wir zwei heilkräftige Quellen nutzen:

1. *Die Kraft anderer Menschen oder Gegenstände*: Die meisten von uns müssen jedes verfügbare Mittel der Heilung nutzen und einsetzen, sei es die Macht eines göttlichen Wesens, die Energie eines Heilers, die Kraft positiver Bilder, die Wirkung von Medikamenten, richtiger Ernährung und Bewegung oder die Kraft der Natur.
2. *Unsere eigene Kraft*: Die wahre Heilquelle ist die Kraft unseres eigenen Geistes. Das ist die Selbstheilungskraft, die dem entspringt, was wir im Innersten sind, und die sich Eigenschaften zunutze macht, die unser Geburtsrecht sind.

Wahre Heilkraft kommt weder von irgendjemandem oder irgendetwas außerhalb unserer selbst noch aus heiterem Himmel. Vielmehr ist der friedvolle Geist die eigentliche Quelle der Heilung.

Meist fällt es uns jedoch sehr schwer, uns direkt auf die wahren Eigenschaften unseres Geistes zu konzentrieren, deshalb gewöhnen wir uns an, uns auf unsere Mitmenschen oder auf äußere Gegenstände zu verlassen. Allgemeine buddhistische Praxis ist es, uns diese Macht der Gewohnheit zunutze zu machen, indem wir uns auf positive geistige Objekte konzentrieren, um die inneren Kräfte unseres Geistes zu wecken.

Es ist nicht die Macht der Bilder und Worte selbst, durch die geistige Objekte unsere Heilung begünstigen, sondern die Kraft unseres Geistes, diese Bilder und Worte als positiv zu betrachten. Dies zu erkennen und zu verstehen kann sehr heilsam sein. Durch die Einsicht, dass wahre Heilkraft in unserem eigenen Geist begründet liegt, wird unser Vertrauen enorm gestärkt. Wenn wir erkennen, dass wir alle die Buddhanatur haben, setzen wir mehr Vertrauen in unsere eigenen inneren Möglichkeiten, und unser Geist wird von Frieden erfüllt sein.

Sobald Frieden und Freude in uns erwachen, sehen wir, dass deren Licht überall für uns leuchtet. Wenn kein Frieden und keine Freude in uns aufkeimen, wird die Sonne des Friedens auch kaum anderswo aufgehen. Ein tibetisches Sprichwort lautet: »Wenn es dir selbst noch nicht dämmert, darfst du auch vom Nachbarn keine Sonne erwarten.«

Gebete für uns selbst und andere, rechtes Streben und die Darbietung von Opfergaben sind zwar wichtige Heilmittel, aber die wirksamste Methode, uns von unseren Problemen zu befreien, ist die Übung im Gewahrsein von Frieden und Freude mit Hilfe der vier Heilkräfte des Geistes.

Drei Arten der Auseinandersetzung mit einem Problem

In der Meditation erkennen wir die Eigenschaften des Geistes und üben uns in der Erfahrung des Friedens. Viele Leute halten die Meditation zu Unrecht für etwas, das nichts mit dem normalen Leben zu tun hat. Wir müssen die positiven Empfindungen, die wir während der Meditation erfahren, ins Leben übertragen. Ebenso wie wir durch die meditative Erfahrung etwas über den Geist lernen, müssen wir auch im Lebensalltag etwas über den Geist lernen und unsere Übung darauf anwenden.

Obgleich sich die meisten Menschen wünschen, nie irgendwelche Probleme zu haben, gehören Widrigkeiten nun einmal zum Leben. Unsere Schwierigkeiten lehren uns etwas über uns selbst, und wir können sie dazu benutzen, die positiven Eigenschaften des Geistes zu stärken. Oft verschlimmern wir Probleme nur, indem wir uns in sie verbeißen und uns unnötige Angst machen. Wenn wir gelernt haben, uns in der Meditation zu entspannen, müssen wir die so gewonnene entspannte, positive Einstellung auch in unser Leben hineintragen.

Wie wir ein Problem angehen, hängt vom Problem selbst und von unseren Fähigkeiten ab. Im Folgenden drei Arten, sich mit einem Problem auseinander zu setzen:

1. *Nicht darum kümmern.* Wenn ein bestimmtes Problem eigentlich unerheblich ist, besteht keine Notwendigkeit, ihm besondere Aufmerksamkeit zu schenken oder irgendwelche Heilmethoden anzuwenden.
2. *Abstand gewinnen.* Wenn etwas, das uns Sorgen macht, noch zu neu ist und uns zu überwältigen droht, wird die Situation unter Umständen immer unerträglicher, je mehr wir darüber nachsinnen. In diesem Fall sollten wir fürs Erste nicht daran denken.

   Das gilt nicht nur für mentale, sondern auch für physische Probleme. Bei bestimmten Arten von physischen Leiden gesellen wir den körperlichen Schmerzen noch seelische hinzu, wenn wir uns zu sehr mit der Qual beschäftigen und uns immer mehr ängstigen, sodass der Leidensdruck am Ende nur stärker wird.

In der Meditation oder durch andere positive Möglichkeiten wie Lesen, Spazierengehen oder Reden können wir die Kraft sammeln, uns mit einem Problem auseinander zu setzen. Haben wir erst einen gewissen Abstand von dem Problem gewonnen und uns ein wenig davon frei gemacht, können wir auch ruhiger damit umgehen.

3. *Damit fertig werden.* Wenn das jeweilige Problem Aufmerksamkeit verdient und wir bereit sind, sie ihm zu widmen, sollten wir es einfach ruhig und mit Sinn für das Machbare angehen.

Zu lernen Probleme zu akzeptieren, ist eine gute Übung für den Geist. Wir sollten Probleme in dem Maße, wie es uns möglich ist, als Chance und Herausforderung begreifen statt als Last. Wir können sogar lernen, Probleme willkommen zu heißen oder uns zumindest keine großen Sorgen darum zu machen, wobei wir mit kleinen Problemen anfangen und allmählich zu den größeren übergehen. Wir könnten auch einmal hinter die negativen Etiketten schauen, mit denen wir unsere Probleme normalerweise versehen. Wenn wir vom ständigen Grübeln und Ängstigen ablassen, von dem die Auseinandersetzung mit Problemen oft begleitet ist, können sich die betreffenden Probleme vom Feind zum Freund wandeln.

Die Wichtigkeit eines Konzentrationspunktes

Inmitten aller Schwierigkeiten und Probleme ist es mitunter sehr hilfreich, uns auf etwas Bestimmtes zu konzentrieren. Als Konzentrationspunkt eignet sich jedes positive Vorstellungsbild und jede positive Erfahrung. Ich ermutige die Leute immer dazu, an Gipfelerlebnisse zu denken und sich das jeweilige Gefühl wieder zu vergegenwärtigen.

Als Beispiel aus meinem eigenen Leben kann ich die spirituelle Erfahrung anführen, die ich bei dem in Kapitel 1 beschriebenen Besuch eines großen Lehrers gemacht habe. Vielleicht kommt uns sogleich eine ganz bestimmte, offensichtlich inspirierende Erinnerung in den Sinn, oder wir wählen unter den zahlreichen Möglichkeiten etwas aus, beispielsweise ein wunderschönes Erlebnis in den Bergen oder am Meeresstrand. Selbst wenn wir so niedergeschlagen sind, dass uns nichts Anregendes einfallen will, können wir noch einen Konzentrationspunkt finden. Viktor Frankl, der Therapeut, der durch die Hölle von Auschwitz ging, wurde gestärkt durch den Gedanken, »des Leidens würdig zu sein«.

Ein Konzentrationspunkt kann wie ein zuverlässiger Freund sein, an den man sich wendet, wenn man glücklich oder traurig ist. Wenn Sie in trübsinniger oder gar trostloser Stimmung sind, dann nehmen Sie sich etwas Zeit zur Kontemplation, und seien es nur wenige Minuten. Rufen Sie sich das betreffende Bild oder die Erfahrung in Erinnerung zurück, während Sie entspannt atmen. Das Wichtigste sind die herzlichen, offenen, positiven Gefühle, die wiederkehren. Diese Gefühle können Sie der Düsternis oder Traurigkeit entgegensetzen, sodass die Negativität dahinschmilzt wie eine Schneeflocke in Wasser.

Ihren Konzentrationspunkt können Sie je nach den augenblicklichen Bedürfnissen verändern, ebenso wie Sie gegen ein bestimmtes Gesundheitsproblem das passende Medikament auswählen.

Die Erleuchtung als unser wahres Wesen erkennen

Wir können viel Kraft gewinnen, wenn wir begreifen – und sei es nur intellektuell –, dass wir unserem wahren Wesen nach erleuchtet sind. Wir sagen vielleicht: »Ein so wunderbarer Bewusstseinszustand ist wohl kaum für mich erreichbar, warum sollte ich also daran denken?«

Ich erinnere andere gern an ihre Vollkommenheit, weil es eine Ermutigung sein kann. Ja, es stimmt, dass unser Klammergriff dieses wahre Wesen oft verdunkelt. Aber die gute Nachricht lautet, dass wir bereits das Zeug dazu haben, friedvoll und glücklich zu sein. Indem wir unseren Geist durch Meditation schulen und die richtige Einstellung zu allem im Leben gewinnen, können wir das zu Tage fördern, was bereits in uns angelegt ist. Wir können uns verbessern und geistig glücklicher und gesünder werden.

Der erleuchtete Geist ist das wahre Wesen unseres Geistes, so wie er ist. Es ist der zutiefst fried- und freudvollste, der allwissende Zustand des Geistes, frei von den einschränkenden Vorbehalten dualistischer Unterscheidung und von emotionalen Kümmernissen. Es ist die höchste Natur des Geistes und aller Wesen.

Der voll erleuchtete Geist ist der Zustand der Buddhaschaft. Es ist das allem eigene, universale Wesen, die totale Offenheit. Der erleuchtete Geist sieht die Dinge frei, ohne die übliche Dualität zwischen Subjekt und Objekt und ohne die Unterscheidung von Glückserlebnissen, die man mag, und schmerzvollen Erfahrungen, die man verabscheut. Da alles als eins erkannt wird, öffnet sich der Blick der Erkenntnis in die Grenzenlosigkeit, in das, was die Buddhisten Allwissenheit oder allumfassende Weisheit nennen. Der Raum wird grenzenlos, die Zeit steht still, und die Beschränkungen, die Vergangenheit, Gegenwart und Zukunft uns auferlegen, werden als bloße Namen erkannt, vom begrifflichen Denken erfunden.

In dem Moment, in dem wir uns unseres erleuchteten Geistes bewusst werden, dessen also, was unser Geist in Wirklichkeit ist, werden wir wahrhaft frei, brauchen uns nicht mehr an geistigen Gegenständen festzuklammern und hören auf, deren Sklave zu sein. Dann werden alle Erscheinungen entstehen und harmonisch zusammenwirken, ohne getrennt voneinander oder einander entgegengesetzt zu sein.

Ein Geist, der immer im Frieden ist und sich solch tiefer Weisheit erfreut, ist uns ziemlich fremd. Noch schwerer fällt es uns zu glauben, dass wir alle einen erleuchteten Geist besitzen.

An dieser Stelle sollten wir uns an die vielen Erleuchteten erinnern wie den Buddha, der sich weder um Rang und Namen noch um Wohlstand scherte, sondern nur nach der Wahrheit strebte und der uns, nachdem er das wahre Wesen des Geistes eingesehen hatte, dies durch die Schriften lehrte. Tausende große Weise aus vielen spirituellen Traditionen haben über die Jahrhunderte mehr oder weniger die gleiche Wahrheit erfahren, und viele heutige Menschen sind mehr oder minder erleuchtet.

In Kapitel 1 habe ich bereits erklärt, wie die meisten von uns in Zeiten der Stille,wenn sie in ihrer Mitte ruhen und glücklich sind, einen flüchtigen Einblick in den ursprünglichen Frieden des Geistes gewinnen. Wir kennen solche Zeiten auch aus unserer Kindheit, wo unser Geist noch weniger beansprucht war von seinen eigenen Schöpfungen und Ereignissen als heute.

Wenn ich von Erleuchtung spreche, erwähne ich auch gern das Phänomen der Nahtoderfahrung. Die Berichte mancher Menschen von dem, was ihnen widerfuhr, als sie kurzfristig aus dem Leben geschieden waren, haben eine erstaunliche Ähnlichkeit mit den jahrhundertealten tibetisch-buddhistischen Lehren vom Sterben. Die Tibeter sind fasziniert von derartigen Geschichten und nennen Leute, die solche Erfahrungen gemacht haben, *delok* oder »vom Tod Wiedergekehrte«.

Viele Charakteristika von Nahtoderfahrungen sind dadurch bedeutsam, dass sie uns etwas über das Wesen des Geistes sagen. Zum Zeitpunkt des Sterbens haben viele Menschen das Gefühl, aus einem Tunnel herauszukommen, wo sie ein unglaublich helles, friedliches, beseligendes Licht erwartet. Und dann werden sie eins mit dem Licht und dem Gefühl von Glückseligkeit und Frieden. Obgleich diese Erfahrung oft mit Worten wie *Glückseligkeit* und *Frieden* beschrieben wird, behaupten diejenigen, die sie einmal gemacht haben, dass sie das übersteigt, was überhaupt mit Worten ausgedrückt werden kann.

Vom Tod Wiedergekehrte erinnern sich häufig daran, dass in wenigen Minuten ihr Leben von der Kindheit bis zum Tod noch einmal vor ihren Augen ablief, wobei sie die Ereignisse jedoch nicht eins nach dem anderen, sondern gleichzeitig erlebten. Sie sahen keine Gegenstände mit den Augen, hörten keine Klänge oder Worte mit den Ohren und spürten keine Gefühle mit dem Körper, sondern nahmen alle Formen, Klänge und Gefühle mit einem Bewusstsein wahr, das klar und offen war. Dies entspricht der allwissenden Natur des erleuchteten Geistes.

Ganz normale, erdverbundene Menschen haben von solchen Erleuchtungserfahrungen während ihrer Begegnung mit dem Tod berichtet. Der erleuchtete Geist ist also nichts Absonderliches oder Fremdes, sondern unser aller wahres Wesen.

Interessant ist auch, dass diese Erfahrungen genau in dem Augenblick gemacht werden, in dem ein Mensch seinen Körper verlässt. Es ist gut, alles, was in unseren Kräften steht, zu tun, um uns unsere Gesundheit zu erhalten und ein glückliches Leben zu führen. Aber eines Tages ist es so weit, dass wir uns von unserem geliebten Körper lösen müssen. Und genau in dem Moment, wo wir loslassen, stellt sich womöglich Glückseligkeit ein.Vielleicht können wir etwas aus diesem »Loslassen« lernen, das wir beim Sterben erfahren, und diese Lektion bei unserer Lebensführung berücksichtigen. Warum sollten wir mit dem Loslassen bis zum Tod warten? Wir können sofort aufhören, uns festzuklammern, oder zumindest lernen, unsere Haltung des Besitzergreifen- und Festhaltenwollens immer mehr aufzugeben. Dann werden wir glücklicher sein, und Freude kann in uns erwachen.

5

Die Ermutigung zur Meditation

Ehe wir in Teil II mit den Heilmeditationen beginnen, dürfte es hilfreich sein, ein paar praktische Fragen zu klären. Dabei werden auch einige Tipps gegeben, die uns in unserer Meditation bestärken können.

Vorbereitung

Nehmen Sie die richtige Sitzhaltung ein. Setzen Sie sich so hin, dass Sie sich körperlich wohl fühlen und geistig wach sind. Günstig ist es, die Wirbelsäule möglichst gerade und den Oberkörper aufrecht zu halten, als würde er leicht nach oben gezogen.

Sobald die Wirbelsäule gerade ist, geht der Atem natürlich, die Energien fließen ungehindert, und der Geist ist in all seinen Funktionen uneingeschränkt. Wenn Sie auf einem Stuhl sitzen, sollten Ihre Fußsohlen möglichst flach auf dem Boden ruhen. Dadurch sind Sie gut geerdet.

Ungünstig ist es, sich irgendwo anzulehnen, sofern es nicht unbedingt nötig ist. Legen Sie sich nichts auf den Schoß, denn es könnte eine Ablenkung für Sie sein.

Entscheiden Sie, ob Sie die Augen offen halten oder schließen wollen. Besser ist es, die Augen offen zu halten, weil es Klarheit und Wachsamkeit begünstigt.

Wenn Sie noch nicht lange meditieren, ist es allerdings einfacher und passender, die Augen geschlossen zu halten, weil Sie sich dann nicht so leicht von Gegenständen oder Bewegungen ablenken lassen.

Sie können also je nach Bedarf die Augen offen halten oder schließen. Wenn Sie sich für das Meditieren mit offenen Augen entscheiden, sollten Sie die Lider halb schließen und auf eine Stelle etwa einen halben Meter vor Ihrer Nasenspitze schauen.

Entspannen Sie Ihre Muskeln. Falls Sie sich verspannt oder verkrampft fühlen, spannen Sie am besten langsam und sanft zuerst die Muskeln Ihrer Hände an, indem Sie diese zur Faust ballen, und dann alle Muskeln Ihres Körpers. Danach lassen Sie wieder locker und spüren, wie sich Ihre Muskeln entspannen. Genießen Sie das Gefühl, dass sich die Verkrampftheit aufgelöst hat, und wiederholen Sie die Übung ein paarmal, wenn Sie mögen.

Atmen Sie natürlich. Normal und ganz natürlich zu atmen ist eine große Hilfe beim Meditieren. Die Entspannung wird tiefer, wenn Sie die Muskeln im Bereich des Magens entspannen, sodass Sie leicht aus dem Zwerchfell heraus atmen. Entspannend wirkt es auch, den Mund leicht geöffnet zu lassen, obwohl Sie durch die Nase atmen.

Die Atemtechnik richtet sich nach dem jeweiligen Zweck der Meditation, also danach, ob ein kontemplativer Zustand gefördert oder der Energiefluss angeregt werden soll. Im Allgemeinen gilt es, natürlich und entspannt zu atmen, um die Ruhe des Geistes zu vertiefen.

Wenn Sie das Gefühl haben, beim Meditieren schwer

und mühsam zu atmen, sollten Sie eine der folgenden
Übungen ausführen:

- Konzentrieren Sie sich stärker auf zwei Aspekte der Atmung, nämlich das Einatmen und das Ausatmen, wobei Sie länger ein- und kürzer ausatmen sollten. Oder
zählen Sie Ihre Atemzüge. Besonders entspannend ist
es, einfach auf das Ausatmen zu achten. Dadurch werden Spannungen gelöst und die Atmung wird erleichtert.
- Wenn Ihre Atmung gepresst ist, sollten Sie sich das Gefühl bewusst machen, dass Ihr Atem eingeschränkt
oder blockiert ist. Versuchen Sie nicht, daran etwas zu
ändern, sondern bleiben Sie nur mit dem Gefühl verbunden. Atmen Sie dann tief aus und denken und fühlen Sie, dass die Beengung vollkommen aufgehoben ist
und alle Blockaden wie weggeblasen sind, als hätten
Sie einen Rohrreiniger benutzt. Spüren Sie und glauben Sie daran, dass Ihre Atmung jetzt natürlicher wird.

Bei den gelenkten Meditationen werden Sie eine Atemtechnik lernen, die Wellen von Heilenergie durch den
Körper schickt. Das ist eine wunderbare Methode, frei zu
atmen und Geist und Körper für die Heilung zu öffnen.

Tipps für die Meditation

Wenn Sie beim Meditieren Ungewöhnliches empfinden –
Druck, Stress, Erstickungsgefühle, Sorgen oder Schmer-
zen –, können Sie sich aus den folgenden Übungen etwas
Passendes auswählen:

- Holen Sie ein paarmal tief Luft und stoßen Sie die Sorgen oder das Unbehagen beim Ausatmen aus. Spüren Sie, wie Friede Sie erfüllt.
- Schicken Sie die betreffenden Empfindungen mit dem Luftstrom, den Sie ausatmen, weit weg, bis sie sich in Form von dunklen Wolken am weiten, freien, klaren Himmel auflösen.
- Denken und fühlen Sie das Wort »Grenzenlosigkeit«.
- Denken und fühlen Sie, dass Ihr Körper grenzenlos ist, dass sogar die Zellen grenzenlos sind. Lassen Sie Ihre Atmung im Gefühl der Grenzenlosigkeit locker werden, als wäre Ihr Atem vollkommen frei, uneingeschränkt und grenzenlos.
- Denken und fühlen Sie, dass alle Zellen Ihres Körpers unmittelbar durch die Poren der Haut ein- und ausatmen.
- Stellen Sie sich Ihren Körper als Lichtkörper vor. Licht ist immateriell und frei. Spüren Sie, wie sich das anfühlt.
- Machen Sie sich jedes Unwohlsein bewusst, indem Sie offen dafür werden, ohne es zu beurteilen und ohne den Wunsch zu haben, es zu verdrängen oder sich daran festzuklammern. Atmen Sie weiterhin natürlich und verharren Sie im Zustand reinen Gewahrseins. Offenes Gewahrsein wird als hohe Form der Heilung betrachtet und kann jedem Menschen in der Meditation wie überhaupt im Leben helfen.
- Wenn Sie ein Gefühl haben, als würden Sie schweben, stellen Sie sich vor, dass Ihr Körper mit »schwerem« Licht gefüllt ist. Obwohl Licht immateriell ist, können wir es uns doch als schwer vorstellen, so wie Luft niedergedrückt wird durch Feuchtigkeit oder die Erdat-

mosphäre Luftdruck erzeugt. Oder verharren Sie einfach im freien Gewahrsein des Schwebens, ohne zu urteilen, sich Sorgen zu machen oder sich daran festhalten zu wollen.

Die Meditationsdauer

Oft fragen mich die Leute, wie lange und wie oft sie meditieren sollen. Es gibt jedoch keine allgemeingültige Regel. Eine längere Zeitdauer ist sicher besser, aber es kommt darauf an, was der Einzelne braucht und verkraften kann. Wenn Sie zeitlich und kräftemäßig sehr beansprucht sind, wird das Bemühen zu meditieren Sie unter Umständen nur noch mehr belasten. Meditieren Sie also, so oft es Ihnen möglich ist, aber nur so lange, wie Sie sich dabei wohl fühlen.

Im Allgemeinen beginnt die Meditationsausbildung mit einer Phase, in der Sie sich geistig auf die Übung einstellen. Nachdem Sie ein solides Fundament geschaffen haben, gilt es, den gewonnenen geistigen Frieden zu erhalten oder aufzufrischen.

In der Anfangsphase sind zwei Ansätze möglich:

1. Wenn Sie ganz allmählich und entspannt meditieren wollen, empfiehlt es sich, ein paar Monate lang mindestens zwei Stunden täglich zu üben.
2. Wenn Sie intensiver meditieren wollen, ist es angebracht, etwa zwei Wochen lang viele Stunden täglich zu üben. Aber wenn Sie noch nie meditiert haben und merken, dass Sie sich dabei sehr abmühen müssen, ist wahrscheinlich die allmähliche Eingewöhnung besser.

Um in Übung zu bleiben, meditieren Sie am besten jeden Tag oder wenigstens jeden zweiten Tag. Sonst fallen Sie hinter das zurück, was Sie durch die vorhergehenden Meditationen schon erreicht haben. Es ist natürlich immer besser, der Meditation möglichst viel Zeit zu widmen, aber dreißig Minuten täglich oder jeden zweiten Tag sichern Ihnen die Kontinuität der Schulung und steigern die Heilkräfte der Meditation.

Wie immer Sie vorgehen mögen, wenn Sie stundenlang meditieren, sollten Sie jede halbe Stunde oder Stunde eine etwa fünfminütige Pause einlegen. Dadurch bleiben Sie wach, klar und voller Energie. Lassen Sie sich in den Pausen nicht auf Zerstreuungen ein wie beispielsweise eine Unterhaltung mit anderen oder Fernsehen. Tun Sie stattdessen etwas, das die geistige oder körperliche Ermüdung vertreibt, die das Sitzen und Konzentrieren verursacht. Sie könnten zum Beispiel zum weiten Himmel aufblicken, frische Luft atmen, sich ein paar Schlucke Wasser oder Tee gönnen oder ein paar einfache Streckübungen machen.

Während der Meditation sollten Sie sich nicht selbst unter Druck setzen, eilig irgendetwas zu Ende bringen wollen oder in Automatismen verfallen. Bei entspanntem Geist kann sich die Meditation in einem ganz natürlichen Tempo entfalten und dahinfließen wie ein Strom durch eine weite, offene Ebene.

Widerstände überwinden

Wenn wir beginnen, etwas Sinnvolles und Wichtiges zu tun wie das Meditieren, fällt uns doch immer wieder etwas ein, was uns daran hindert, mit ganzem Herzen und gesammelter Aufmerksamkeit bei der Sache zu sein.

Wir können Tage und Nächte mit geistlosen Zerstreuungen vertrödeln, aber wenn es ans Meditieren geht, kommen uns plötzlich alle möglichen Verpflichtungen, falsche Erwartungen oder Zweifel in den Sinn. Wir denken zum Beispiel: »Eigentlich sollte ich mich meiner Familie widmen« oder: »Ich muss mich aufs Geldverdienen konzentrieren« oder: »Ich sollte mich lieber sozial engagieren.« Oder wir äußern Zweifel an der Meditation wie: »Ich bin dafür nicht geeignet. Vielleicht gibt es eine bessere Methode« und so weiter. Die Ausreden, mit denen man sich selbst täuscht, nehmen kein Ende.

Hindernisse wie diese, ob im Alltagsleben oder in der Meditation, sind zu Anfang oft nur unschuldige Kobolde, die sich jedoch zu zerstörerischen Dämonen auswachsen, wenn wir nicht aufpassen. Ein paar Jahre nach meiner Ankunft als Flüchtling in Indien begann ich Englisch zu lernen. Wann immer ich mir meinen Englischkurs vornahm, konnte ich mich nicht recht konzentrieren, weil mir Gedanken in den Sinn kamen wie: »Es ist wichtiger, zu beten und zu meditieren, als Englisch zu lernen. Bevor ich Englisch richtig gelernt habe, bin ich vielleicht schon tot. Und beim Tod werde ich nur von positiven geistigen Gewohnheiten profitieren.« Doch kaum betete ich, da schoss mir durch den Kopf: »Das Leben ist lang, das Flüchtlingsleben hart, und um zu überleben, muss ich Englisch lernen.«

Ich war träge und gab mich allen möglichen Zerstreuungen hin, um das zu umgehen, was gut für mich gewesen wäre. Es war langwierig und anstrengend, meinen Widerstand zu überwinden und gern Englisch zu lernen, wenn es Zeit zum Lernen war, oder meine Gebete zu sprechen, wenn es Zeit zum Beten war.

Um diese Angewohnheiten abzulegen und meine geistige Programmierung umzustellen, bedurfte es einer langen, anhaltenden Disziplinierung, für die es zwei Methoden gibt: 1. die wachsame Achtsamkeit und 2. Rippenstöße mit der richtigen Information.

Achtsamkeit ist der Begriff, mit dem im Buddhismus die Hingabe an den Augenblick bezeichnet wird. Statt sich Sorgen zu machen um die Vergangenheit oder vorauszuplanen für die Zukunft, lernen wir, uns in der Gegenwart heimisch zu fühlen. So zu leben, ist der wunderbarste Hüter unseres Wohlbefindens. So sollten wir, ganz gleich, ob wir den Rasen mähen oder meditieren, stets voll und ganz darin aufgehen. Unser Geist fühlt sich im Grunde bei dieser hingegebenen Art des Lebens am wohlsten, aber es erfordert meist Übung, bis wir gelernt haben, im gegenwärtigen Augenblick zu sein, ohne uns an Begierden oder Sorgen festzuhalten.

Wenn wir einen Widerwillen gegen etwas verspüren, können wir damit umgehen, indem wir uns den Widerstand ohne Beurteilung oder Schuldgefühle einfach bewusst machen. Dann können wir uns langsam in dem aufrichtigen Gefühl, dass wir uns einfach voll und ganz hingeben wollen, der jeweiligen Aktivität widmen. Es ist erstaunlich, wie gut wir lernen können, Freude an dem zu haben, was wir tun, wenn wir nur geduldig und offen sind und ausschließlich in der Gegenwart leben.

Rippenstöße, die uns sanft, aber bestimmt ein wenig antreiben, sind auch manchmal nützlich. Wir können die Listen des wilden, abschweifenden Geistes durchschauen und uns mit positiven Informationen auf den Pfad zurückhelfen. Als ich im Kloster aufwuchs, kannten meine weisen, würdevollen Lehrer alle Tricks von faulen, ungezügelten kleinen Jungen. Die Lehrer konnten durchaus streng sein, aber immer voller Liebe. Manchmal ist die Schulung, die wir unserem Geist geben, wie die Erziehung, die liebevolle Eltern kleinen Kindern angedeihen lassen, um sie davon abzuhalten, davonzurennen und möglicherweise Schaden zu nehmen.

Wir müssen zu einer ausgewogenen Umgangsart mit unserem Geist kommen und ihn sanft, aber bestimmt bearbeiten, wenn er zu träge wird oder abschweift, ohne dabei zuviel Druck auszuüben oder aggressiv zu sein. Beim Meditieren geben manche schon bei der leisesten Regung von Unbehagen oder Widerstand auf. Um es noch einmal zu wiederholen: Wir sollten uns dieser Gefühle einfach gewahr werden und dann weiter meditieren.

Gefallen am Meditieren finden

Oft klagen Meditationsanfänger: »Es ist nicht recht, dass ich an einem angenehmen Ort meditiere und meinen Frieden finde, während sich so viele andere abrackern.«

Das ist einerseits schön und andererseits ein völlig falsches Denken. Wenn wir uns ernstlich vornehmen würden, nicht selbstsüchtig zu sein, wäre diese wundervolle Einstellung sehr löblich. Andere mehr als uns selbst zu achten und zu lieben ist der Kern buddhistischer Praxis. Aus dieser Haltung gewinnen wir ganz von selbst mehr Kraft und Offenheit, und wer sie ausübt, hat Respekt verdient. Aber die meisten dieser Schuldgefühle (»ich sollte anderen helfen, statt zu meditieren«) sind Ausreden, um sich nicht fest für ein lohnenswertes Ziel zu verpflichten. Das Bedürfnis, »Selbstlosigkeit« zu beweisen, statt den Frieden des Geistes anzustreben, ist vielleicht nur ein Deckmäntelchen für Trägheit.

Schuldgefühle können auch das Anzeichen eines Schocks sein, eine Reaktion darauf, dass durch die neue Erfahrung der Meditation innere Verletzungen wieder aufbrechen. Die Erfahrung kann so intensiv und fremd sein, dass manche davor zurückschrecken und sich ihr nicht stellen wollen.

Wir müssen begreifen, dass wir erst unseren eigenen Geist schulen und uns selbst die Chance einräumen müssen, Frieden zu erfahren, ehe wir anderen helfen können. Wenn wir selbst kein Brot haben, wie können wir dann ein Stück Brot mit einem Hungrigen teilen? Wenn unser Geist von Sorge, Hass und Schmerz erfüllt ist, wie können wir da anderen helfen, Frieden und Freude zu finden?

Der christliche Mystiker Thomas von Kempen hat einmal gesagt: »Halte erst selber Frieden, dann wirst du auch anderen Frieden bringen können.«[1]

Einfachheit

Manchmal muss eine sehr einfache Meditationsmethode angewandt werden, entweder aus Zeitmangel oder weil äußerste Einfachheit dem eigenen Wesen und Hintergrund entspricht.

Eine der einfachsten Meditationsformen ist die, dem eigenen Atem zu folgen. Bewusst zu atmen ist ein elementarer Akt der Kontemplation. Dabei konzentriert man sich und wird ruhig, und obgleich es besonders gut für Anfänger geeignet ist, kann es auch zu höherer Erkenntnis führen. Sie können sich jeden Augenblick während Ihrer täglichen Verrichtungen wieder auf Ihren Atem besinnen und im Einatmen und Ausatmen Ruhe und Frieden finden. Wenn Sie von Kummer geplagt sind, hilft Ihnen die Konzentration auf das Ausatmen, sich zu beruhigen.

Einfach ist auch die Methode, gleich nach dem Aufwachen frühmorgens im Bett zu meditieren. Wenn jemand nach etwas sucht, das »leicht«, aber trotzdem effektiv ist, empfehle ich meistens diese Art der Übung. Das Bewusstsein ist beim Aufwachen so klar, dass es ein günstiger Augenblick ist, um geistigen Frieden zu erlangen. Statt wirren Gedanken und Sorgen nachzuhängen, ruhen Sie einfach in der offenen Weite des Erwachens. Vergegenwärtigen Sie sich die Wärme Ihres Körpers, Ihren Atem oder das zunehmende Licht im Fenster. Verweilen Sie bei dem Gefühl, das Sie gerade empfinden. Sie können sich auch vorstellen, Ihr Körper bestehe aus Licht, aus dem Licht des neuen Tages.

Wenn Sie aufstehen, dann tun Sie es achtsam und mit einem Herzen, das aufgeschlossen ist für den neuen Tag.

Halten Sie während Ihrer Tagesroutine immer wieder inne und vergegenwärtigen Sie sich noch einmal das Gefühl von Frieden oder Weite, das Sie vielleicht am Morgen erfahren haben. Gönnen Sie sich ein paar Minuten Ruhe in dieser Offenheit.

Sie müssen Ihren Geist gut kennen, um die für Ihre Bedürfnisse am besten geeignete Meditation wählen zu können. Ihre Meditations- und Lebensbedürfnisse können sich jeden Augenblick ändern, je nach Stimmung und jeweiligen Umständen. Der weise Rat anderer ist sicher eine Hilfe. Aber letztlich sind Sie selbst für Ihr Wohlbefinden verantwortlich und müssen sich von Ihrer eigenen inneren Weisheit leiten lassen.

Keine Erwartungen

Wichtig für die Heilung ist Inspiration. Ein Gefühl der Hoffnung und Inspiration löst Enthusiasmus, Vertrauen und Offenheit aus und erleichtert die Meditation.

Wir sollten uns jedoch nicht zu sehr mit der Meditationserfahrung beschäftigen oder feste Erwartungen hegen, was passieren sollte. Auf Erfolge versessen zu sein wirkt leicht wie eine Aderpresse, die unsere mentalen und physischen Energien abschnürt.

Auch sollten wir uns keine zeitlichen Begrenzungen auferlegen oder Qualität und Umfang der Meditation im Voraus festlegen, indem wir beispielsweise denken: »Ich müsste innerhalb der und der Zeit geheilt sein« oder: »Ich muss mich wirklich anstrengen, um mein Problem zu lösen«. Eine solche Geisteshaltung kann unseren Fortschritt hindern.

Vielmehr sollten wir ganz natürlich jeden Atemzug und jeden Tag unseres Lebens, was immer er auch bringen mag, als Teil des Heilungsprozesses betrachten, ebenso wie die meisten von uns jeden Tag zur Arbeit gehen, ob bei Regen oder Sonnenschein.

Dabei bleiben

Manche Leute kommen zu meinen Workshops und glauben, dass sie in einer einzigen Sitzung wie durch Zauberei von all ihren Problemen geheilt würden. Leider geschieht das selten. Wir sind heute oft auf eine »Instant-Heilung« und schnelle Ergebnisse aus. Wenn wir von ganzem Herzen und in aller Offenheit meditieren, können wir allerdings schon nach einem Wochenende einen Unterschied bemerken. Aber wir müssen dabei bleiben.

Vor nicht allzulanger Zeit hat ein großer buddhistischer Lehrmeister einen Vortrag gehalten und seinem westlichen Publikum geraten, jeden Tag ein wenig zu meditieren. »Kurzfristig werden Sie kaum etwas bemerken«, sagte er, »aber nach Wochen, Monaten, Jahren oder auch Jahrzehnten werden Sie einen Unterschied feststellen.« Die Leute fingen an zu lachen; sie hatten eigentlich hören wollen, dass sie alle günstigen Auswirkungen sofort zu spüren bekommen würden. Aber es dauert eben manchmal lange, und dadurch lassen sich viele entmutigen. Wenn wir eine Woche lang entschlossen zehn Stunden meditieren und am Ende keine vollkommen neuen Menschen sind, neigen wir dazu aufzugeben. Wir glauben, dass das ganze Meditieren nichts nützt.

Jahrelang haben wir viel von unserer Energie daran gewendet, uns um Probleme und Wünsche Sorgen zu machen. Das ist negativem Meditieren vergleichbar. Wir haben uns also in der falschen Richtung bewegt. Die Umkehr erfordert mehr Zeit als nur ein paar Stunden oder Tage.

Wir brauchen Geduld und Ausdauer. Wir essen ja auch jeden Tag etwas, ohne dies in Frage zu stellen. Aber wenn es um Meditation geht, denken wir gern: »Habe ich schon mal gemacht; will ich nicht wieder machen.«

Entscheidend ist, dass wir die Meditation in unser Leben integrieren, als würden wir einen Faden in das Gewebe eines Wandbehangs einfügen. Das Meditieren mit einer freudigen Einstellung aufzunehmen hilft enorm. Ebenso hilft es, die friedvollen Gefühle aus der Meditation in den Lebensalltag zu übertragen. Auf diese Weise bekommen wir einen Vorgeschmack von der Frucht unserer Bemühungen.

Wenn uns die Heilung des Geistes zur Gewohnheit wird, gleicht der Geist einem breiten Fluss. Es mag zwar so aussehen, als habe der Fluss gar keine Strömung, aber sobald wir genauer hinschauen, sehen wir, dass das Wasser ganz langsam zum Meer fließt.

Sich an den Fortschritten erfreuen

Es ist immer wichtig, die Fortschritte zu sehen und anzuerkennen, die man bei der Meditation macht, auch wenn sie geringfügig sind. Achten Sie auf jede positive Veränderung in Ihrem Denken, Fühlen und Handeln. Geben Sie sich Gelegenheit, die Erfahrung des Wohlgefühls zu genießen, soviel und solange Sie mögen. Feiern Sie freudig jeden kleinen Fortschritt. Seien Sie aber auch froh über ein Stolpern hier und da, denn wenn man es recht bedenkt, sind Widerstände dem Wachstum förderlich.

Indessen werden Sie gute Fortschritte, die Sie tatsächlich gemacht haben, schmälern, wenn Sie denken: »Ach, ich mache so unbedeutende Fortschritte beim Meditieren« oder: »Was können schon ein paar kleine meditative Erfahrungen ausrichten angesichts der haushohen Probleme, vor denen ich stehe!« Dann schwindet die positive Energie, die Sie durch die Meditation erzeugt haben, sofort dahin, sodass die negativen Kräfte wieder Fuß fassen können.

Sagen Sie nicht, wenn Sie nur fünf Minuten meditieren konnten: »Schade, dass ich keine halbe Stunde sitzen konnte.« Sagen Sie lieber: »Immerhin fünf Minuten. Wunderbar!« Manchmal werden wir natürlich faul, verstört oder drehen durch und brauchen einen Puff, um wieder auf den Pfad zu gelangen. Aber hüten Sie sich davor, alles, was Sie tun, immer ins Negative zu drehen. Achten Sie lieber auf Positives, verweilen Sie bei diesem Gefühl und sorgen Sie dafür, dass die heilende Energie weiter fließen kann.

Durch Ihre Freude darüber, dass Sie meditiert haben, wird von Ihrer Meditation, mag sie auch noch so unbedeutende Erfolge zeitigen, eine stärkere Heilkraft ausgehen. Die Heilung des gestörten Geistes kann sich durch die Macht der Freude Tag und Nacht fortsetzen. Es ist, als hätten Sie mit geringem Einsatz auf einem boomenden Markt einen extrem hohen Gewinn erzielt.

TEIL II

Heilmeditationen über Geist und Körper

6

Geleitete Meditationen

Einleitung

Dieses Kapitel besteht im Wesentlichen aus zwölf stufen-
förmig aufgebauten Meditationsübungen einschließlich
drei Varianten, die durchgeführt werden können, wenn
ein bestimmter Bedarf oder spezielle Umstände vorliegen.

1. Geist und Körper wieder zusammenführen
2. Die genaue Anatomie des Körpers erfassen
3. Die unendlich vielen einzelnen Zellen des Körpers sehen
4. Jede Zelle als Lichtzelle sehen
5. Jede Zelle als so unendlich groß wie das Universum
   sehen
6. Jede Zelle als mit Heilenergien gefüllt empfinden
7. Den Körper mit Licht- und Energiewellen heilen (*Variante:* eine spezielle Meditation zur Heilung wuchernder kranker Zellen)
8. Den heilenden Klang Aн hören
9. Mit dem »Aufblühenden Lotus« offen werden für die
   Heilung (*Varianten:* Weitere Übungen zur Linderung
   von Beschwerden und zur Verbesserung der Gesundheit)

10. Die heilsamen Wellen mit anderen teilen
11. Die heilsamen Wellen mit dem ganzen Universum teilen (*Variante:* Sich mit einer heilenden Aura schützen)
12. Im Einssein mit der heilenden Erfahrung verweilen

Ehe Sie mit den Übungen beginnen, sollten Sie sich überlegen, *wie* Sie die verschiedenen Meditationsstufen und die dazu gehörigen Visualisationen ausführen wollen. In den nächsten beiden Abschnitten mache ich einige Vorschläge, wie Sie die Methode finden können, die für Sie am besten ist.

Sich selbst und seine Bedürfnisse kennen

Meditation ist ein Übungsweg, um mehr geistigen Frieden zu finden. Jeder hat andere Fähigkeiten und Bedürfnisse, die auf diesem Weg zu berücksichtigen sind. Sie sollten sich nicht zu sehr unter Druck setzen oder zwingen, aber auch nicht nachlässig und faul werden. Sie müssen also ein Gespür dafür entwickeln, was am besten für Sie ist.

Wenn Ihnen diese Art der Übung neu ist, müssen Sie sich wahrscheinlich ein wenig anstrengen, um die Visualisationen auszuführen. Es ist so ähnlich wie zu Beginn eines körperlichen Trainings, das auch erst schwierig erscheint. Doch meist geht es leichter, je weiter man fortschreitet, weil der Körper stärker wird, und genauso wird der Geist im Laufe vieler Meditationssitzungen geschult. Dann können Sie sich besser konzentrieren und die friedvollen Gefühle und Heilkräfte leichter aktivieren.

Am besten machen Sie sich mit den verschiedenen Stufen vertraut. Das wirkt sich günstig auf Ihre Fähigkeit aus, Geist und Körper zu heilen. Später können Sie sich dann auf die Stufen konzentrieren, die für Sie am besten geeignet sind. Bei vielen Leuten steht die Erzeugung von Heilwellen im Mittelpunkt, aber das liegt ganz bei Ihnen und richtet sich nach Ihren jeweiligen Bedürfnissen zum jeweiligen Zeitpunkt. Wenn Sie zum Beispiel das Gefühl haben, emotional wie gelähmt oder erstarrt zu sein, ist Ihnen sicher die Meditation über die Grenzenlosigkeit des Körpers eine Hilfe. Unter bestimmten Umständen werden Sie vielleicht nur diese Meditation durchführen. Sie sind für Ihr Wohlergehen selbst verantwortlich, können also Ihre Meditation so gestalten, dass sie Ihren jeweiligen Bedürfnissen entspricht.

Trotzdem, wenn Sie im Leben nur das tun, was Ihnen gefällt oder was das Einfachste ist, werden Sie wahrscheinlich eine großartige Gelegenheit zur Selbsthilfe verpassen. Darum ist es gut, eine gewisse Ausgewogenheit zu erreichen. Tun Sie, was Sie ohne größere Anstrengung tun können, aber seien Sie trotzdem aufgeschlossen für eine Erweiterung Ihrer Fähigkeiten.

Wenn Sie die Meditationen über den Körper zum ersten Mal machen, sollten Sie sich ausschließlich auf die erste Stufe konzentrieren (in der Sie Geist und Körper wieder zusammenführen). Sobald Sie Ihrem Empfinden nach die besonderen Eigenschaften dieser Stufe gründlich kennen gelernt haben, sind Sie reif für die nächste Übung. Fügen Sie Schritt für Schritt neue Stufen hinzu, je nach Ihren Fortschritten. Wenn das, was Sie tun, zu viel für Sie ist und Sie zu sehr anstrengt, müssen Sie mit weiteren Übungen noch warten.

Sind Sie einmal vertraut mit allen Übungsstufen und haben Ihre Freude daran, dann sollten Sie sie alle in jede

Ihrer Sitzungen einbeziehen. Sie können aber auch die Übungen auf Ihre Bedürfnisse zuschneiden und sie beispielsweise bei einer bestimmten Sitzung vereinfachen, verkürzen oder auch mal eine weglassen, um sich stärker auf andere zu konzentrieren.

Für unerfahrene Meditierende ist die erste Stufe besonders wichtig. Bei erfahrenen Meditierenden genügt es manchmal, einfach ein paarmal tief zu atmen, sich zu entspannen und ruhig zu werden. Wenn der Geist schon daran gewöhnt ist, den Körper zu beruhigen, weiß er, wie er mit diesem Gefühl in Berührung kommt.

Zwei Übungsstufen erfordern spezielle Aufmerksamkeit: Übung 6 (in der Heilenergien wachgerufen werden) und Übung 7 (in der Heilwellen ausgestrahlt werden). Sie täten gut daran, Ihre Übungsroutine hauptsächlich um diese Übungen herum aufzubauen. Übung 7 mit den heilenden Wellen ist besonders kraftvoll.

Viele Menschen finden auch das Heilen durch Bewegungen oder Gesten (Übung 9) sehr wirksam. Die letzten Stufen, Übungen 10 bis 12, sind der natürliche Höhepunkt der gesamten Übungsfolge und deshalb besonders wichtig. Das sind die Stufen, in denen die Heilung auch anderen und dem ganzen Universum zuteil wird, ehe es schließlich zum Einssein mit der meditativen Erfahrung kommt.

Auf die Details achten

Die geleiteten Meditationen in diesem Kapitel sind ziemlich detailliert. Denken Sie daran, dass das, was Sie im Einzelnen wahrnehmen, von Ihrer Erfahrung und den Anforderungen des Augenblicks abhängt. Obgleich es besser ist, die Details Punkt für Punkt durchzugehen, gilt letztlich die Regel, nur das zu tun, was einem ohne Überanstrengung möglich ist. Wichtig ist, sich nicht so zu überfordern, dass man nach mentalen Bildern oder nach Gefühlen giert und sich daran festklammert. Geben Sie sich voll und ganz, aber entspannt und offen der Meditation hin.

Während der verschiedenen Meditationsstufen kann es sich als sehr nützlich erweisen, den Körper Teil für Teil durchzugehen. Dadurch bereichern und vertiefen Sie Ihre Meditation. Wenn Sie jedoch bereits ein festes Erfahrungsfundament oder nur begrenzt Zeit haben, können Sie davon abweichen. Dann könnte es zum Beispiel genügen, den ganzen Körper als von strahlendem Licht erfüllt zu visualisieren, ohne sich jeden Körperteil einzeln zu vergegenwärtigen.

Andererseits ziehen Sie es vielleicht sogar vor, noch mehr ins Detail zu gehen, um so Ihre Meditation zu vertiefen. In Stufe 2 lernen Sie, wie Sie Ihren Körper in allen Einzelheiten anatomisch erfassen. In den Stufen 3 bis 9 können Sie jeder Übung diese anatomische Detaillierung zufügen. Wenn Sie beispielsweise über die Heilenergien von Hitze und Glückseligkeit meditieren, können Sie diese Energien detailliert zu jedem anatomischen Bestandteil des Körpers einschließlich der Organe bringen, statt sich die Körperteile nur im Groben vor Augen zu führen.

Manchmal werden Sie jedoch eine sehr einfache Meditation benötigen. Eine Meditation über den ganzen Körper als einen Körper aus strahlendem, heilsamem Licht ist sowohl einfach als auch überaus heilkräftig. Selbst an einem hektischen Tag können Sie einmal innehalten und

Ihren Körper auf diese Weise visualisieren oder andere Gefühle innerer Weite erleben, die von den Heilmeditationen ausgehen.

Die zwölf Stufen der Meditation

Jede der folgenden Übungen beginnt mit einleitenden Informationen über die Stufe und den Zweck der jeweiligen Meditation, an die sich genaue Anweisungen anschließen, wie die Übung durchgeführt werden sollte, um die Meditation zu vertiefen. In der Praxis werden Sie nach und nach alle oder so viele Übungen wie möglich in der Meditation miteinander kombinieren.

1. Geist und Körper wieder zusammenführen

Sie haben wahrscheinlich das Gefühl, dass Geist und Körper einigermaßen harmonisch miteinander auskommen. Schließlich ist der Geist Teil des Körpers, und zwischen den beiden besteht eine Wechselbeziehung. Aber die Kommunikation zwischen Geist und Körper lässt doch oft zu wünschen übrig. Es gibt Funktionsstörungen, ähnlich wie sich Familienmitglieder entfremdet sein mögen, obwohl sie im selben Haus wohnen und eigentlich sehr vertraut miteinander umgehen müssten. Statt dass Geist und Körper auf fürsorgliche, produktive Art miteinander kooperieren, besteht auch zwischen ihnen eine Entfremdung. Statt dass positive Energie durch Körper und Geist strömt, ist die Energie negativ oder blockiert. Sie müssen Geist und Körper wieder vereinen.

Die Meditation ist dafür ideal geeignet. Bei dieser ersten geleiteten Meditation werden Sie lernen, wie Sie Ihren Körper beruhigen, unbehagliche Gefühle oder negative Energien bereinigen und den umherschweifenden Geist erden können, um zum Schluss geistig und körperlich im Frieden mit sich zu sein. Wenn Geist und Körper wieder miteinander vereinigt sind, haben Sie damit den Keim für eine Vertiefung der Meditation gelegt.

Wenn Sie innerlich verwirrt und aufgewühlt sind, müssen Sie die beklemmenden Gefühle erst loswerden, ehe Sie ruhig werden können. In meinen Workshops erkläre ich eine meditative Technik, die das bewirkt. Hier die Kurzform: Sie visualisieren eine dunkle Wolke in Ihrem Körperinnern, die negative Energie enthält. Dann schicken Sie die Wolke zum Himmel empor, wo sie verschwindet.

Ich höre oft den Einwand, dass dies danach klingt, als würden wir geistig die Atmosphäre verschmutzen, indem wir unseren Dreck nach außen befördern. Solche Bedenken lassen auf eine gewisse Überempfindlichkeit schließen, aber sie sind schnell ausgeräumt. Wer mentalen, emotionalen und physischen »Schmutz« hortet und daran festhält, verunreinigt diesen Planeten viel mehr. Wird hingegen die Wolke fortgeschickt, um sich im weiten, offenen Himmel aufzulösen, ohne eine Spur zu hinterlassen, reinigt man sich selbst und die Erde. Es ist allemal besser, den Müll zu recyceln und vollkommen aufzulösen, als ihn zu Hause anzuhäufen.

Zweck: Den Geist wieder zum Körper zurückzuführen ruft ein Gefühl von Frieden und Ruhe hervor. Wenn der Körper ruhig ist, ist auch der Geist ruhig.

Wenn Geist und Körper im Frieden sind, treten Sie wieder mit Ihrem wahren Wesen in Verbindung.

Die Ruhe, die Sie empfinden, hilft Ihnen, sich geistig zu festigen. Dann fällt es Ihnen leichter, zu meditieren und sich auf irgendetwas zu konzentrieren. In diesem Fall werden Sie sich auf die nächsten elf Meditationsstufen über den Körper konzentrieren. Ziel ist ein ruhiger, heilender Geist, ein Geist, der spontan Heilkräfte manifestiert, die Ihren Körper erfüllen – und Ihr Leben.

Diese Meditation soll Ihren Geist wieder mit Ihrem Körper zusammenführen. Hauptziele sind, »den Körper zur Ruhe zu bringen« und »eins zu sein mit dem Gefühl der Ruhe«. Es werden auch zwei weitere Übungen beschrieben, mit deren Hilfe Sie etwaige störende Gefühle ausräumen oder den umherschweifenden Geist erden können.

Jede dieser Übungen können Sie während einer Sitzung beliebig oft wiederholen. Sobald Sie ein sicheres Gefühl von Ruhe haben, brauchen Sie sich nicht mehr bei jeder Meditationssitzung alle Teile Ihres Körpers vorzunehmen.

Dem Körper Ruhe geben. Sie können im Geist ein Gefühl von Ruhe erzeugen. Lassen Sie diese Ruhe vom Geist auf den Körper übergehen, indem Sie denken: »Möge mein Körper ruhig werden.« Denken und fühlen Sie, dass Ihr ganzer Körper ruhig ist. Geben Sie sich die Erlaubnis, vollkommen ruhig und entspannt zu sein.

Wandern Sie nun langsam von einem Körperteil zum anderen und vertiefen Sie dabei das Gefühl von Ruhe. Beginnen Sie mit den Fußsohlen. Machen Sie sich die Ruhe dort bewusst. Dehnen Sie dieses Gefühl von Ruhe auf die Füße aus. Spüren Sie, wie Ihre Füße ruhig werden. Gehen Sie langsam zu den Beinen, dem Unterleib, dem Oberkörper und den Schultern über. Fühlen Sie, dass Ihre Arme und Hände ganz ruhig sind, und lassen Sie auch Ihren Hals an der Ruhe teilhaben. Vergegenwärtigen Sie sich, wie Ihr Kopf ruhig wird. Lassen Sie Ihr Gehirn, das sonst nur so summt von Gedanken und Plänen, vom Bewusstsein der Ruhe erfüllt sein. Freuen Sie sich über das Gefühl von Ruhe und Frieden dort.

Verweilen Sie so lange bei jedem Teil Ihres Körpers, wie für das Gewahrwerden der Ruhe dort nötig ist. Wenn Sie in irgendeinem Bereich Verspannungen fühlen – zum Beispiel in den Schulter- oder Nackenmuskeln –, werden Sie dessen einfach gewahr und sagen den betreffenden Muskeln, dass es in Ordnung ist, sich zu lockern und vollkommen entspannt und ruhig zu sein.

Wenn Sie das Empfinden haben, dass in allen Teilen Ihres Körpers Ruhe eingekehrt ist, werden Sie sich wieder Ihres ganzen Körpers bewusst. Genießen Sie das Gefühl der Ganzheit Ihres Körpers in Ruhe und Frieden.

Denken und fühlen Sie jetzt, dass auch alles um Sie herum ruhig ist, als würde eine Aura der Ruhe den Raum füllen. Dehnen Sie dieses Gefühl auf Ihren Ort oder die Gegend aus, in der Sie leben. Spüren Sie, dass das ganze Land von Ruhe erfüllt ist. Weiten Sie das Gefühl auf die ganze Erde und schließlich auf das gesamte Universum aus. Alles ist ruhig und friedlich. Freuen Sie sich am Gefühl der grenzenlosen Ruhe und des universellen Friedens.

Gefühle des Unbehagens ausräumen. Falls irgendwelche

Gefühle aufkommen wie etwa Langeweile, Atemnot, Unruhe, Beklemmung oder Schmerz, sollten Sie die folgende Meditation durchführen.

Werden Sie sich aus Ihrer Ruhe heraus der unangenehmen Empfindungen bewusst und erkennen Sie deren jeweilige Eigenart. Spüren Sie auf, wo im Körper die Empfindung sitzt, ob zum Beispiel im Bauch, in der Brust oder im Kopf.

Stellen Sie sich lebhaft vor, alles Unbehagen hätte sich in Form einer dunklen Wolke an der Stelle im Körper zusammengeballt, wo das Gefühl konzentriert zu sein scheint. Tasten Sie diese dunkle Wolke im Geiste ab, ohne sich ihrer zu bemächtigen oder sie wegzustoßen, und fühlen Sie, dass sich das von Ihnen wahrgenommene Unbehagen in der dunklen Wolke zusammengeballt hat.

Atmen Sie jetzt ein paarmal tief und kräftig aus und ein und vertreiben Sie die dunkle Wolke mit Ihrer ausströmenden Atemluft. Sagen Sie jedesmal beim Ausatmen laut oder im Stillen: »Haaa!… Haaa!… Haaa!«

Visualisieren, fühlen und glauben Sie nun, dass die dunkle Wolke samt allem Unbehagen vollständig aus Ihrem Körper vertrieben ist, ohne eine Spur zurückzulassen. Nehmen Sie sich einen Augenblick Zeit, um sich an Ihrem Körpergefühl zu freuen. Fühlen Sie, dass Ihr Körper frei und ruhig ist.

Stellen Sie sich dann bildhaft vor, dass die dunkle Wolke ein Stück weit von Ihnen entfernt vor Ihnen im Raum hängt, immer noch erfüllt von den brodelnden Energien des Unbehagens. Schauen Sie zu, wie die Wolke langsam durch den Raum davonschwebt, als wäre sie ein Ballon. Beobachten Sie die dunkle Wolke weiter und spüren Sie, wie alle unangenehmen Gefühle mit ihr davonschweben. Lassen Sie alles Unbehagen wegtreiben. Je weiter die Wolke entschwebt, umso freier werden Sie von der Energie der unbehaglichen Empfindungen, als würden Sie sich von einem heißen Feuer entfernen. Nehmen Sie jedes Gefühl von Erleichterung wahr, das Sie überkommt.

Visualisieren Sie die dunkle Wolke als immer kleiner werdend, als flöge ein Vogel in die weite Ferne. Jetzt ist die dunkle Wolke schon meilenweit oder gar Hunderte und Tausende von Kilometern weit weg. Nichts verbindet Sie mehr mit der dunklen Wolke und dem Unbehagen. Am fernsten Horizont ist die Wolke nur noch ein winziges Pünktchen. Schließlich verschwindet sie spurlos.

Blicken Sie weiterhin auf die Stelle am klaren, offenen Himmel, wo sich die dunkle Wolke aufgelöst hat. Genießen Sie die Weite und Reinheit des Himmels, an dem keine Spur der Wolke mehr zu sehen ist.

Lassen Sie Ihren Geist an der Befreiung Ihres Körpers vom Unbehagen teilhaben. Entspannen Sie sich in diesem Gefühl. Empfinden Sie die neu erweckte Ruhe und Friedlichkeit Ihres Körpers, frei von Sorgen oder Schmerzen.

Den umherschweifenden Geist erden. Wenn Sie zerstreut, ängstlich, nervös oder auf andere Weise abgelenkt sind, können Sie Ihren Geist dadurch erden, dass Sie sich die Berührung Ihres Körpers mit Ihrem Sitz bewusst machen. Lassen Sie alle anderen geistigen Beschäftigungen und Gefühle außer Acht. Spüren Sie nur, wie Ihr Körper den Sitz berührt.

Denken und fühlen Sie nun, dass Sie nicht bloß auf einem Stuhl oder Kissen sitzen, sondern fest auf der Erde. Vergegenwärtigen Sie sich die Berührung Ihres Körpers

mit der Erde. Die Erde ist fest, stabil, schwer, unverrückbar und unerschütterlich. Nehmen Sie diese Eigenschaften der Erdenergien mit Ihrem Empfinden wahr.

Spüren Sie nicht nur Ihre Berührung mit diesen Erdenergien, sondern auch, dass Ihr Körper sich damit füllt.
Ihr ganzer Körper fühlt sich fest, stabil, schwer, unerschütterlich, stark und unverrückbar an. Werden Sie gewahr, dass Sie mit diesen positiven Erdenergien vereint
sind und Ihr Körper jetzt fest und ruhig ist.

Um sich zu erden, können Sie auch eine massive gol-
dene Buddhastatue oder einen majestätischen Felsen visualisieren. Vergegenwärtigen Sie sich immer wieder die
Schwere dieses geistigen Gegenstandes. Entspannen Sie
sich dann im offenen Bewusstsein der Schwere.

Anmerkung: Sollten Sie auf irgendeiner Stufe der folgenden Heilmeditationen einmal Unbehagen empfinden
und Ihre innere Ruhe wiederherstellen müssen, können
Sie jede der eben beschriebenen Übungen vollständig
oder in abgekürzter Form durchführen.

Einssein mit dem Gefühl der Ruhe. Wenn Sie das Gefühl haben, dass die Übung der Zusammenführung von Geist
und Körper vollendet ist, nehmen Sie alle Ruhegefühle in
Ihrem Körper als Ergebnis der Meditation wahr und freu-
en Sie sich darüber.

Entspannen Sie sich dann einfach im offenen Bewusstsein des Ruhegefühls, ohne es festhalten oder analysieren
zu wollen. Gehen Sie ganz im Gefühl der Ruhe auf und
werden Sie in absoluter Stille eins mit ihm wie Wasser,
das sich in Wasser auflöst.

2. Die genaue Anatomie des Körpers erfassen.

Bei dieser Übung werden Sie so viele Einzelheiten Ihres Körpers wahrnehmen wie nur möglich und sich dadurch mit ihm verbinden. Sie werden mit Ihrem geistigen Auge Kopf, Oberkörper, Arme und Hände, Unterleib, Beine und Füße visualisieren beziehungsweise »durchleuchten«.

Manche Leute haben Probleme mit dieser »Röntgen«-Übung; sie möchten lieber nicht über Ihr Körperinneres nachdenken. Sie sollten jedoch versuchen, die verschiedenen Teile und Organe Ihres Körpers möglichst deutlich zu erfassen, bis Sie wissen, wie sie aussehen. (Die Illustration auf Seite 228 wird Ihre Erinnerung auffrischen, besonders, was die inneren Organe betrifft.) Denken Sie daran, dass es ganz hilfreich sein kann, ein wenig über sich hinauszugehen. Sie werden sich wundern, wie Sie Ihre Grenzen ausdehnen können, wenn Sie entspannt sind, und wie viel Sie dann von Ihrem Körper sehen. Wenn Sie sich mit dem anfreunden, was unter der Haut ist, können Sie eine Einstellung zu Ihrem Körper gewinnen, aus der heraus Sie ihn besser akzeptieren. Diese Einstellung überträgt sich auch auf Ihr übriges Leben, Sie werden glücklicher und nehmen sich leichter so an, wie Sie sind.

Gehen Sie jedoch sanft vor, ohne zuviel Druck auszuüben. Überanstrengen Sie sich nicht. Sie sollten sich stets wohl fühlen bei dem, was Sie tun. In dieser Meditation wollen Sie Ihren Körper nicht als schön oder hässlich sehen und beurteilen, sondern ihn sich so vor Augen führen, wie er ist.

In der Meditation werden Sie vielleicht alle Einzelheiten Ihres Körpers sehr deutlich sehen können oder nur eine vage allgemeine Vorstellung davon bekommen. Oder Sie sehen einige Teile klar, während Sie andere Teile falsch visualisieren. Mit einem klaren Bild des Körpers ist die Heilung tiefgreifender, aber es kommt beim »Durchleuchten« nicht unbedingt darauf an, den Körper in allen Einzelheiten zu erfassen, sondern dem Geist das Gefühl zu vermitteln, in engem Kontakt mit allen Details und Merkmalen des Körpers zu sein.

Falls Sie Schwierigkeiten haben, sich ein Bild vom Körper oder irgendeinem Körperteil zu machen, brauchen Sie einfach nur an das Vorhandensein der jeweiligen Körperteile zu denken und mit ihnen in Verbindung zu treten, indem Sie denken und fühlen, dass Sie diese so sehen, wie sie sind.

Zum Abschluss der »Röntgen«-Sitzung vergegenwärtigen Sie sich das Gefühl: »Ja, ich habe den ganzen Körper in allen Einzelheiten gesehen oder sehe ihn jetzt noch, wie er ist«, auch wenn Sie nur einen Teil davon vor Augen haben. Wenn Sie beispielsweise in einem Stadion ein Fußballspiel anschauen, sehen Sie zwar vielleicht nur wenige Leute klar und deutlich oder nur Gesicht und Kleidung von einigen Zuschauern ringsum, aber Sie denken, fühlen und glauben trotzdem, sich ein lebhaftes Bild von Tausenden von Menschen machen zu können. Oder Sie haben bei einem guten Freund, von dem Sie nicht alles wissen, dennoch das Empfinden: »Ich kenne meinen Freund durch und durch.«

Es ist also wichtig, das Gefühl zu haben: »Ja, ich habe

alles gesehen«, wenn Sie mit der Durchleuchtung Ihres ganzen Körpers fertig sind. Auch schon vorher wäre es gut, sich bei jedem Körperteil, den Sie erfassen, Ihre Gefühle zu bestätigen mit den Worten: »Ja, das habe ich gesehen.« Durch diese Bestätigung bekräftigen und vertiefen Sie den Prozess. Lassen Sie sich von dieser Meditationsstufe an keine Gelegenheit entgehen, die Heilkräfte wie folgt zu verstärken: »Ja, ich habe alles gesehen« oder: »Das alles erfahre ich gerade.« Damit öffnen Sie Geist und Körper für die Heilung.

In späteren Meditationsstufen werden Sie Ihren Geist dazu gebrauchen, Heilenergien auf Ihren Körper zu übertragen. Heilkräfte sollten, wenn möglich, nicht nur in der Haut, in den Muskeln und Adern empfunden werden, sondern auch in den Organen und Knochen – überall im Körper. Ich muss Sie allerdings daran erinnern, dass Sie nie auf heilende Bilder und Gefühle begierig sein oder sich daran festklammern sollten. Seien Sie beim Meditieren, ob Sie den Körper durchleuchten oder Heilenergien wecken, immer entspannt und offen. Durch das »Röntgen« verbinden Sie sich mit Ihrem Körper, um sich dann mit den heilenden Energien neu zu entfalten. Tun Sie das entspannt und in aller Freiheit, ohne sich zu verkrampfen oder anzuhaften.

Sollten Sie an irgendeinem physischen Gebrechen leiden und bereit sein, es so zu sehen, wie es ist, wird sich das Schauen günstig auf den Heilungsprozess auswirken. Wenn es Sie jedoch verstört, es sich vor Augen zu führen, vergegenwärtigen Sie sich einfach nur Ihren Körper im Ganzen, ohne sich in die speziellen Erscheinungsformen Ihres Leidens hineinzufühlen.

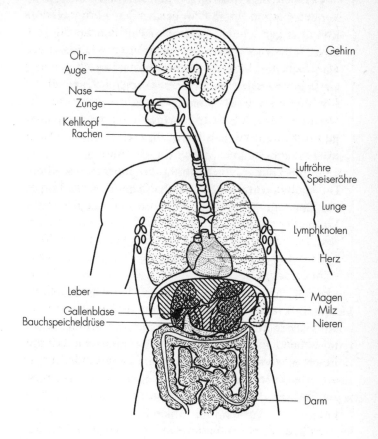

Vielleicht haben Sie eine durch Krankheit ausgelöste Veränderung in Ihrem Körper noch gar nicht recht zur Kenntnis genommen. In diesem Fall können Sie sich Ihren Körper so vorstellen, wie er vor der Erkrankung war. Ziel ist es, eine Verbindung zwischen Körper und Geist herzustellen, wobei der jeweilige Zustand des Körpers nicht entscheidend ist.

Zweck: Diese Meditation bringt Sie in engeren Kontakt mit Ihrem Körper. Wenn Ihr Geist innig mit dem Körper verbunden ist, öffnen Sie sich für positive Energien und können von Heilung durchdrungen werden. Die Heilwirkung, die Sie durch die anderen Meditationen über den Körper wecken, wird immer stärker und kraftvoller werden.

Sie können mit Ihrem inneren Auge den Körper durchleuchten. Schauen Sie sich langsam und behutsam die anatomischen Einzelheiten an. Versuchen Sie, alle Details entsprechend Ihrer anatomischen Kenntnisse möglichst deutlich zu sehen, aber ohne sich zu zwingen. Sie wollen den Körper nicht als schön oder hässlich sehen, sondern so, wie er ist.

Entspannen Sie sich und fühlen Sie die heitere Gelassenheit Ihres Körpers. Sie werden jetzt mit dem inneren Auge den Körper von Kopf bis Fuß betrachten.

Führen Sie sich zuerst die Teile Ihres Kopfes vor Augen. Sehen Sie, dass Schädel und Gehirn die Hauptteile Ihres Kopfes sind.

Schauen Sie sich die Sinnesorgane an: die Augen mit

den Pupillen, durch die Sie Formen und Farben wahrnehmen; die Nase mit den Nasenlöchern, durch die Sie Gerü-
che riechen; die Ohren mit den Gehörgängen, durch die
Sie Geräusche hören; die Zunge, mit der Sie Speisen
schmecken; die Zähne und den Kiefer; den Mund, der Sie
in die Lage versetzt, zu essen und zu sprechen. Sehen Sie
sich die Gesichtsmuskeln an, die Nerven und Adern und
die Teile Ihres Kopfes, die mit Haut und Haaren bedeckt
sind. Nehmen Sie den ganzen Kopf so wahr, wie er ist.

Betrachten Sie nun mit Ihrem Röntgenblick den Hals:
Sie sehen die Kehle, den Kehlkopf und die Stimmbänder,
dann die Speiseröhre, die in den Magen führt; Sie erkennen auch die Atmungsorgane, durch die Sie Luft holen.
Nehmen Sie die Haut wahr, die alles bedeckt.

Durchleuchten Sie anschließend Ihren Oberkörper:
Vergegenwärtigen Sie sich die Wirbelsäule und das Rü-
ckenmark, das Schlüsselbein, die Schulterblätter, das
Brustbein und den Brustkorb.

Fassen Sie die Luftröhre ins Auge, die zur Lunge führt,
und betrachten Sie das weiche, schwammige Lungenge-
webe, in dem das Blut mit Sauerstoff angereichert und
das Kohlendioxid entfernt wird.

Schauen Sie sich Ihr Herz an, das über das Netz von
Adern Blut durch Ihren Körper pumpt.

Machen Sie sich die Nerven und Blutgefäße in diesem
Teil Ihres Körpers bewusst, sehen Sie das Fleisch und das
Blut, und alles von Haut umgeben.

Nehmen Sie sich jetzt Arme und Hände vor: Sie sehen
die Knochen der Ober- und Unterarme, der Hände und
Finger einschließlich des Knochenmarks, ferner die Muskeln, Nerven und Blutgefäße, durch die das Blut pulsiert,
und alles mit Haut bedeckt.

Wenden Sie dann Ihren Blick den inneren Organen und Knochen im Unterleib zu. Konzentrieren Sie sich, falls Sie nicht alle Einzelheiten visualisieren können, auf die Hauptbereiche wie das Kreuz, die Beckenknochen, den Magen, die Nieren und den Darm.

Wenn Sie sich ein detaillierteres Bild machen wollen, beziehen Sie Folgendes mit ein: Wirbelsäule und Rückenmark; Beckenknochen; die Leber rechts und darunter die Gallenblase, den Magen links, die Milz noch weiter links, die Bauchspeicheldrüse in der Mitte, die Schlingen des Dünndarms und den aufwärts, quer und links nach unten führenden Dickdarm; die Nieren, die das Blut filtern, und die Nebennieren (oberhalb des Dickdarms) mit ihren Regulierungsfunktionen.

Vergegenwärtigen Sie sich die Blase und dann die männlichen oder weiblichen Geschlechtsteile: entweder Eierstöcke und Gebärmutter oder Prostata und Genitalien.

Richten Sie Ihr geistiges Auge auf die Nerven und Blutgefäße in diesem Teil Ihres Körpers. Sehen Sie die Muskeln und das Bindegewebe, und alles mit Haut bedeckt.

Betrachten Sie Ihre Beine und Füße genau: die Oberschenkelknochen, Schienbeine und Wadenbeine sowie die Knochen der Füße und Zehen samt Knochenmark. Sehen Sie die Muskeln, Nerven und Blutgefäße Ihrer Beine und Füße und wie alles mit Haut umhüllt ist.

Betrachten Sie auch Ihre Lymphknoten, die Teil des Immunsystems sind und sich an strategischen Punkten häufen: am Hals, in den Achselhöhlen und in den Leisten.

Schauen Sie nun Ihren ganzen Körper an. Ihr Körper besteht aus Knochen, Organen und Muskeln sowie eigenen

Kreislaufsystemen für Blut und Lymphe. Der ganze Körper mit den Organen und verschiedenen Flüssigkeiten ist in Haut mit feinen Poren und Härchen gehüllt.

Das Herz pumpt Blut durch jeden Teil des Körpers, Blut, das durch Tausende von Arterien und Venen zirkuliert, wobei es Sauerstoff und Nährstoffe befördert und Abfälle fortträgt. Auch das Lymphsystem mit seinen Gefäßen ist im ganzen Körper verbreitet und produziert Lymphozyten zur Bekämpfung von Krankheitserregern, die durch die Lymphknoten ausgefiltert werden.

Ihre im Detail immer komplexer werdenden Körperteile wirken aufgrund der kreisenden Energie, die der Atem transportiert, vital zusammen wie ein einziger Organismus. Spüren Sie, während Sie atmen, wie Ihr Lebensodem durch Ihren Körper strömt.

Denken und fühlen Sie, dass Sie alle Einzelheiten Ihres Körpers so gesehen haben, wie sie sind. Denken und fühlen Sie, dass Sie Ihren ganzen Körper so gesehen haben, wie er ist.

Freuen Sie sich zum Schluss darüber, sich all der lebendigen Details Ihres Körpers bewusst zu sein, Ihres ganzen Körpers, wie er eben ist. Empfinden Sie die Gelassenheit, die Leichtigkeit und den Trost, die Ihnen dieses lebhafte Bewusstsein von Ihrem Körper vermittelt.

3. Die unendlich vielen einzelnen Zellen des Körpers sehen

Zellen sind die Bausteine des Körpers. Sie haben unterschiedlichste Form und Farbe und sind von einer Zellwand (Membran) umgeben, die mit Flüssigkeit (Zellplasma) gefüllt ist. Wie Sie auf der nachfolgenden Ab-

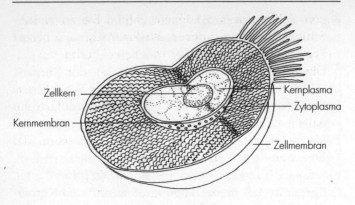

Zellkern — Kernplasma
— Zytoplasma
Kernmembran — — Zellmembran

bildung sehen können, befindet sich in ihrem Innern ein Zellkern nebst diversen lebenswichtigen Komponenten.

Ich habe weder in buddhistischen noch in tibetischen medizinischen Schriften den Begriff »Zelle« finden können. Der Buddhismus beschreibt physische Formen als Ansammlung von Teilchen. Jedes Teilchen ist aus fünf Elementen zusammengesetzt: Erde, Wasser, Feuer, Luft und Raum. Ich ziehe allerdings bei den Heilmeditationen das Bild der Zellen dem Bild der Teilchen vor, da es lebendiger und für Westler ansprechender ist. Zellen sind schließlich auch Teilchen. Wenn Sie wollen, können Sie sich statt der Zellen auch die Atome Ihres Körpers vorstellen. Oder Sie visualisieren Teilchen, deren jedes aus Erde, Wasser, Feuer und Luft besteht und seine Funktion im Raum wahrnimmt.

In dieser Meditation visualisieren Sie die Grenzenlosigkeit Ihres Körpers. Lassen Sie Ihrer Vorstellungskraft freien Lauf, sodass Sie die unglaubliche Anzahl von Zellen erfassen können. Sollten Sie zu Anfang Schwierigkeiten mit der klaren Wahrnehmung haben, beginnen Sie einfach mit ein oder zwei Zellen, um sich allmählich auf viele Zellen zu steigern. Zum Schluss sollten Sie das *Gefühl* haben, ungeheuer viele Zellen, ja Hunderte und Abermillionen von Zellen deutlich vor Augen zu haben. Es geht darum, ganz entspannt ein klares Gespür für das wundersame Universum der Zellen im Körper zu entwickeln.

Zweck: Die Meditation weckt das Empfinden, den Körper als Ganzes zu sehen und zu fühlen. Die Erfahrung der Unermesslichkeit des Körpers führt zu geistiger Aufgeschlossenheit, neben der Engstirnigkeit keinen Raum mehr hat. Das erweiterte Bewusstsein ist besser in der Lage, sich mit dem Körper auseinander zu setzen. Sie erfahren Schritt für Schritt, wie der Körper strukturiert ist, und wissen ihn in seiner Erstaunlichkeit zu würdigen.

Diese Meditation bringt wie die vorige Geist und Körper in unmittelbaren, innigen Kontakt miteinander. Sie verbinden sich wieder mit Ihrem Körper und schließen Freundschaft mit ihm, und dadurch erleichtern Sie es all den verschiedenen Teilen Ihres Körpers einschließlich der Zellen, ebenfalls Freundschaft miteinander zu schließen.

Der Körper besteht nicht nur aus Knochen, Fleisch und Organen, die in Haut gehüllt sind. Vielmehr setzt er sich aus Billionen von Zellen zusammen.

Jeder Teil des Körpers besteht aus Milliarden von Zellen, einzelnen Zellen. Zellen sind die Bausteine des Körpers. Sie haben alle verschiedene Formen, Farben und Eigenschaften. Die meisten Zellen sind ein Gebilde, das von einer flüssigkeitsgefüllten Zellwand umgeben ist und verschiedene Komponenten beinhaltet.

Visualisieren Sie, wie auch immer es Ihnen geistig und gefühlsmäßig möglich ist, dass Sie mit dieser unendlich großen Menge von Zellen in Berührung sind. Um sich das Innere jeder Zelle real und lebhaft vorzustellen, können Sie sich jede Zelle so vor Augen führen, als besäße sie die Eigenschaften von Erde, Wasser, Feuer und Luft. Diese Eigenschaften haben ihren Sitz im Innenraum einer jeden Zelle.

Betrachten Sie die Zellen Ihres Körpers langsam und behutsam Körperteil für Körperteil mit Ihrem inneren Auge, wobei Sie mit dem Kopf beginnen. Gehen Sie nach und nach auf den Oberkörper, die Arme und Hände, den Unterleib, die Beine und die Füße über.

Nehmen Sie sich mit fortschreitender Visualisierung ein oder zwei Zellen vor und malen Sie sich dann aus, dass Sie eine ungeheure Anzahl dieser Zellen, die bis in die Milliarden reicht, erkennen können. Fühlen und glauben Sie, dass Sie einen flüchtigen Blick auf die unendlich vielen Zellen erhaschen, aus denen Ihr Körper in all seinen Teilen besteht.

Vergegenwärtigen Sie sich das Gefühl, dass Sie diesen Anblick nicht erfinden, sondern dass Ihr Geist mit der unermesslichen Zahl von Zellen in ihren vielen verschiedenen einzelnen Formen, Farben und Strukturen in Verbindung ist.

Stellen Sie sich zuerst Ihren Kopf bildlich vor, der aus Abermilliarden Zellen besteht, aus einzelnen Zellen von jeweils eigener Form, Farbe und Struktur.

Widmen Sie sich dann Ihrem Oberkörper. Erkennen Sie, dass auch er aus Milliarden von einzelnen Zellen besteht, die unterschiedlichste Formen, Färbungen und Eigenschaften besitzen.

Sehen Sie, dass sich Ihre Arme und Hände aus Milliarden von Zellen zusammensetzen, aus einzelnen Zellen vielfältiger Form, Farbe und Funktion.

Schauen Sie sich die Milliarden einzelner Zellen in Ihrem Unterleib mit ihrer Vielfalt an Formen, Farbschattierungen und Strukturen an.

Vergegenwärtigen Sie sich anschließend, dass auch Ihre Beine und Füße aus Milliarden von Zellen bestehen, einzelnen Zellen von jeweils anderer Gestalt, Farbe und Eigenschaft.

Sehen und fühlen Sie jetzt die Grenzenlosigkeit des Körpers. Ihr Körper ist eine Ansammlung von Billionen unterschiedlicher Zellen, wie eine Statue, die aus Billionen von Partikeln unterschiedlicher Form, Farbe und Qualität besteht.

Gehen Sie zum Schluss im Gefühl der Unendlichkeit Ihres Körpers auf, ohne dieses Gefühl festhalten oder analysieren zu wollen.

Anmerkung: Wenn Sie erst einmal einige Erfahrung mit dieser Meditation und den folgenden Übungen haben, brauchen Sie sich nicht mehr unbedingt bei jeder Meditationssitzung den Körper von Kopf bis Fuß Stück für Stück vorzunehmen.

4. Jede Zelle als Lichtzelle sehen

Durch die Vorstellung, dass jede Zelle Ihres Körpers in einem strahlenden Licht leuchtet, wecken Sie eine besonders kraftvolle Heilenergie. Viele spirituelle Traditionen assoziieren Licht mit Reinheit, Freiheit, Heiligkeit und Göttlichkeit. Aber Sie brauchen kein religiöser Mensch zu sein, um das im Licht schlummernde Kraftpotenzial zu entdecken. Licht bewirkt, dass die Pflanzen auf der Erde wachsen, und ein sonniger Morgen kann allein durch das herrliche Licht schon ein Wohlgefühl in Ihnen wecken.

Im Buddhismus gelten Meditationen unter Verwendung von Licht als besonders effektives Mittel, um den Klammergriff des Geistes zu lockern, denn das ist die Grundlage jeder Heilung. Die Tibeter kennen die Heilkraft des Lichts aus unmittelbarer Erfahrung, da die Visualisation von Licht schon seit vielen Jahrhunderten wirksam gegen mentale Probleme und Leiden wie auch gegen physische Erkrankungen eingesetzt wird.

Sie können Licht auf dreierlei Art visualisieren, je nach Ihren Bedürfnissen und Vorlieben:

1. Sie können sich Licht vergegenwärtigen, ohne sich auf eine bestimmte Farbe festzulegen; das Licht ist dann klar oder weiß.
2. Sie können sich vielfarbiges Licht wie einen Regenbogen vergegenwärtigen.
3. Sie können Licht in einer bestimmten Farbe sehen, zum Beispiel Rot für Wärme, Blau für Offenheit und Gelb für Stärke.

Es geht zwar in diesem Buch um ganz alltägliches Heilen, aber vielleicht ist ein wenig Hintergrundwissen – in vereinfachter Form – über die Bedeutung von Licht nach den tantrischen Überlieferungen des Nyingma-Buddhismus, den ich praktiziere, ganz nützlich. Nach den esoterischen Schriften sind Geist und Materie ihrem wahren Wesen nach eine untrennbare Einheit von Weisheit und Licht. Alle Materie ist Licht. Das ist die Einsicht der Erleuchteten.

Der gewöhnliche anhaftende Geist sieht die Wirklichkeit jedoch nicht als eins im Licht, sondern unterteilt sie dualistisch in Subjekt und Objekt. Durch diese Neigung des Geistes wurde unsere Weisheit zu begrifflichem Denken und widersprüchlichen Emotionen reduziert, und aus dem immateriellen, grenzenlosen Strahlen des Weisheitlichts wurden die grobstofflichen Elemente.

Die grobstofflichen Elemente sind Erde, Wasser, Luft und Feuer sowie als fünftes Element der Raum. Jedes Teilchen des Körpers besteht aus diesen fünf Elementen, die sich in verschiedenen Farben darstellen. Ihrem wahren Wesen entsprechend ist der Raum blaues Licht, das Wasser weiß, die Erde gelb, das Feuer rot und die Luft grün.

Ich konnte keine allgemeinbuddhistischen Quellen (Sutren) finden, in denen Materie ihrer wahren Eigenschaft entsprechend als Licht beschrieben wird. Interessant finde ich jedoch, dass westliche Physiker sagen, Materie sei in Wirklichkeit Energie, die sich als Licht manifestieren kann. Albert Einstein schreibt: »Masse und Energie sind folglich essenziell gleich; sie sind nur verschiedene Ausdrucksformen ein und desselben.«[1]

Wissenschaftlern ist also der Gedanke, dass Materie, Energie und Licht verschiedene Ausdrucksformen ein und desselben sind, allgemein bekannt. Aber auch nach höchster Erkenntnis tibetischer Buddhisten ist Materie Licht. Diese Informationen können Ihnen Ansporn und Hilfe sein, sicher zu werden in Ihrer Meditation, weil Sie jetzt wissen, dass Sie im Grunde an die wahren Eigenschaften von Natur und Dasein rühren, wenn Sie sich kontemplativ in das Licht vertiefen.

Mit alledem brauchen Sie sich aber gar nicht zu befassen, um von der Visualisation des Lichts zu profitieren. Denken Sie sich einfach Licht in seiner Eigenschaft als etwas Schönes, Strahlendes und Befreiendes. Das ist entspannend und eine Wohltat für Geist und Körper.

Zweck: Sich selbst als Lichtkörper zu sehen weckt meist ein Gefühl von Klarheit, Frieden und Freude. Da Licht rein, klar, strahlend und immateriell ist, lässt es sich nicht ergreifen und festhalten. Die Visualisation von Licht kann ein sehr effektives Mittel zur Auflösung von mentalen Spannungen, Sorgen, Kümmernissen und Schmerzen sein, die zu körperlicher und geistiger Erstarrung und Hinfälligkeit führen.

Den Körper als Lichtgebilde zu schauen ist eine gute Übung, um Lebensfreude zu entwickeln. Da sie auf soliden Grundprinzipien aufbaut, hilft diese Heilungsmethode nicht nur bei zeitweiligen Problemen, sondern kann auch zu höherer spiritueller Einsicht führen.

Halten Sie sich noch einmal vor Augen, dass Ihr Körper aus Milliarden und Abermilliarden Zellen besteht. Visualisieren Sie nun diese Zellen als Lichtzellen. Sehen Sie, wie dieses Licht in verschiedenen Farben wie ein Regenbogen leuchtet. Fühlen Sie sich, als würde strahlendes Licht in jeder Zelle überall in Ihrem Körper leuchten und jeder Zelle Gesundheit und Heilung schenken.

Malen Sie sich ganz allmählich Licht in jedem Teil Ihres Körpers und darüber hinaus in allen Zellen jedes Körperteils aus. Vergegenwärtigen Sie sich, dass die Lichtzellen farbenprächtig, hell, durchscheinend, immateriell und strahlend sind.

Beginnen Sie beim Kopf. Sehen Sie die Milliarden von Lichtzellen dort. Jede einzelne ist eine Zelle aus hellem, vielfarbigem, strahlendem Licht. Das Licht leuchtet und glüht vor Gesundheit und Heilung.

Sehen Sie, dass Ihr Körper aus Milliarden einzelner Zellen aus Licht besteht, aus heilendem Licht, das hell, vielfarbig und strahlend ist.

Konzentrieren Sie sich auf Ihre Arme und Hände. Machen Sie sich bewusst, dass auch sie in hellem, vielfarbigem, strahlendem Licht erglühen und leuchten.

Sehen Sie, wie Ihr Unterleib in einem wunderbar heilenden Licht hell und vielfarbig erstrahlt.

Sehen Sie nun Ihre Beine und Füße mit ihren Milliarden von Lichtzellen, deren jede hell, vielfarbig und strahlend ist.

Schauen Sie sich jetzt Ihren ganzen Körper an. Ihr Körper setzt sich aus Abermilliarden erstaunlich hell leuchtender, vielfarbiger einzelner Zellen zusammen, wie eine Flasche, die mit leuchtenden Körnern verschiedener Form, Farbe und Qualität gefüllt ist. Alle Zellen ihres

Körpers erstrahlen in einem hellen, klaren, immateriellen Licht. Spüren Sie, wie dieses Licht überall in Ihrem Körper leuchtet. Dieses Leuchten erfüllt die Abermilliarden Zellen Ihres grenzenlosen Körpers, es breitet sich aus wie in aufblühender Pracht.

Machen Sie sich bewusst, dass Licht immateriell ist und unbegrenzt heilt, ohne Hindernisse, Einschränkung und Druck. Genießen Sie voller Freude das Gefühl, einen Körper aus Licht zu haben. Entspannen Sie sich in diesem Gefühl von Freiheit und Frieden, ohne es festhalten oder analysieren zu wollen.

5. Jede Zelle als so unendlich groß wie das Universum sehen

Suchen Sie sich in Ihrer Vorstellung unter den unendlich vielen Zellen Ihres Körpers eine aus. In diese Zelle werden Sie eintreten und sehen und fühlen, dass sie unermesslich ist wie das Universum, grenzenlos wie der Raum, friedvoll und erfüllt von einem regenbogenfarbigen Licht.

Die Begrenzungen von Zeit und Raum sind reine Gedankengebilde, die der Geist erschaffen hat, Erfindungen Ihres eigenen Geistes. Aus buddhistischer Sicht ist die Zeit ihrem wahren Wesen nach zeitlos und der Raum grenzenlos. Wenn Sie die Grenzenlosigkeit des Raums einer Zelle sehen und fühlen, öffnet sich auch Ihr Geist der Grenzenlosigkeit.

Eine Geschichte von dem großen tibetischen Meister Milarepa veranschaulicht die Grenzenlosigkeit des Raums. Milarepa befand sich einmal mit seinem Schüler Rechungpa, dessen Geist zu diesem Zeitpunkt noch beschränkt und von Arroganz getrübt war, auf einer Reise. Während sie gerade freies Gelände passierten, wurden sie von einem heftigen Hagelsturm niedergepeitscht. Als sich der Sturm etwas gelegt hatte, konnte Rechungpa seinen Lehrer nirgendwo finden. Aber er hörte Milarepas Stimme aus dem abgefallenen Horn eines Yaks tönen, das ein Stück entfernt auf dem Weg lag.

Rechungpa wollte das Horn aufheben, aber es war so schwer, dass er es nicht bewegen konnte. Also ließ er sich auf Hände und Knie nieder und spähte in das Horn hinein. Da war Milarepa und rezitierte mit inniger Freude seine yogischen Gesänge, aber er sah nicht kleiner aus als sonst, und das Horn war auch nicht größer als normal. Milarepa sprach zu seinem Schüler: »Wenn du mir gleich bist, mein Sohn, dann komm doch einfach herein!« Rechungpa bemühte sich nach Kräften hineinzuklettern, konnte jedoch nicht einmal eine Faust hineinzwängen. Da fiel alle Arroganz von ihm ab, und fortan konnte er seinem spirituellen Weg mühelos folgen.

Jeder kann sich selbst solche geistigen Fesseln anlegen wie Rechungpa. Kraft aufzuwenden nützt da nichts. Richtig ist es, den Geist als unerschöpfliche Quelle zu betrachten, die man nur noch nicht zu würdigen wusste und von der man deshalb noch keinen Gebrauch gemacht hat. Sie müssen willens sein, die Kraft des Geistes behutsam und voller Hingabe zu kultivieren. Um sich diese inneren Möglichkeiten besser zu erschließen, können Sie in der Meditation Ihre Imaginationskraft walten lassen. Ihre besten Verbündeten sind die vier Heilkräfte: Sehen, Bestätigen, Fühlen und

Glauben. Mit der Einsicht, dass Ihr Körper seinem Wesen nach bis in die kleinsten Zellen hinein grenzenlos ist, öffnen Sie Ihren beschränkten Geist und schlagen den richtigen Weg ein.

Zweck: Die Grenzenlosigkeit aller Zellen des Körpers zu sehen und zu fühlen hilft, Stress und Druck abzubauen und das Wirkungsfeld der heilenden Kräfte und Energien zu vergrößern.

Visualisieren Sie im Geiste eine bestimmte Zelle Ihres Körpers. Ein guter Anfang ist die Stelle auf Ihrer Stirn zwischen den Augenbrauen. Sie können jedoch auch eine beliebige Zelle auswählen, die Ihnen zusagt. Treten Sie in diese Zelle ein, als beträten Sie ein Zimmer.

Sehen und fühlen Sie, wie unermesslich groß die Zelle ist. Es ist, als wären Sie in den Weltraum gelangt. Vergegenwärtigen Sie sich die Grenzenlosigkeit der Zelle und erfreuen Sie sich an dem erstaunlichen, strahlenden, regenbogenfarbenen Licht, von dem sie erfüllt ist.

Lassen Sie Ihre Einbildungskraft walten, um in der Zelle herumzuspazieren, und genießen Sie ihre Unermesslichkeit und Schönheit. Die Zelle ist so ruhig und friedvoll wie ein klarer, weiter Himmel. Sie ist so unendlich groß wie das Universum, grenzenlos und still, erfüllt von lieblichen Farben und von Licht.

Sie können sich die Zelle auch als unermesslich große, wunderbare Welt voller Felder, Berge, Flüsse und Gärten vorstellen, die in Licht und Farbe erstrahlt.

Gehen Sie nun von dieser Zelle auf benachbarte Zellen über. Schauen Sie in jede Zelle hinein und erforschen Sie eine nach der anderen in ihrer Vielfalt. Visualisieren Sie regenbogenfarbiges Licht und nehmen Sie den grenzenlosen, himmelweiten Raum oder ähnliche positive Bilder wahr. Machen Sie von Ihrer Einbildungskraft auf eine Weise Gebrauch, dass Sie die Unermesslichkeit und Schönheit schätzen lernen.

Erweitern Sie Ihre Visualisation jetzt so, dass Sie das Gefühl haben, Tausende oder gar Abermilliarden von Zellen im Stirnbereich zu erblicken. Jede davon ist so grenzenlos, leuchtend und ruhig wie der weite Himmel.

Diese Methode, die Unermesslichkeit einer Zelle wahrzunehmen, können Sie auf jeden Bereich des Körpers anwenden – auf den Kopf, den Oberkörper, Arme und Hände, den Unterleib, Beine und Füße. Wählen Sie jedesmal eine Zelle aus und treten Sie in diese ein, als würden Sie ein Zimmer betreten.

Nehmen Sie sich Zeit, um die Unermesslichkeit dieser einen Zelle zu erkennen und zu spüren. Die Zelle ist so friedlich und klar wie der ungetrübte Himmel. Sie ist unermesslich groß wie das Universum, grenzenlos und still und erstrahlt im Licht herrlicher Farben.

Gehen Sie nun zu den Nachbarzellen über und erforschen Sie eine nach der anderen in ihrer Vielfalt. Machen Sie sich ein lebhaftes Bild von der wundersamen Weite und dem Frieden: vom herrlichen regenbogenfarbenen Licht und vom grenzenlosen, himmelgleichen Raum, oder sehen und empfinden Sie eine andere schöne, positive Szene. Erweitern Sie Ihre Visualisation so, dass Sie das Gefühl haben, auch die zahllosen anderen Zellen dieser Körperzone zu überblicken. Jede Zelle ist grenzenlos, leuchtend und ruhig wie der weite Himmel.

Betrachten Sie nun Ihren ganzen Körper mit seinen Billionen unermesslich großer, lichterfüllter Zellen und spüren Sie wieder die Ruhe, die davon ausgeht wie vom klaren, weiten Himmel. Vergegenwärtigen Sie sich, dass Harmonie zwischen allen Zellen herrscht und allen heilsame Liebe gemeinsam ist.

Machen Sie sich klar, dass Sie sich diesen unendlich großen, friedvollen Körper nicht einbilden, sondern die Unermesslichkeit so wahrnehmen, wie sie ist. Entspannen Sie sich in diesem Gefühl, ohne es festhalten oder analysieren zu wollen.

6. Jede Zelle als mit Heilenergien gefüllt empfinden

In dieser Übung werden Sie Ihre inneren Kräfte nutzen, um Ihren Körper mit den Heilenergien zu durchfluten. Sie haben bereits mit Ihrem geistigen Auge die Heilkraft des Lichts wahrgenommen, das jede Zelle erleuchtet. Jetzt werden Sie diese lichtgefüllten Zellen mit anderen heilsamen Energien anfüllen: mit Hitze und Glückseligkeit.

Im Kern geht es bei diesen Übungen darum, dem Körper Heilkräfte zuzuführen. Lassen Sie sich also Zeit und sonnen Sie sich in dem Wohlgefühl, das Ihnen diese Meditationsstufe vermittelt. Ziel ist es, wirklich zu fühlen, dass Sie Ihr ganzes Sein und Wesen, jeden Teil und jede Zelle Ihres Körpers, mit Wärme und Freude erfüllen können. Nehmen wir einmal an, Sie sind als Meditationsneuling unsicher, vielleicht auch ein wenig skeptisch, und fragen sich: »Wie sollte ich Hitze oder Glückseligkeit in die winzigen Zellen meines Körpers bringen können?« Das macht nichts, so-

lange Sie für die Dauer dieser Meditation davon überzeugt sind, das Gewünschte wirklich zu sehen, zu
glauben und zu fühlen. Wenn Sie nicht genau wissen,
was *Glückseligkeit* ist oder dieses Wort nicht besonders
mögen, können Sie es durch einen beliebigen Begriff
ersetzen, der Ihnen zusagt, z. B.: »Mein ganzer Körper
einschließlich aller Zellen ist von einem wundervollen
Gefühl des Friedens und der Freude durchdrungen«
oder: »Ich spüre überall, in jeder einzelnen Zelle meines Körpers, eine gesunde, heilsame Wärme.« Achten
Sie dabei auf jedes positive Gefühl, das sich bei Ihnen
einstellt, und freuen Sie sich darüber.

Die Ursachen der meisten Gesundheitsprobleme vor
allem von Menschen mittleren und höheren Alters sind
durch Kälte und Traurigkeit verursacht und äußern
sich auch darin. Deshalb ist es segensreich, sich die
Heilkräfte von Hitze und Glückseligkeit zunutze zu
machen.

Falls es Ihnen schwer fällt, sich viele Zellen oder Teilchen zu vergegenwärtigen, sollten Sie daran denken,
dass Sie sich zu Anfang geistig auf eine einzige Zelle
konzentrieren können, um sich dann allmählich auch
in viele einzufühlen.

Hitze ist wahrscheinlich die Heilenergie, von der die
meisten Menschen gern Gebrauch machen, aber Sie
können auch die essenzielle Eigenschaft eines der anderen Elemente Erde, Wasser, Luft und Raum auswählen, je nachdem, welches Ihre Bedürfnisse sind und
was Ihrem Empfinden nach richtig für Sie ist. Zum Beispiel könnten Sie sich bei Fieber statt auf die Hitze des
Feuers auf die lindernde Kühle des Wassers konzentrieren oder bei Neigung zu einem Gefühl der Enge

oder des Erstickens über die Leichtigkeit von Luft oder die Weite des Raums meditieren; oder Sie sehen und fühlen, dass jede Zelle die Festigkeit der Erde hat, falls Ihr Geist umherschweift oder Ihnen schwindelig wird.

Führen Sie diese Übung entspannt und mit einem Gefühl des Wohlbehagens durch, aber trotzdem mit so viel Hingabe, dass Ihr Körper Gelegenheit hat, vollkommen in die reinigenden Energien von Hitze und Glückseligkeit einzutauchen. Wenn Sie sich mit dieser Übung vorbereiten, wird die nachfolgende Meditation über die heilenden Wellen wirkungsvoller sein.

Sollten Sie unter wuchernden Krebszellen leiden, ist es besonders empfehlenswert, sich Zeit zu nehmen und tief in die reinigenden Heilenergien einzutauchen. Dadurch vermeiden Sie die Gefahr, dass sich Negativität in Ihrem Geist und Giftstoffe in Ihrem Körper ausbreiten, statt umgewandelt zu werden, wenn Sie mit den Heilwellen beginnen.

Zweck: Ein Bewusstsein für die Heilkräfte zu entwickeln ist eine der wesentlichsten Übungen unter diesen Meditationen. Damit legen Sie den Keim zur Befreiung von geistigen und körperlichen Gebrechen. Indem Sie sich bildhaft die positive Umwandlung unermesslich vieler Zellen vorstellen, üben Sie sich in grenzenloser Freude. Während Sie sich dieser Meditation widmen, lernen Sie, wie Sie Kälte und Traurigkeit dahinschmelzen lassen können. Sie können ein Gefühl von Frieden und Freude in Ihrem Leben wecken, das Sie nicht für möglich gehalten hatten. Durch diese machtvolle Meditation wird das Wohlbefinden wirksam gesteigert.

Vergegenwärtigen Sie sich wieder im Geiste die Stelle zwischen den Augenbrauen auf Ihrer Stirn und wählen Sie eine Lichtzelle unter den Milliarden Zellen aus, in die Sie eintreten wollen.

Begeben Sie sich in Ihrer Imagination in diese unermesslich große Zelle, als würden Sie ein Zimmer betreten. Spazieren Sie nun darin herum und fühlen Sie, dass die Zelle nicht nur so unermesslich groß ist wie das All, sondern darüber hinaus angefüllt ist mit den heilkräftigen Energien von Hitze und Glückseligkeit oder, falls Ihnen das lieber ist, mit Wärme und Freude.

Machen Sie sich im Geiste bewusst, dass Sie wirklich das Empfinden haben, an einem sehr glücklichen Ort zu weilen, an dem es keine Kälte und keinen Schmerz gibt, nur Wärme und vollkommene Zufriedenheit. Die Zelle ist angefüllt mit beseligender Wärme, die tröstlich ist und nichts Bedrückendes hat. Die Zelle ist so weiträumig und offen wie der klare Himmel. Sie ist bis in den letzten Winkel angefüllt mit Licht und Wärme, ein herrlicher Ort, an dem man gern weilt, als käme man im Winter in ein angenehm beheiztes, warmes Zimmer. Baden Sie in den Heilkräften, die diese grenzenlose Zelle erfüllen.

Sehen Sie nun, dass Ihre Stirn eine Ansammlung von Abertausenden einzelner Zellen ist und erkennen Sie jede davon als eine grenzenlose Zelle aus Licht. Jede Zelle ist randvoll mit den heilenden Energien von Hitze und Glückseligkeit angefüllt.

Sie können im Geiste jeden Teil Ihres Körpers aufsuchen und sehen und fühlen, dass jede der unzähligen einzelnen Lichtzellen unermesslich groß ist. Fühlen Sie, dass alle Zellen ganz und gar von den Heilkräften der Hitze und Glückseligkeit erfüllt sind.

Sonnen Sie sich in dem wundervollen Gefühl der beseligenden Hitze in jeder der unendlich weiten Zellen all Ihrer Körperteile. Nehmen Sie sich für jeden Körperbereich Zeit: für den Kopf, den Oberkörper, die Arme und Hände, den Unterleib, die Beine und die Füße.

Sollte irgendein Körperteil besondere heilende Zuwendung benötigen, dann verweilen Sie dort länger. Konzentrieren Sie Ihre Aufmerksamkeit auf den betreffenden Bereich und vergegenwärtigen Sie sich die Milliarden einzelner Zellen aus Licht. Fühlen Sie, dass jede Zelle bis an die Genze ihres Fassungsvermögens mit der heilkräftigen Energie beseligender Hitze angefüllt ist.

Machen Sie sich jetzt Ihren ganzen Körper mit seinen Billionen einzelner Zellen bewusst. Sehen Sie, dass jede Zelle Ihres Körpers eine grenzenlose Zelle aus Licht ist. Fühlen Sie, dass jede Zelle mit der Heilkraft beseligender Hitze angefüllt ist. Baden Sie in diesem wunderbaren Gefühl. Spüren Sie ganz real, wie Ihr Körper vollständig von Glückseligkeit, Hitze und Wohlbehagen erfüllt ist.

Denken und fühlen Sie nun, dass die Zellen Ihres Körpers nicht nur mit heilenden Energien angefüllt sind, sondern auch kraftvolle Heilenergien erzeugen. Spüren Sie, dass die Kraft der beseligenden Hitze Sie von all Ihren mentalen Unreinheiten geläutert und alle physischen Giftstoffe aus jeder Zelle Ihres Körpers spurlos entfernt hat. Konzentrieren Sie Ihre Aufmerksamkeit und Ihren Glauben auf dieses Gefühl der totalen Reinigung jeder Zelle Ihres Körpers.

Genießen Sie zum Schluss das Gefühl, einen Körper

aus unermesslichen, grenzenlosen, reinen Heilenergien zu besitzen. Entspannen Sie sich im uneingeschränkten Gewahrsein der heilsamen Energien Ihres Körpers, der beseligenden Hitze, der totalen Stille, ohne diese festhalten oder analysieren zu wollen.

7. Den Körper mit Licht- und Energiewellen heilen

Sie können die Macht der Heilenergien noch verstärken, indem Sie Ihren Atem als segensreiche Kraft einsetzen, die wie ein reinigender Wind wirkt. Bei dieser geleiteten Meditation senden Sie mit Hilfe Ihrer Atmung Heilwellen durch Ihren Körper. Während Sie aus- und einatmen, denken und fühlen Sie, dass Licht und besonders Hitze und Glückseligkeit zu jeder Zelle Ihres Körpers getragen werden. Dies ist die Hauptmeditation zur Heilung aller geistigen und körperlichen Leiden.

Es ist kaum verwunderlich, dass die Leute in den Workshops, die ich geleitet habe, mit großer Freude und Begeisterung auf diese Übung ansprechen. Bei dieser Meditation ist Aktivität gefordert, da der Atem eingesetzt wird, der ja der Quell allen Lebens ist. Wenn Sie Ihre Atmung mit positiver Energie synchronisieren, kann das zu sehr wirkungsvollen Ergebnissen führen.

Obgleich die Heilenergie hier von starken Wellen befördert wird, sollte sie doch ganz natürlich, leicht und frei fließen. Sie dürfen nicht zu energisch vorgehen, da Sie sich dann anspannen und die Energie ins Negative verkehren. Wenn Sie merken, dass Sie zu aggressiv sind, sich wie eingeschnürt fühlen oder von Schwindel befallen werden, sollten Sie sich möglichst entspannen.

Gehen Sie zur einfachen Betrachtung des Atems zurück und lockern Sie den Unterleib, während Sie atmen, sodass sich die Bauchdecke jedesmal, wenn Sie einatmen, sanft und natürlich hebt. Stellen Sie sich vor, Ihr Atem sei ein sanfter Wind, der beschwichtigend und beruhigend wirkt.

Falls Sie bestimmte Beschwerden haben – zum Beispiel Angstkrämpfe im Bauch –, stellen Sie zunächst fest, wo das Problem sitzt, und visualisieren es dann auf die Art und Weise, die Ihnen angemessen erscheint. Sie könnten es sich beispielsweise als Knoten, dunklen Fleck oder Eisklumpen vergegenwärtigen. Wenn es sich bei Ihrem Problem um eine Wunde, eine Entzündung oder eine fiebrige Schwellung handelt, sollten Sie es vielleicht als Flamme visualisieren und dann Heilwellen zu der betreffenden Körperstelle transportieren, wobei Sie sich nach Möglichkeit die Zellen dort vor Augen halten. Hitze und Glückseligkeit sind die gebräuchlichen Energieformen, aber wenn sich Ihre Beschwerde als Flamme darstellt, werden Sie lieber Bilder visualisieren, die Kühlung bringen, etwa heilkräftiges Wasser.

Wenn Sie krank sind und Medikamente einnehmen oder sich einer anderen Art von Behandlung unterziehen müssen, können Sie die Meditation der Heilwellen mit der Behandlung koordinieren und in Einklang bringen. Auf diese Weise wird die günstige Wirkung des Medikaments, sowie es von Ihrem Körper aufgenommen wird, um ein Vielfaches verstärkt.

Zweck: Auf dieser Meditationsstufe wird die Heilung jedes Körperteils und aller Aspekte des Geistes in Gang gesetzt und verstärkt. Die Wellenbewegung eint den

Körper durch die Erzeugung und Verteilung heilsamer Energie. Ziel der Heilwellen ist es, Blockaden abzubauen, Schädigungen zu beseitigen oder zu heilen und kranken Zellen Leben und Gesundheit zurückzugeben.

Sobald Sie mit den Bewegungen der Heilwellen vertrauter sind und Übung darin haben, sie zu erzeugen, wird es Ihrem Nervensystem leichter fallen, mit dem übrigen Körper in Einklang zu kommen und gesünder und glücklicher zu sein.

Machen Sie sich den Atem in Ihrem Körper bewusst. Entspannen Sie den Bauch und lassen Sie Ihre Atmung ganz natürlich und ungezwungen werden. Vergegenwärtigen Sie sich, wie die Luft beim Ein- und Ausatmen vom Bauch her aufsteigt und Ihr Atemsystem füllt.

Denken und fühlen Sie, während Ihr Atem durch Ihren Körper strömt, dass alle Zellen Ihres Körpers ebenfalls atmen. All die Billionen Zellen aus Licht und beseligender Hitze, vom Scheitelpunkt Ihres Kopfes bis hinunter zu Ihren Füßen, atmen. Ihr Atem streicht durch den ganzen Körper, und alle Zellen in Ihrem Körper atmen unablässig aus und ein.

Spüren Sie nun, dass die Atmung nicht nur Luft, sondern auch kraftvolle Wellen heilsamen Lichts und heilkräftiger Energie befördert. Die Atmung selbst ist Hitze und Glückseligkeit. Der Atem selbst ist es, der in Form von kraftvollen, heilsamen Energiewellen durch Ihren Körper strömt.

Jede Zelle Ihres Körpers quillt über vor heilender Ener-

gie, und die Wellen beseligender Hitze stärken und verdoppeln auf ihrem Weg durch den Körper ihre Heilkräfte.

Denken und fühlen Sie beim Ausatmen, dass alle Zellen Ihres Körpers, vom Scheitelpunkt des Kopfes bis hin
zu den Fußsohlen, allen anderen Körperzellen Wellen
von Heilenergie und beseligender Hitze als Geschenk
darbringen.

Denken und fühlen Sie beim Einatmen, dass alle Zellen
Ihres Körpers, vom Scheitelpunkt des Kopfes bis hin zu
den Fußsohlen, Wellen von Heilenergie und beseligender
Hitze als Geschenk der anderen Körperzellen aufnehmen.

Denken und fühlen Sie, dass alle Zellen Ihres ganzen
Körpers ein Team bilden, das Geschenke in Form von
heilsamen Energiewellen und Wellen beseligender Hitze
aussendet und empfängt. Spüren Sie die Wellen heilkräftiger Energie und beseligender Hitze.

Denken und fühlen Sie, dass alle Zellen durch den
Strom von Energiewellen und Wellen beseligender Hitze,
die Ihren Körper durchlaufen, wechselseitig miteinander
verbunden sind. Wie ein Team senden und empfangen
alle Zellen Energiewellen. Während die Energiewellen
strömen, nehmen Heilkraft und beseligende Hitze in jeder Zelle Ihres Körpers und im Körper insgesamt zu.

Sehen und fühlen Sie, wie die wunderbare Entfaltung
der Heilenergien vonstatten geht. Die Wellen strömen
von jedem Teil Ihres Körpers zu jedem Teil Ihres Körpers,
durchdringen alles und erfüllen jede grenzenlose Zelle
Ihres Körpers. Freuen Sie sich an diesen unglaublich heilsamen Energiewellen, die in jeder der grenzenlosen
Lichtzellen Ihres Körpers auf- und nieder-, ein- und ausströmen. Überall in Ihrem Körper ist jede einzelne Zelle

vollständig mit diesen wundersamen, wogenden Heilwellen gefüllt.

Sehen, fühlen und glauben Sie jetzt, dass alle kranken und absterbenden Zellen Ihres Körpers durch die wohltuenden Wellen heilsamen Lichts und heilkräftiger Energie wieder zum Leben erweckt werden, wie eine welke Blume durch Wasser wieder belebt wird.

Sehen, fühlen und glauben Sie, dass diese wunderbaren, kraftvollen Wellen Ihrem ganzen Körper Heilung und Gesundheit gebracht haben; vergegenwärtigen Sie sich, dass verhärtete Arterien wieder elastisch geworden sind, dass jede Verstopfung Ihrer Adern durch die Kraft der Wellen aus heilsamem Licht und heilkräftiger Energie aufgehoben worden ist, dass alle geschädigten oder angegriffenen Gewebe und andere Teile im Körperinnern wiederhergestellt und wieder miteinander verbunden sind. Ihr ganzer Körper mit allen Funktionen ist wieder eins geworden, vereint durch die Heilung, die diese kraftvollen Wellen bewirkt haben.

Sehen und fühlen Sie, während Ihr rhythmisches Atmen Heilwellen durch Ihren Körper schickt, wie sich die Kälte und die Traurigkeit von Geist und Körper im Strom freudevollen Lichts und beseligender Hitze auflösen.

Sehen, fühlen und glauben Sie, dass Sie ganz, mit Körper und Geist, durch die Wellen beseligender Hitze, die Ihren Körper durchströmen, in Freude, Trost, Frieden und Wohlgefühl aufblühen.

Nehmen Sie immer wieder Ihren Körper und die Billionen Lichtzellen, aus denen er sich zusammensetzt, bewusst wahr. Die Heilwellen fließen wie ein Strom durch jede Zelle und verbinden alle Zellen miteinander. Erfreuen Sie sich daran, wie sich Ihr Körper anfühlt, während die heilsamen Wellen durch ihn hindurchströmen. Genießen Sie frohen Herzens das Gefühl, dass Ihr Körper ein Körper aus Heilenergie, strahlender Gesundheit und Wohlbefinden ist.

Wenn Sie spüren, dass diese Meditation vollendet ist, entspannen Sie sich im Zustand offenen Gewahrseins und in Stille. Seien Sie eins mit dem, was Sie erfahren, wie Wasser, das in Wasser gegossen wird.

Es gibt ein paar Variationen zu dieser Übung, die manchmal hilfreich sein können:

- Wenn Sie sich zu Anfang zu stark unter Druck gesetzt fühlen, mit jedem Atemzug Heilwellen auszusenden und zu empfangen, sollten Sie sich erst einmal viele Atemzyklen lang auf Ihr Ausatmen konzentrieren und heilsame Wellen aus Licht und beseligender Hitze ausstrahlen. Mit der Wellenbewegung des ausströmenden Atems wird dann zu allen Zellen Ihres Körpers Heilung gebracht.

  Konzentrieren Sie sich danach viele Atemzyklen lang auf Ihr Einatmen, das heilsames Licht und die Kraft beseligender Hitze zu all Ihren Zellen trägt. Während Sie einatmen, empfängt jede Zelle Ihres Körpers das Geschenk heilkräftiger Energie von allen anderen Körperzellen.

  Erst wenn Sie damit zufrieden sind, wenden Sie sich der Meditation des Aussendens und Empfangens von heilsamen Energiewellen mit jedem Einatmen und Ausatmen zu.

- Denken und fühlen Sie beim Ausatmen, dass die Zellen Ihres Körpers eine Wolke aus heilsamem Licht und heilkräftiger Energie in Ihrem Körper bilden, wie ein

Treibhaus von Blumendüften erfüllt ist oder die Luft von der Wärme des Sonnenlichts.

Denken und fühlen Sie beim Einatmen, dass jede Zelle Wellen von heilsamem Licht und heilsamer Energie aus dem Speicher dieser heilkräftigen Wolke empfängt.

- Wenn mit dieser Meditation ein bestimmtes mentales oder physisches Leiden geheilt werden soll, gehen Sie folgendermaßen vor: Vergegenwärtigen Sie sich kurz Ihr besonderes Problem in geeigneter Form, etwa als Eis oder Dunkelheit an der Stelle, wo Sie es am stärksten spüren. Sehen und fühlen Sie dann, wie Ihr Problem ganz und gar von den Heilwellen aufgelöst wird, und freuen Sie sich, dass Sie davon erlöst sind.

- Falls diese Meditation unangenehme Empfindungen bei Ihnen auslöst, Sie zum Beispiel nervös sind oder meinen, abzuheben und zu schweben, sollten Sie sich einfach entspannen und ein wenig lockern. Versuchen Sie, sich nicht zu sehr auf die Kraft und Bewegung der Heilwellen zu konzentrieren. Nehmen Sie lieber entspannt und offen die angenehme Wärme und Heilkraft wahr. Oder führen Sie einige geeignete Übungen durch, zum Beispiel »Störende Gefühle ausräumen« oder »Den umherschweifenden Geist erden«, beide zu Beginn dieses Kapitels (Stufe 1 dieser Meditationen) beschrieben.

Eine Meditation zur Heilung wuchernder kranker Zellen (optional)

Manche Menschen meinen, dass sie bei einer Krebserkrankung, die sich schnell ausbreiten kann, keine Energiewellen nutzen sollten, da der Krebs vielleicht gerade dadurch Metastasen bildet, statt abzuheilen.

Ich bin anderer Meinung. Wenn diese Meditation richtig und in einer entspannten, positiven Geisteshaltung durchgeführt wird, wirkt sie sich immer günstig aus.

Wenn Sie jedoch die Befürchtung haben, die Energiewellen würden vielleicht die Ausbreitung des Krebses fördern, könnte die Macht Ihrer inneren Ängste die Meditation untergraben und tatsächlich ein Risiko darstellen. Wenn Sie also an Krebs oder einer anderen Erkrankung mit Ausbreitungstendenzen leiden und eine Verschlimmerung befürchten, dürfte es besser sein, die Meditation in folgender Weise abzuändern. Diese Version der Übung wirkt sich auch bei anderen Problemen wie zum Beispiel Magenbeschwerden günstig aus.

Im Verlauf der Übung werden Sie sich bildhaft einen Wall positiver Energie vorstellen, der die kranken Zellen umschließt und deren Heilung ermöglicht. Sie werden außerdem die Milliarden gesunder Zellen visualisieren, von denen der erkrankte Bereich umgeben ist, und sehen, dass von diesem gesunden Teil Ihres Körpers Heilenergie ausgeht. So haben Sie einen defensiven Schutzwall, der den Krebs eingrenzt, und eine offensive Kraft, die ihn mit Heilkraft überschwemmt.

Alternativ könnten Sie auf der siebten, achten und neunten Stufe auch auf folgende Weise meditieren, besonders, wenn der Krebs sich bereits auf viele Teile Ihres Körpers ausgebreitet hat: Sehen und fühlen Sie, dass alle Zellen einschließlich der kranken grenzenlose Lichtzellen sind, angefüllt mit heilenden Energien. Jede erkrankte Zelle verbrennt ihren Krebs durch ihre eigene Heilenergie und verwandelt sich in eine Zelle der Heilkraft, wie Feuer Holz verbrennt und in Flammen verwandelt.

Bei einer Erkrankung macht man mitunter schwere Zeiten durch. Wenn Sie zum Opfer von Angst und Trauer werden, können Sie zu dieser Meditation Ihre Zuflucht nehmen. Seien Sie im Geiste überzeugt davon, dass Sie während der Meditation Trost und Frieden erfahren, im Innersten zur Ruhe kommen und frei von Sorgen sein werden. Visualisieren Sie die Heilenergien so deutlich wie möglich und spüren Sie deren Kraft. Verweilen Sie beim Bild der gesunden Zellen, die Ihre kranken Zellen einschließen und Heilkräfte verbreiten, die sich auf die Tumorzellen übertragen.

Sie könnten Ihren Körper auch so sehen, wie er sich jetzt gerade darstellt – mit allen Veränderungen in Form, Farbe und Struktur, die durch die Erkrankung aufgetreten sein mögen. Dann vergegenwärtigen Sie sich, dass diese Veränderungen verheilt sind und Sie Ihre ursprüngliche, gesunde Gestalt wiedergewonnen haben.

Zum Schluss können Sie noch Ihre Meditation erweitern, indem Sie aller Welt Gesundheit und Frieden wünschen. Wenn Sie krank sind, kann es sich sehr wohltuend auf Ihr Befinden auswirken, Mitgefühl für andere zu zeigen. Dadurch wachsen Sie über sich selbst hinaus, sodass sich Ihr eigenes Leiden in etwas Positives verwandeln kann. Beim Empfinden von Mitleid werden Geist und Körper spontan mit positiver Energie aufgeladen, die wiederum zur Heilquelle für Sie selbst wird.

Ziel: Nicht jede Krankheit ist heilbar. Selbst der Buddha wurde alt, krank und starb. Ihrem Körper wohnen jedoch gewaltige natürliche Heilkräfte inne, mit deren Hilfe Sie Ihre Körperabwehr auch während einer ärztlichen Behandlung stärken können. Diese Meditation ist nur eine unter vielen, die sich bei Krebs und anderen Erkrankungen, bei denen die Gefahr der Ausbreitung besteht, segensreich auswirken. Zum Beispiel könnten Sie heilenden Nektar oder Heilenergie visualisieren, indem Sie sich bestimmte buddhistische Bilder vergegenwärtigen, wie in Teil III dieses Buches beschrieben.

Wenn Sie wissen, dass Sie wuchernde Krebszellen haben, dann stellen Sie sich diese Zellen in ihrer gegenwärtigen Form, Farbe und Wirkung auf Ihr Gefühl vor. Visualisieren Sie sie dort, wo sie sind und soweit es Ihnen leicht fällt.

Machen Sie sich, so gut Sie können, die Teile Ihres Körpers bewusst, die noch nicht in Mitleidenschaft gezogen sind, und überzeugen Sie sich davon, dass die Zellen dort stark und gesund sind. Jede Zelle ist so unermesslich groß wie das Universum. Jede Zelle ist eine Zelle aus heilsamem Licht und heilkräftiger Energie: Hitze und Glückseligkeit oder kraftvolle, freudvolle Wärme.

Meditieren Sie immer wieder über die gesunden Zellen, von denen die kranken Zellen umgeben sind. Sehen und fühlen Sie, dass die gesunden Zellen rein sind und vor Licht strahlen. Vergegenwärtigen Sie sich insbesondere die positive Kraft der segensreichen heißen Energie dieser gesunden Zellen.

Sehen und fühlen Sie nun, dass sich ein mächtiger

Energiewall um die kranken Zellen schließt wie eine Eierschale. Keine negative Energie kann diese Schale durchdringen und die kranken Zellen nähren, ebensowenig wie schädliche Energie aus den kranken Zellen durch die Schale entweichen und andere Zellen schädigen kann. Die kranken Zellen sind total isoliert und abgeschirmt und werden ausgehungert.

Spüren Sie, während Sie aus- und einatmen, dass jede Zelle Ihres Körpers gleichfalls atmet. Während Sie atmen, strömen Wellen von Heilenergie aus jeder gesunden Zelle Ihres Körpers in den erkrankten Bereich. Fühlen Sie die Macht der beseligenden Hitze, die den gesunden Zellen Ihres Körpers entströmt, und freuen Sie sich daran.

Während Sie atmen, schickt jede gesunde Zelle Ihres Oberkörpers Wellen von Licht und beseligender heißer Energie zu den kranken Zellen hinunter. Während Sie atmen, schickt jede gesunde Zelle Ihres Unterleibes Wellen von beseligender heißer Energie zu den kranken Zellen hinauf. Denken und fühlen Sie jetzt, während Sie atmen, dass die kranken Zellen bei Berührung mit den Wellen der beseligenden heißen Energie langsam weich zu werden beginnen. Verweilen Sie im Geiste bei diesem Bild. Vergegenwärtigen Sie sich die Erfahrung, dass sich die kranken Zellen verändern und weich werden. Die kranken Zellen lösen sich ganz allmählich auf.

Unter dem Einfluss der beseligenden Hitzewellen schmelzen die kranken Zellen und verflüssigen sich, zuerst zu einem Rinnsal und dann zu einer wahren Flut. Während Sie atmen, treiben die Heilwellen diese Flut aufgelöster kranker Zellen durch die zwei unteren Öffnungen Ihres Körpers hinaus. Alle kranken Zellen samt ihrer schädlichen Einflüsse werden vollständig beseitigt. Sie verlassen Ihren Körper und lösen sich spurlos in Luft auf. Machen Sie sich Ihren Körper bewusst und fühlen Sie, dass Sie jetzt vollkommen frei von kranken Zellen und Beschwerden sind. Genießen Sie voll Freude das Gefühl, dass Ihr Körper von Krankheit entleert und befreit ist.

Wiederholen Sie diese Übung, sooft Sie mögen.

Sehen und fühlen Sie anschließend, dass Ihre gesunden Zellen reine neue Zellen produzieren, Tausende und Abertausende davon. Diese neuen gesunden Zellen, von Licht und heilsamer Energie erfüllt, nehmen den Platz der aufgelösten Zellen ein. Jetzt besteht Ihr ganzer Körper aus schönen, starken, gesunden Zellen voll unglaublich heilkräftiger Energie.

Erfreuen Sie sich an dem wunderbaren, kraftvollen Gefühl der beseligenden Hitze und der Empfindung, frei von Krankheit zu sein. Entspannen Sie sich zum Schluss im offenen Bewusstsein Ihrer Erfahrung, ohne sie festhalten oder analysieren zu wollen.

8. Den heilenden Klang AH hören

Das Singen und Rezitieren gehört in vielen Traditionen und Kulturen der Welt zu den kraftvollsten Formen des Heilens. Jeder inspirierende Klang – ob Gebet, Mantra, heiliger Name, Vers oder Silbe – kann als Heilklang eingesetzt werden.

In diesem Fall wird der Laut AH benutzt. Sie sagen oder singen AH beim Ausatmen und hören den Laut AH im Geiste beim Einatmen. Sie können ganz nach Belieben laut AH singen oder auch nur den Klang innerlich hören. Gleichzeitig werden Sie den Laut AH dazu benutzen, um die Heilwellen zu erzeugen und auf ihrem Weg durch den Körper zu stärken.

Nach buddhistischer Auffassung ist AH Ursprung und Essenz aller Klänge. Alle Laute, Worte, Sprachen und Gebete entstehen aus dem AH. Darüber hinaus ist das AH in allen Klängen, Worten, Sprachen und Gebeten enthalten.

Dabei ist das AH jedoch nicht mit Konzepten, Botschaften oder anderem emotional besetzt. Vielmehr ist es der Klang von grenzenloser Energie, Offenheit, Freiheit und Frieden. Es ist ein natürlicher Klang, der mit befreienden, öffnenden und heilsamen Eigenschaften gesegnet ist. In seiner Qualität gleicht er dem Raum. Der Raum lässt alle Phänomene in Erscheinung treten und aktiv werden, ohne ihnen jedoch bestimmte Formen oder Bedingungen vorzugeben.

In den Schriften des tibetischen Buddhismus ist das AH die Essenz aller transzendenten Weisheitslehren (*Prajnaparamita*). Es ist der ungeborene, ungeschaffene Buchstabe, der für die Offenheit oder Leere steht, die große Allmutter.

Sie müssen kein Buddhist oder religiöser Mensch sein, um den Laut AH zu mögen. Gesprochen oder gesungen hat er etwas Warmes, Beschwichtigendes, Lösendes. Freuen Sie sich also an diesem Klang, wenn Sie die Meditation durchführen. Um in den vollen Genuss der segensreichen Wirkung dieser Übung zu kommen, entspannen Sie beim Einatmen Ihren Bauch. Dann kann der Atem beim AH-Singen tief aus dem Zwerchfell aufsteigen. Der Laut AH ist der Klang Ihrer Atmung. Er ist der Klang der heilsamen Wellen, die Ihren Körper durchströmen.

Zweck: Der Klang Aн unterstützt die heilenden Energien in Körper und Geist. Er verstärkt die Kraft der Energiewellen und hilft Ihnen, von den Fesseln physischer und mentaler Leiden freizukommen.

Wenden Sie sich jetzt bewusst Ihrer Atmung zu. Meditieren Sie wieder über die heilsamen Energie- und Lichtwellen, indem Sie synchron mit Ihrem Atem jede Zelle Ihres Körpers aufsuchen und wieder verlassen.

Fügen Sie nun den beruhigenden Laut Aн hinzu, den Klang von Offenheit, Freiheit und Frieden. Er ist außerdem der Klang der Heilung in Form von Wellen beseligender Hitze. Die Heilwellen sind vom Klang Aн erfüllt, während sie mit Ihrem Atem ein- und ausströmen.

Singen Sie das Aн auf dreierlei Art:

1. Singen Sie den Klang des heilsamen Lichts und der beseligenden Hitze mit lauter, bewegter Stimme.

   Denken und fühlen Sie beim Ausatmen, dass jede Zelle Ihres Körpers Ihnen voller Liebe das Geschenk darbringt, den melodischen Laut Aн, den Klang der Heilung, auch allen anderen Zellen Ihres Körpers, vom Scheitelpunkt Ihres Kopfes bis hin zu Ihren Fußsohlen, zu übermitteln. Hören Sie, während Sie einatmen, einfach das gesungene Aн mit dem Empfinden, dass jede Zelle Ihres Körpers, vom Kopf bis zu den Zehen, voller Freude den heilenden Klang Aн hört.

   Beim Ausatmen singen Sie den Laut Aн und beim Einatmen hören Sie den Laut Aн.

   Alle Zellen Ihres Körpers, vom Scheitelpunkt Ihres

Kopfes bis hin zu Ihren Fußsohlen, haben ihre Freude am Aн, dem Klang der heilsamen Wellen aus Licht und Energie, der wie die herzerfreuenden Klangwellen einer großen Symphonie ist. Vergegenwärtigen Sie sich, dass der Klang Aн alle Zellen weckt und jeder Zelle grenzenlose beseligende Hitze sowie strahlendes Licht bringt. Mit jedem Aн erblühen Sie körperlich und geistig in Gesundheit und Wohlbefinden.

2. Singen Sie den Laut Aн beim Ausatmen mit leiser Stimme, fast im Flüsterton. Bei diesem weichen, angenehmen Klang sendet jede Körperzelle heilkräftige Wellen an jede andere Zelle Ihres Körpers.

   Hören Sie beim Einatmen den sanft erklingenden Laut Aн einfach. Spüren Sie dabei, wie jede Zelle Ihres Körpers den Klang Aн mit seinem heilsamen Licht und seiner beseligenden Hitze freudig aufnimmt.

3. Singen Sie den Laut Aн im Stillen. Singen Sie beim Ausatmen und Einatmen im Geiste Aн. Vergegenwärtigen Sie sich dabei, dass jede Zelle Ihres Körpers voller Liebe Heilwellen an alle anderen Zellen sendet, während ihr gleichzeitig von allen anderen Zellen Heilung zukommt.

Hier ein paar Alternativen zur beschriebenen Meditation:

• Wenn Sie sich mit der Konzentration auf jeden Atemzug überfordert fühlen oder zu eifrig bei der Sache sind, sollten Sie sich die ersten paar Atemzyklen lang nur auf die Aussendung des Klangs Aн konzentrieren. Während der nächsten Atemzyklen richten Sie Ihre Aufmerksamkeit dann auf die Zellen Ihres Körpers, die den heilsamen Klang empfangen.

Falls Sie das Empfinden haben, von der Energie der Klangwellen überwältigt zu werden, konzentrieren Sie sich eine Zeitlang nur auf die ausgesendeten Wellen.

- Singen Sie, während Sie ausatmen, Aн und fühlen Sie dabei, dass Wolken heilsamen Lichts und heilkräftiger Energie Ihren Körper erfüllen, wie die Wärme des Sonnenlichts die Erde erfüllt. Spüren Sie beim Einatmen, wie jede Zelle Ihres Körpers das heilsame Geschenk des Aн aus dem unerschöpflichen Speicher dieser heilkräftigen Wolken empfängt.

9. Mit dem »Aufblühenden Lotus« offen werden für die Heilung

Körperliche Bewegungen wie zum Beispiel Prozessionen, Tänze, Handbewegungen und Segnungsgesten sind in vielen Traditionen ein grundlegender Bestandteil von Ritual und Heilung. Alles Lebendige verändert sich – es wächst, gedeiht und vergeht – in Form von Bewegung. Durch Bewegung kommen die Dinge in Verbindung und Harmonie miteinander, oder sie lösen sich voneinander und gehen zugrunde. Wenn Heilenergie durch Bewegung nutzbar gemacht wird, werden die positiven Auswirkungen noch verstärkt.

Bewegung ohne entsprechendes Bewusstsein erzeugt jedoch wenig oder gar keine Heilenergie. In vielen Fällen verzehrt sie einfach nur Kraft. Deshalb rate ich Ihnen eindringlich, sich bei dieser Übung wirklich auf das Gewahrsein zu konzentrieren, selbst wenn Sie nur eine kleine Bewegung ausführen.

Es gibt eine Vielzahl von Bewegungen, die im Rahmen meditativer Heilung eingesetzt werden können.

Hier jedoch werden Sie nur einfache Handbewegungen ausführen, die sich an der Entfaltung einer Lotusblüte orientieren.

Der Lotus weckt besonders positive spirituelle Assoziationen. Er wurzelt in Morast und Schlamm und bringt trotzdem eine Blüte von außergewöhnlicher Schönheit hervor. So sind auch wir gewöhnlichen Sterblichen mit Leid und Unreinheit behaftet und doch unserem wahren Wesen nach makellos rein und vollkommen.

In dieser Übung werden Sie Ihre Hände so zusammenlegen, dass sich die Fingerspitzen und vielleicht auch die Handflächen mit den Außenkanten berühren. Dann werden Sie die Hände ähnlich wie in der Bewegung des Aufblühens öffnen. Dabei sollte sich Ihr Gewahrsein der heilsamen Bewegung ganz langsam und bewusst entfalten. Zuvor sollten Sie sich jedoch, noch ehe Sie überhaupt eine Bewegung ausführen, auf Ihren Atem konzentrieren und fühlen, dass Ihr ganzer Körper einschließlich jeder einzelnen Zelle ebenfalls ein- und ausatmet.

Zu Anfang machen Sie Bewegungen, die fast unmerklich und kaum zu sehen sind, als finde die Bewegung nur geistig statt körperlich einen Ausdruck. Entscheidend ist die Konzentration. Sie sollten jede Bewegung dieser Übung voll bewusst ausführen.

Es kommt nicht unbedingt darauf an, dass Sie eine anmutige Bewegung machen, sondern dass Sie auch die feinste Energiestufe in Ihren Bewegungen bewusst wahrnehmen. Vergegenwärtigen Sie sich das köstliche Gefühl, das Sie haben, wenn sich Ihr Körper mit jeder einzelnen Zelle der heilenden Geste öffnet.

Wenn Sie Finger und Handflächen zusammenlegen, sollte diese Bewegung mit dem Empfinden einhergehen, dass sich die Zellen Ihres Körpers berühren, verbinden und Heilenergien miteinander austauschen. Wenn Sie Finger und Handflächen voneinander lösen, sollte Ihnen diese Bewegung das Gefühl vermitteln, dass sich Ihre Zellen öffnen und entfalten.

Eine besondere Kraft geht von dieser Übung aus, wenn Sie Ihre Gesten mit der Bewegung der Heilwellen koordinieren. Sie können zu den Bewegungen auch den Laut Aн singen. Durch die Kombination aus Bewegung und Klang wird die Heilung intensiviert.

Zweck: Körperliche Bewegungen wie die Lotusgeste maximieren die Heilenergie. Bewegung aktiviert den Körper, sodass jeder Körperteil an der Heilung teilhat. Sie verstärkt die günstigen Auswirkungen auf Körper und Geist. Die Bewegung beschleunigt den Heilungsprozess im Körper und fördert die Befreiung des Geistes von mentalen und emotionalen Beschränkungen.

Bewusste Bewegungen können erstaunliche Heilenergien erzeugen. Wenn Sie sich während Ihrer Bewegungen die Heilenergien bewusst machen und noch die Heilkraft des Klangs hinzufügen, verstärken Sie den Nutzen für Geist und Körper immens, ebenso wie Feuer geschürt wird, wenn der Wind hineinfährt.

Legen Sie die Hände vor Ihrem Herzen in Form einer Blütenknospe so zusammen, dass sich die Fingerspitzen und eventuell auch die Handflächen leicht berühren (siehe Abbildung rechts). Werden Sie mit ungeteilter Aufmerk-

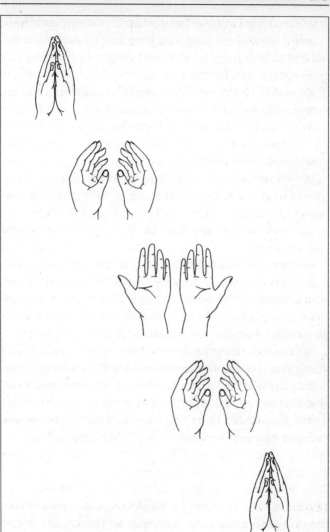

samkeit der Berührung Ihrer zusammengelegten Hände gewahr. Achten Sie eine Zeit lang aufmerksam und bewusst auf Ihre Atmung und die Berührung Ihrer Fingerspitzen und Handflächen.

Achten Sie während dieser Meditation darauf, wie Ihr entspanntes Atmen Heilwellen erzeugt, die Ihren Körper und all die unermesslich vielen Zellen durchdringen. Spüren Sie, wie die heilsamen Bewegungen die Kraft der beseligenden Wärmeenergie verdoppeln.

Stellen Sie sich vor, dass Ihre Finger und Hände aus Milliarden Lichtzellen bestehen. Jede Zelle ist unermesslich groß und quillt über vor Heilenergie. Jede Zelle sendet segensreiche Heilwellen an alle anderen Zellen aus und umgekehrt.

Denken und fühlen Sie mit ungeteilter, bewusster Aufmerksamkeit, dass all die Zellen Ihrer Finger und Hände einander berühren wie die Blütenblätter und Stempel einer Blütenknospe. Geben Sie sich mit totaler, ungeteilter Achtsamkeit dem Gefühl der Verbundenheit hin.

Spüren Sie, dass die Zellen Ihrer Finger bzw. Hände durch einen energetischen Kontakt miteinander verbunden sind. Nehmen Sie das Gefühl der Verbundenheit wie eine Energiewelle wahr und lassen Sie es zu, dass sich dieses Empfinden entfaltet und wächst. Stellen Sie sich vor, dass Sie eine Verbindung zwischen den Zellen Ihrer beiden Hände spüren werden, wenn Sie Ihre Finger oder auch nur eine Zelle etwas bewegen, als wären die Zellen Ihrer Hände durch ein unsichtbares Band miteinander verknüpft. Dehnen Sie nun Ihr Bewusstsein so weit aus, dass Sie die energetische Verbindung zwischen allen Zellen Ihrer Finger, Hände, Arme und schließlich Ihres ganzen Körpers spüren.

Vergegenwärtigen Sie sich, dass die Heilenergie der Wärme und Glückseligkeit die Verbindung stärkt.

Lösen Sie die Hände nun extrem langsam, als würden Sie sie kaum bewegen, voneinander, wie sich eine Blüte entfaltet. Bewegen Sie die Hände ganz allmählich auseinander und öffnen Sie sie seitwärts, bis sie 15 bis 20 Zentimeter Abstand haben oder so weit, wie Sie es als angenehm empfinden (Abbildung).

Denken Sie, während sich Ihre Hände langsam voneinander lösen, dass sie sich öffnen, wie sich eine Blume entfaltet und aufblüht. Denken, fühlen und glauben Sie, dass diese Bewegung Ihrer Hände Wellen von heilkräftiger Energie, von beseligender Wärme aktiviert, die jede Zelle Ihrer Finger und Hände erfasst wie die Strömung eines Flusses. Die Bewegung kräftigt und verdoppelt die Heilkraft, als würde ein Lichtschalter betätigt oder ein Wasserhahn aufgedreht.

Legen Sie die Hände anschließend nach Art einer Blüte, die sich schließt, ganz langsam wieder zusammen und spüren Sie dabei die heilkräftige Verbindung zwischen allen Zellen Ihrer Hände.

Wiederholen Sie die Entfaltungsgeste, indem Sie die Hände langsam voneinander lösen und langsam wieder zusammenlegen. Werden Sie dabei jedes Teils Ihres Körpers gewahr. Fühlen Sie während des Voneinanderlösens, wie Sie Heilenergie aktivieren und dem jeweiligen Körperteil zuführen. Fühlen Sie beim Zusammenlegen, wie sich alle Zellen Ihres Körpers berühren und wunderbare Heilenergien miteinander austauschen.

Bewegen Sie also ganz langsam die Hände auseinander und machen Sie sich dabei den Strom heilsamer Energien bewusst, der durch Ihre Arme fließt. Legen Sie sie danach ganz langsam wieder zusammen mit dem Empfinden, dass sich alle Zellen in Ihren beiden Armen berühren und die wunderbare Heilkraft miteinander teilen.

Nehmen Sie die Hände erneut langsam auseinander und spüren Sie dabei, wie diese Bewegung Wellen heilender Energie durch alle Zellen Ihres Oberkörpers schickt.

Dann legen Sie die Hände langsam wieder zusammen und spüren, wie sich alle Zellen Ihres Oberkörpers zusammenfügen und berühren, als wären es die Blütenblätter einer Blumenknospe. Fühlen Sie, dass die Zellen, während sie sich berühren, heilsame Energie miteinander austauschen. Spüren Sie, dass diese Energie wie ein heilkräftiger Strom durch jede Zelle fließt.

Gehen Sie dann zum Kopf über, danach zum Unterleib und schließlich zu den Beinen und Füßen.

Lösen Sie die Hände ganz langsam voneinander und empfinden Sie dabei, dass diese Geste der Öffnung heilsame Energiewellen in dem Bereich auslöst, auf den Sie sich gerade konzentrieren.

Führen Sie die Hände ganz langsam wieder zusammen und vergegenwärtigen Sie sich dabei, dass sich alle Zellen in dem Bereich, auf den Sie sich gerade konzentrieren, wie die Blätter einer Blütenknospe berühren und einander Heilenergie zukommen lassen. Spüren Sie die Energie, die wie ein heilsamer Strom durch jede Zelle fließt.

Führen Sie zum Schluss die Lotusgeste in dem Gefühl aus, dass Ihr ganzer Körper von der Heilung erfasst wird. Während Sie die Hände voneinander lösen, entfaltet sich die Heilkraft in Ihrem Körper, und während Sie sie zusammenlegen, spüren Sie, wie jede Zelle Ihres Körpers teilhat an den wundersamen, mächtigen Heilkräften Wärme, Glückseligkeit und Licht.

Wiederholen Sie die Geste sooft Sie mögen. Während Sie die Hände voneinander lösen, öffnen Sie sich für die Heilung. Mit der Bewegung des Zusammenlegens bringen Sie jeder Zelle Ihres Körpers Heilung.

Sie können auch den Laut AH singen, während Sie die Bewegungen ausführen.

Freuen Sie sich an der beseligenden Wärme der Heilenergie, während sie Ihren Körper durchströmt. Entspannen Sie sich dann im stillen, offenen Gewahrsein der Erfahrung.

Anmerkung: Mit fortschreitender Meditationspraxis können Sie sich auch durch Bewegungen in Ihrem Lebensalltag der Heilung öffnen. Sie können zum Beispiel denken und fühlen, dass Sie einen Strom von heilsamen Energien auslösen, wenn Sie sich im Stand nach rechts und links wiegen, wenn Sie gehen, langsam tanzen, Yogaübungen machen oder sogar wenn Sie joggen. All diese Bewegungen können eine Möglichkeit sein, den heilsamen Energiestrom in Gang zu setzen und wohltuend im Körper zirkulieren zu lassen.

Weitere Übungen zur Linderung von Beschwerden und zur Verbesserung der Gesundheit (optional)

Obgleich die Lotusgeste eine gute Methode ist, die Heilenergien im Körper zu intensivieren, weiß ich inzwischen aus eigener Erfahrung, dass eine Reihe anderer Körperbewegungen sogar noch wirksamer zur Heilung bestimmter Probleme eingesetzt werden kann.

Diese Bewegungen können Steifheit, Muskelzerrungen, Verstauchungen der Gelenke, Blockaden, Schmerzen und Verstopfung lindern. Die Heilbewegungen sind meines Erachtens sehr nützlich, wenn sie zur Heilung eines bestimmten Leidens eingesetzt werden, aber sie können auch zur Vorbeugung sowie zur allgemeinen Erhaltung der Gesundheit durchgeführt werden.

Ich habe jahrelang unter Schmerzen im Kreuzbereich gelitten. Zur Behandlung musste ich mich bei meinem Chiropraktiker flach auf einen Tisch legen, wo er den oberen Teil meiner Wirbelsäule anhob und das untere Stück hinunterdrückte, um den geschädigten Lendenwirbel zu lockern. Aber seit einigen Jahren mache ich jedesmal, wenn mein Rücken streikt, eigene Streckübungen, verbunden mit der Aktivierung heilsamer Energiewellen. Dabei vergehen sogar die schlimmsten Schmerzanfälle innerhalb weniger Tage.

Zuerst lege ich mich auf einer Bodenmatte flach auf den Rücken und entspanne mich eine oder zwei Minuten. Dann erzeuge ich in meinem Körper das Gefühl von Heilkraft und Energiewellen. Wenn ich das Empfinden habe, in Heilenergien zu baden, beginne ich ganz langsam, meinen Rücken zu strecken. Ich strecke meinen Oberkörper und die obere Wirbelsäule nach oben, als wüchse ich wie ein Baum, während ich gleichzeitig meinen Unterkörper und die untere Wirbelsäule nach unten drücke, eine Bewegung auf etwa gleicher Energiestufe.

Dabei bin ich mir nicht nur der Energiewellen überall in meinem Körper bewusst, sondern konzentriere meine Aufmerksamkeit zugleich ganz besonders auf

das Gefühl im Bereich meines geschädigten Lenden-
wirbels. Ich vergegenwärtige mir die Empfindung und
Überzeugung, dass die Wirbel sich voneinander lösen
und Bandscheiben, Nerven und Knorpel dem heilsamen Licht, der Heilenergie und der heilkräftigen Bewegung aussetzen.

Anschließend an diese Streckübung entspanne ich
mit ebensolcher bewussten Achtsamkeit Körper und
Rücken langsam, bis sie ihre ursprüngliche Position
wieder eingenommen haben. Jeder Zyklus von Strecken und Entspannen dauert etwa zwei Minuten. Ich
wiederhole den Bewegungsablauf drei- bis viermal am
Tag jeweils 10 bis 15 Minuten lang.

Besonders effektiv ist es, wenn Sie Ihr Problem kennen und sich einen passenden Bewegungsablauf zur
Heilung Ihres Leidens selbst aussuchen können. In
meinem Fall hatte mir der Chiropraktiker die richtige
Bewegung zur Linderung meines Rückenleidens gezeigt.

Sie können die verschiedenen Heilbewegungen ausführen, während Sie im Lotussitz oder auf einem Stuhl
sitzen, gegebenenfalls auch im Stehen oder Liegen. Die
beste Position für etliche Bewegungsabläufe, besonders das Strecken, ist die Rückenlage im Bett oder auf
einer Bodenmatte. Die Übungen sollten, soweit möglich, in einer ruhigen Umgebung bei angenehmer
Raumtemperatur durchgeführt werden.

Die jeweiligen Übungen können in das heilsame
Zwölf-Stufen-Meditationsprogramm aufgenommen
oder für sich ausgeführt werden, je nach Erfahrungs-
grad. Wenn Sie schon fortgeschritten sind, genügen oft
wenige Minuten vor Beginn der Bewegungsphase, um

den Körper zu entspannen und ein allgemeines Gefühl von heilkräftigen Energien zu wecken.

Bei jeder Meditation, aber besonders bei diesen Bewegungsübungen, sollten Sie sich immer wieder zur Achtsamkeit ermahnen, sobald Ihre Konzentration nachlässt oder Sie schläfrig werden. Die Bewegungen selbst sind oft minimal, und die meiste Energie wird auf geistiger Ebene erzeugt. Sie müssen also wirklich Ihre gesammelte Aufmerksamkeit auf die Heilenergien konzentrieren. Wenn Sie die Übungen vollkommen konzentriert ganz langsam und allmählich ausführen, brauchen Sie sich fast gar nicht zu bewegen, um die Energie in Ihrem Körper bewusst wahrzunehmen.

Ich vergleiche den Energiefluss im Körper gern mit der Bewegung von Perlen auf einer Schnur. Ziel ist es, zu fühlen und davon überzeugt zu sein, dass positive Energie erzeugt wird, die sich allen Bereichen des Körpers mitteilt. Alle Teile des Körpers arbeiten im Team bzw. in einer Art Kettenreaktion zusammen wie Perlen, die sich im Gleichtakt bewegen, sobald die Schnur bewegt wird.

Die Bewegungen, die bei den Heilmeditationen ausgeführt werden, weisen einige Gemeinsamkeiten mit normalen Gymnastikübungen oder Massagetherapien auf. Wenn Sie einen Muskel trainieren, spannen Sie ihn an, sodass er fest wird, um ihn danach wieder zu lockern und ruhen zu lassen. Beim Massieren kneten oder reiben Sie den Muskel und entspannen ihn dann. Ähnlich ist es bei den Heilmeditationen: Sie ziehen sich zusammen und öffnen sich wieder, sie strecken sich oder spannen sich an, um sich anschließend wieder zu lockern. Der große Unterschied liegt darin, dass die Bewegung auf einer feinstofflichen Energieebene stattfindet.

Trotz gesammelter Aufmerksamkeit sollten Sie geistig und körperlich entspannt und offen bleiben und sich nicht verkrampfen oder zwingen. Bei einer der Übungen müssen Sie Ihre Muskeln leicht anspannen, allerdings ohne jede Anstrengung. Sollten Sie einen Überschuss an Energie oder Anspannung spüren, entspannen Sie sich und öffnen Sie sich Ihren Empfindungen. Mit anderen Worten: Lockern Sie sich geistig so gut wie möglich und lassen Sie los.

Zweck: Körperliche Bewegungen können die Heilkräfte in Körper und Geist intensivieren. Geist und Körper gehen eine innige Verbindung ein, wobei der Geist einen starken Strom heilsamer Energie erzeugt. Blockaden im Körper werden abgebaut und aufgelöst, wodurch die Heilung bestimmter Leiden wie zum Beispiel Rückenschmerzen intensiviert wird. Die Heilbewegungen tragen ebenso dazu bei, den Allgemeinzustand zu verbessern, wie sie bestimmte Beschwerden lindern.

Um die Heilung von Muskeln, Gelenken und anderen Körperteilen zu verbessern, können Sie nach Belieben entweder nur eine der im Folgenden beschriebenen Körperbewegungen oder alle nacheinander ausführen. Sie können die Bewegungen in der Position ausführen, die Ihnen am angenehmsten ist, wie etwa im Liegen oder im Stand.

Vor Beginn des Bewegungsablaufs stellen Sie den Kontakt zu den Heilenergien Ihres Körpers her.

Tauchen Sie in das Bewusstsein ein, heilkräftige Energien in jeder grenzenlosen Lichtzelle Ihres Körpers zu spüren. Baden Sie in dem Gefühl heilsamer Energien. Vergegenwärtigen Sie sich die Bewegung der heilkräftigen Energiewellen in Ihrem Körper und in jeder grenzenlosen Lichtzelle Ihres Körpers.

Strecken und Entspannen. Strecken Sie Ihren Körper, die Gelenke und Muskeln, etwa eine Minute lang. Strecken Sie Ihren Oberkörper nach oben wie ein Baum, der in den Himmel wächst, und den Unterkörper nach unten wie Wurzeln, die tief in die Erde reichen. Werden Sie mit gesammelter Aufmerksamkeit gewahr, wie durch die langsame, kaum merkliche Bewegung Energie erzeugt wird.

Fühlen Sie, dass die Bewegung Kettenreaktionen in Form eines Stroms von Heilenergie und beseligender Wärme in allen Zellen Ihres Körpers auslöst. Konzentrieren Sie sich auf ein bestimmtes Problem – zum Beispiel einen blockierten oder verletzten Bereich – und nehmen Sie den Energiestrom wahr, der all den grenzenlosen Zellen in diesem Bereich das größte Maß an Heilung bringt. Bleiben Sie eine Minute gestreckt, sofern Ihnen das ohne zu große Anstrengung möglich ist.

Entspannen Sie dann Ihren Körper. Nehmen Sie sich dafür etwa eine Minute Zeit, bis Muskeln und Gelenke wieder ihre normale Position eingenommen haben. Fühlen Sie die beseligende Wärme der Heilenergie, die währenddessen durch Ihren Körper strömt. Die positive Energie wird von Ihrem Körper absorbiert und heilt alle Problemzonen.

Wiederholen Sie die Streck- und Entspannungsübung. Nehmen Sie Ihre Gefühle während der behutsamen Bewegungen wahr, beim Strecken und Lockern des Körpers. Fühlen Sie, dass jeder Teil Ihres Körpers Energie mit allen anderen Körperteilen austauscht. Spüren Sie die Verbundenheit aller Teile Ihres Körpers. Fühlen Sie die strömende Energie im Zusammenwirken all der grenzenlosen Zellen Ihres Körpers wie eine Quelle oder Woge, durch die Ihr Körper und etwaige Erkrankungen geheilt werden.

Anmerkung: Alle Bewegungen in diesen Übungen sollten bei völlig entspannter Atmung durchgeführt werden. Sie können das Ausatmen und Einatmen nach Belieben mit den Bewegungen synchronisieren.

Beachten Sie, dass Sie an Stelle der Streckübung oder auch zusätzlich in Rückenlage mit den Beinen Radfahrbewegungen in Zeitlupe ausführen könnten. Wie schon bei der vorigen Übung sind auch hierbei die Bewegungen kaum wahrnehmbar. Ihr Geist vermittelt Ihnen das Gefühl, dass synchron zu diesen Minimalbewegungen ein Energiestrom entsteht. Spüren Sie diesen Energiestrom im ganzen Körper und in all seinen unermesslichen Zellen.

Den Körper im Einklang mit der Atmung ausdehnen. Dehnen Sie Ihren Körper ganz langsam und vollkommen konzentriert aus, während Sie einatmen. Fühlen Sie, wie sich Ihr Bauch lockert und ausdehnt, während Sie einatmen; spüren Sie, wie Ihre Brust weit wird. Vergegenwärtigen Sie sich das Gefühl, dass sich Ihr ganzer Körper weitet – Organe, Muskeln, Nerven. Werden Sie gewahr, dass durch diese Bewegung ein wunderbarer Strom heilsamer Energie ausgelöst wird. Entspannen Sie dann den Körper, während Sie ausatmen, und spüren Sie, wie sich Muskeln, Organe und Nerven ganz locker wieder normalisieren. Nehmen Sie die leichten Bewegungen der Ausdehnung und Entspannung Ihres Körpers und jeder seiner Zellen bewusst wahr. Wie bei all diesen heilenden Bewegungsabläufen können Sie sich auch hierbei auf ein bestimmtes Problem konzentrieren und dessen Heilung intensivieren.

Genießen Sie den Strom heilkräftiger Energie, die beseligende Wärme, während sich Ihr Körper mit diesen Bewegungen der Heilung öffnet. Wiederholen Sie die Ausdehnung und Entspannung Ihres Körpers im Zeitlupentempo wieder und wieder.

Anspannen und lockern. Spannen Sie mit konzentrierter Aufmerksamkeit ganz langsam die Muskeln Ihres Körpers etwa eine Minute lang an. Fühlen Sie, dass dieses kaum merkliche Anspannen oder Zusammenziehen der Muskeln die beseligende Wärmeenergie aktiviert. Fühlen und glauben Sie, dass alle grenzenlosen Zellen Ihres Körpers einander berühren, während sich Ihre Muskeln sanft anspannen. Sie verbinden sich miteinander zum Team und teilen sich den segensreichen Strom der Heilenergie.

Entspannen Sie anschließend die Muskeln Ihres Körpers etwa eine Minute lang. Spüren Sie, wie sich Ihre Muskeln und Gelenke lockern. Fühlen Sie, dass der Strom beseligender Wärmeenergie aufgesogen wird, während sich die unermesslichen Zellen Ihres Körpers der Heilung öffnen.

Das Anspannen und Lockern geschieht so unmerklich, dass die Bewegungen womöglich nicht zu sehen sind, aber sie werden auf der Energieebene wahrgenommen.

Wiederholen Sie das Anspannen und Lockern der Muskeln Ihres Körpers immer wieder im vollkommenen Gewahrsein der Minimalbewegungen des Anspannens und Lockerlassens.

Den Körper hin und her wiegen. Wiegen Sie mit gesammelter Aufmerksamkeit Ihren Körper und all seine Zellen erst zur einen, dann zur anderen Seite (oder vorwärts und rückwärts). Das Wiegen ist dabei minimal und extrem langsam, die Bewegung kaum wahrnehmbar und höchstens fingerbreit in jede Richtung. Fühlen Sie, wie diese sanfte, unmerkliche Bewegung starke Kettenreaktionen bei den Heilenergien auslöst, die all Ihren Zellen zuteil werden. Spüren Sie den Energiestrom, der wie eine Woge oder ein Fluss all die grenzenlosen Zellen Ihres Körpers miteinander verbindet. Wiegen Sie sich etwa eine Minute lang nach rechts und dann etwa eine Minute lang nach links. Wiederholen Sie die Wiegeübung wieder und wieder.

Die wiegende Bewegung ist so fein, dass sie unter Umständen gar nicht sichtbar ist, aber sie wird auf der Energieebene wahrgenommen.

Wenn Sie meinen, eine der beschriebenen Übungen vollendet zu haben, genießen Sie das jeweilige angenehme Gefühl. Entspannen Sie sich zum Schluss im Einssein mit der Erfahrung, ohne sie festhalten oder analysieren zu wollen.

10. Die heilsamen Wellen mit anderen teilen

Bisher haben Sie sich darauf konzentriert, sich selbst zu heilen, und das war gut so. Sich selbst zu heilen verleiht einem erst die Kraft, selbstlos zu sein. Auf dieser Übungsstufe erweitern Sie nun Ihre Meditation und schließen auch andere mit ein.

Ein Herzstück religiöser Praxis in aller Welt ist das Teilen von Segen mit anderen. Im tibetischen Buddhismus dient die Übung der Meditation immer auch dem Wohl anderer Wesen. Selbst wenig religiöse Menschen halten den innigen Wunsch, dass es anderen ebenfalls wohl ergehen möge, für einen der edelsten Charakterzüge der Menschheit.

Bei dieser Übung werden Sie visualisieren, wie heilsames Licht und heilkräftige Energien von Ihnen ausgehen, um andere zu heilen.

Sie konzentrieren sich also zunächst darauf, sich selbst zu heilen, denn dadurch gewinnen Sie erst die Kraft, andere zu heilen. Wenn diese Übung aufrichtig praktiziert wird, hat sie natürlich einen weiteren Vorteil: Sie lockert den Griff, mit dem Sie an Ihrem verklemmten kleinen Selbst und Ihren persönlichen Problemen festhalten; sie erweitert Ihren Blickwinkel, wodurch Sie Ihren Platz auf dieser Welt erkennen; und sie nimmt Ihnen Ihre Angst, sodass Sie glücklicher werden können.

Zweck: Diese selbstlose Meditation erleichtert es Ihnen, anderen zu helfen, was Kern der gesamten Schulung ist. Aber wenn Sie meditieren, um andere zu heilen, können Sie dabei auch schneller und gründlicher von Ihren eigenen Problemen erlöst werden.

Denken und fühlen Sie, dass Ihr Körper aus Billionen von grenzenlosen Zellen besteht, Zellen von unglaublich hellem, vielfarbigem Licht. Alle Zellen sind erfüllt von den Wellen heilsamen Lichts und beseligender Wärmeenergie und strahlen diese Energien aus. Ihr ganzer Körper ist außerdem erfüllt vom heilsamen Klang Aн, den er voller Liebe aussendet.

Visualisieren Sie nun die Person oder Personen, mit denen Sie die Heilkräfte teilen möchten. Stellen Sie sich die Personen und ihre Beschwerden so lebhaft vor, wie Sie das vermögen. Sie könnten stattdessen allerdings auch den Menschen eines bestimmten Gebiets oder Landes Heilenergien zukommen lassen.

Denken und fühlen Sie, dass von all den unermesslichen Zellen Ihres Körpers heilsame Lichtstrahlen, heilende Energiewellen und der machtvolle Klang Aн ausgehen und sich über diese Menschen oder das betreffende Land ergießen.

Sehen Sie mit Ihrem geistigen Auge, wie die Strahlen kraftvollen heilsamen Lichtes und die Wellen heilender Energie mit dem Aн in diese Menschen eindringen und ihren Körper vollkommen anfüllen. Vergegenwärtigen Sie sich, dass die Menschen vollständig von ihren Problemen und deren Ursachen geheilt werden. Sie verwandeln sich in Körper aus heilsamem Licht, die überströmen vor unermesslicher, beseligender Wärme. Geist und Körper dieser Menschen quellen über von dem Frieden und der Freude, die sie erfahren.

Senden Sie immer wieder heilsames Licht und heilkräftige Energie mit dem Klang Aн aus, um andere und ihre Gebrechen zu heilen. Freuen Sie sich am Bild dieser Menschen, die ganz in Frieden, Freude und Wohlbefinden aufgehen.

Beenden Sie die Meditation, indem Sie sich im offenen Gewahrsein der Erfahrung entspannen, ohne daran festhalten oder sie in Worte fassen zu wollen.

11. Die heilsamen Wellen mit dem ganzen Universum teilen

Auf dieser Meditationsstufe sind Sie bestrebt, nicht nur einige wenige Mitmenschen, sondern das gesamte Universum zu heilen. Sie öffnen sich sogar noch weiter, indem Sie rückhaltlose, grenzenlose Heilenergien aussenden.

Dies ist der natürliche Höhepunkt der Meditation über den »grenzenlosen« Körper. Ich erinnere mich noch, dass ich als kleiner Junge den Himmel zu betrachten pflegte, um festzustellen, ob er irgendwo endete. Auch uns Erwachsenen kann dieses naive Staunen über den endlosen Himmel und das grenzenlose Universum nützlich sein. Wenn wir uns in der Meditation auf diese Weise öffnen, kommen wir mit einer tiefen Spiritualität in Berührung. Außerdem löst es den Klammergriff des Geistes.

Zweck: Dem Universum heilsame Energien darzubringen erzeugt Frieden und Freude. Es verhilft zu einer anderen Sicht der Dinge und versetzt in die Lage, effektiv etwas gegen die Widrigkeiten der Welt zu tun. Heilenergien uneingeschränkt zu teilen verleiht der Heilerfahrung eine viel größere Tiefe und Breite.

Führen Sie sich wieder innerlich vor Augen, dass Ihr Körper in einem herrlichen, vielfarbigen Licht erstrahlt, das von jeder seiner Billionen Zellen ausgeht. Jede Zelle ist so unermesslich groß wie das Universum. Ihr Körper sendet mit jeder Zelle heilsame Lichtstrahlen und beseligende

Wärmewellen in Verbindung mit dem Laut AH aus, dem Klang der universellen Liebe.

Visualisieren Sie die ganze Welt und denken Sie an die Schmerzensschreie, die Wolken von Traurigkeit, die Finsternis der Verwirrung, die Flamme negativer Emotionen und den Niedergang von Glück und Güte.

Vergegenwärtigen Sie sich jetzt, wie helle Strahlen heilsamen Lichts und machtvoller heilkräftiger Energiewellen zusammen mit beruhigendem Klang durch jede Pore Ihres Körpers dringen. All diese wunderbare Heilenergie ergießt sich nun über jedes Wesen und die ganze Welt. Jede Zelle eines jeden Wesens und jedes Atom der Welt wird angefüllt mit heilsamem Licht, heilkräftiger Energie und dem heilenden Klang AH.

Negative Vorstellungen und Gefühle, Trauer und Krankheit, unglückliche und unwissende Wesen, der Niedergang dieser Welt – all das wird vollkommen geheilt. Alle Negativität löst sich spurlos auf.

Alles wird in eine Welt des Lichts verwandelt, die von heilsamen, segensreichen Wärmewellen und dem wohltuenden Klang AH erfüllt ist.

Senden Sie immer wieder heilsame Lichtstrahlen und Energiewellen zum Klang des beruhigenden AH aus, um jedes Wesen zu heilen und zu transformieren. Freuen Sie sich über eine Welt, die vollkommen verwandelt ist von Frieden und Freude.

Dehnen Sie dieses Gefühl grenzenloser Freude nun auf das gesamte Universum aus und öffnen Sie Ihr Herz freudig der universellen Freiheit, der Liebe und dem Frieden. Beenden Sie die Meditation im stillen, offenen Gewahrsein dieser Erfahrung.

Sich mit einer heilenden Aura schützen (optional)

Wenn Sie mit negativen Kräften oder Situationen zu tun haben und empfindlich oder leicht verwundbar sind, werden Sie sich vielleicht schützen wollen, sodass Sie Ihre Kräfte sammeln können. Bei dieser Meditation können Sie eine Aura aus Licht in Form einer großen Eierschale visualisieren, die Sie durch eine machtvolle Heilenergie vor Negativität bewahrt.

Zweck: Die einhüllende Aura schützt Sie vor realen oder eingebildeten negativen Einflüssen. Sie wappnet Sie, sodass Sie sich auch vor selbstgeschaffenen Ängsten und Wahnvorstellungen sicher fühlen.

Um sich zu schützen, wenn Sie verletzlich sind, visualisieren Sie, dass heilsame Licht- und Energiewellen von Ihrem Körper ausgehen. Diese Energien bilden eine unglaublich helle Lichtaura, die Ihren Körper wie eine Eierschale umschließt. Fühlen Sie, dass nichts diesen gesegneten Energiewall durchdringen kann, der hart wie Eisen und von den Flammen positiver Energien umlodert ist. Genießen Sie es, über das Bild dieser wunderbaren Verteidigungsaura in Form einer undurchdringlichen Schale und schützender Flammen meditieren zu können.

Dabei handelt es sich gleichzeitig um eine Aura positiver Transformation. Alles, was damit in Berührung kommt, auch Negativität, wird durch ihr Energiefeld in heilsames Licht und heilkräftige Energie umgewandelt. Die bloße Berührung der Aura bewirkt, dass sich Negativität auflöst wie eine Schneeflocke in Wasser. Genießen

Sie das Gefühl vollkommenen Schutzes und totaler Sicherheit.

Entspannen Sie sich anschließend im offenen Gewahrsein dessen, was Sie erfahren, ohne daran festzuhalten oder es in Gedanken oder Worte fassen zu wollen.

12. Im Einssein mit der heilenden Erfahrung verweilen

Werden Sie sich zum Abschluss der Meditationssitzung bewusst, welche Art von heilsamer Erfahrung Sie gemacht haben. Sie könnten Frieden, Wärme, Glückseligkeit, Weite, Grenzenlosigkeit, Fülle, Heiligkeit oder Kraft empfunden haben. Falls sich Ihr Erlebnis aus mehreren Erfahrungen zusammensetzt, wird es hilfreich sein, sich die dominante Erfahrung zu vergegenwärtigen.

Ziel ist es, sich ruhig an der jeweiligen Erfahrung zu freuen, im Bewusstsein dessen zu ruhen, was empfunden wird, ohne sich seiner bemächtigen, es analysieren oder in Worte fassen zu wollen. Bleiben Sie einfach still im offenen Gewahrsein der Erfahrung eins mit ihr wie Wasser, das in Wasser gelöst ist.

Zweck: Mit dieser Übung soll der Keim für die tiefere Meditationserfahrung gelegt werden, nicht auf der rauen Oberfläche des begrifflichen Denkens oder widerstreitender Emotionen, sondern auf der tiefen, ruhigen Ebene des geöffneten Geistes. In Bewusstheit mit der Erfahrung zu verschmelzen bringt mit großer Gewissheit die Frucht der Meditation hervor. Mit Hilfe des offenen Gewahrseins kann sich der Geist nun mit dem Heilungserfolg vereinen.

Diese Meditation kann auch den Bewusstseinszustand des erleuchteten Wesens herbeiführen oder in sich schließen.

Wenn Sie das Gefühl haben, Ihre Meditation zum Abschluss bringen zu können, konzentrieren Sie Ihr Bewusstsein erneut auf den Körper. Machen Sie sich die positive Erfahrung bewusst, die durch die Meditation begründet wurde. Ihr Körper ist ein Lichtkörper mit Billionen Zellen aus strahlendem Licht. Jede Zelle ist so unermesslich groß wie das Universum. Jede Zelle ist von heilsamer Energie und ihrem Klang erfüllt. Freuen Sie sich, während Sie atmen, über die Wellen von Heilenergie, die Ihren Körper durchströmen.

Bestätigen Sie sich die Qualität Ihrer positiven Erfahrung. Sie kann sich in einem Gefühl von Wärme, Hitze, Glückseligkeit, Frieden, Stärke, Weite, Fülle, Offenheit, Licht usw. äußern. Wenn Sie viele positive Erfahrungen haben, besinnen Sie sich auf die wesentlichste Erfahrung.

Erfreuen Sie sich eine Zeit lang in vollkommener Stille an dieser Erfahrung, indem Sie sie immer wieder nachempfinden.

Denken und fühlen Sie dann, dass Ihr Geist wie eine Schneeflocke geschmolzen ist und sich im Ozean dieser Heilungserfahrung aufgelöst hat. Seien Sie einfach eins mit der Erfahrung wie Wasser, das in Wasser gegossen wird, und entspannen Sie sich darin, ohne sich daran anzuklammern, sie analysieren oder in Worte fassen zu wollen.

Die zwölf Meditationsstufen in abgekürzter Form

Generell ist es wichtig, die nötige Zeit und Energie aufzuwenden, um sich in jeder der zwölf Meditationsstufen (die im Kasten auf Seite 196/197 noch einmal aufgelistet sind) so lange zu üben, bis Sie mit zunehmender Erfahrung Freude daran haben. Nachdem Sie jede Stufe beherrschen, können Sie die Stufen durchlaufen, indem Sie davon das auswählen, was Ihnen wichtig erscheint, oder indem Sie alle Stufen auf ein bestimmtes Maß kondensieren. Falls Sie jedoch wenig Zeit und Kraft haben und nur für kürzere Zeit meditieren wollen oder mit den Übungen noch nicht vertraut sind, können Sie die Abschnitte der Übungsstufen auswählen, die Ihren Bedürfnissen entsprechen. Im Folgenden ein paar Vorschläge:

Wenn Ihre Zeit und Kraft begrenzt sind oder Sie sich noch nicht mit den Heilungsübungen vertraut gemacht haben, sollten Sie nur nach der ersten Stufe meditieren. Dadurch lösen Sie Frieden und Ruhe in Ihrem Körper aus, befreien sich beim Ausatmen von jeglichen Gefühlen des Unbehagens und erden den umherschweifenden Geist, indem Sie sich die Erdenergie vergegenwärtigen. Zum Schluss entspannen Sie sich im Gewahrsein des Einsseins mit dem Gefühl von Frieden und Kraft, dem Resultat Ihrer Meditation.

Besteht die Möglichkeit dazu, können Sie auch nach den ersten vier Übungsstufen meditieren. Zuletzt entspannen Sie sich einfach in dem Bewusstsein, eins zu sein mit dem unendlichen Frieden und der Freude. Die ersten vier Übungsstufen sind das Fundament der gesamten zwölf Stufen.

Die zwölf Stufen der Heilmeditation

Betrachten Sie den Körper als Gegenstand und Mittel der Heilung. Heilen Sie mit Hilfe der vier Heilkräfte: durch positive Vorstellungsbilder, positive Worte, positive Gefühle und positiven Glauben.

Stufe 1: Führen Sie Geist und Körper wieder zusammen, indem Sie:

- Frieden in allen Teilen Ihres Körpers empfinden: im Kopf, im Oberkörper, in den Armen und Händen, im Unterleib, in den Beinen und in den Füßen.
- alle unbehaglichen Gefühle in einer dunklen Wolke sammeln und sich vergegenwärtigen, wie diese Wolke mit dem ausströmenden Atem Ihren Körper verlässt, langsam davonsegelt und sich in der Weite des Raums auflöst.
- sich mit der Erde verbinden und so den umherschweifenden Geist erden.
- Körper und Geist im Bewusstsein von Frieden vereinigen.

Stufe 2: »Durchleuchten« Sie möglichst detailliert die Anatomie Ihres Körpers, um Geist und Körper enger miteinander zu verbinden.

Stufe 3: Nehmen Sie Ihren Körper als aus unendlich vielen einzelnen Zellen bestehend wahr, um ein Gefühl für seine Weite zu bekommen.

Stufe 4: Sehen Sie die Zellen als Lichtzellen, um Stress und Verhärtungen abzubauen.

Stufe 5:   Treten Sie in eine Zelle ein und erkennen Sie, dass die Zelle so unermesslich ist wie das Universum, damit Ihre Wahrnehmung grenzenlos wird.

Stufe 6:   Fühlen Sie, dass die Zellen mit Heilenergie in Form von Hitze (Wärme) und Glückseligkeit (Freude) angefüllt sind; das ist die Quelle der Heilung.

Stufe 7:   Machen Sie die Erfahrung, dass Wellen aus heilsamem Licht und heilkräftigen Energien von allen Zellen ausgehen; das ist das Mittel der Heilung.

Wenn Sie Krebszellen haben, lassen Sie die Energiewellen beim Ausatmen von unten nach oben und beim Einatmen von oben nach unten strömen; dabei werden die Krebszellen langsam zwischen den zwei Energiewellen aufgerieben (verbrannt).

Stufe 8:   Singen und hören Sie den Klang der Wellen – Aн, die Heilkraft.

Stufe 9:   Aktivieren Sie durch körperliche Bewegungsübungen wie den »Aufblühenden Lotus« jeden Teil Ihres Körpers, um Heilenergien zu erzeugen und zu empfangen.

Stufe 10:   Bieten Sie die heilsamen Wellen auch anderen dar.

Stufe 11:   Bieten Sie die heilsamen Wellen dem ganzen Universum dar, und schützen Sie sich bei Bedarf mit einer heilkräftigen Aura.

Stufe 12:   Gehen Sie im Bewusstsein der Heilungserfahrung auf: im Einssein.

Sobald Sie mit den ersten vier Übungen vertraut sind und es Ihre Zeit erlaubt, sollten Sie Ihrer Meditation die fünfte, sechste und siebte Stufe hinzufügen. Zum Schluss entspannen Sie sich wieder im Bewusstsein des Einssein mit Ihrer Meditationserfahrung wie beispielsweise der beseligenden Hitze. Die fünfte, sechste und siebte Übung sind das Herz, die allerwichtigsten der zwölf Meditationsstufen.

Solchermaßen vorbereitet, können Sie sich der achten und/oder neunten Stufe zuwenden. Abschließend entspannen Sie sich im Gewahrsein des Einsseins mit der meditativen Erfahrung, etwa der kraftvollen Wellen mit ihrem Klang und/oder der heilsamen Bewegungen. Die Übungen mit Klang und Bewegung sind zwar das machtvollste Mittel, um die Heilkraft zu wecken und zu verstärken, aber Sie können auch meditieren, ohne ihnen allzu viel Gewicht zu geben, da sie nur eine Ergänzung darstellen.

Zum Schluss können Sie Ihrer Heilmeditation die zehnte und elfte Stufe hinzufügen. Damit haben Sie wirksame Möglichkeiten, Ihre eigene Heilkraft zu stärken, auszudehnen und mit anderen zu teilen. Sie können jedoch auch ohne diese Übungen meditieren, da sie nur Hilfsfunktion haben.

Die zwölfte Stufe ist eine wichtige Übung, durch die Sie Ihre Meditation vervollkommnen, indem Sie mit ihr eins werden. Das geschieht zum Abschluss einer jeden Meditationssitzung.

Zudem können Sie, wenn Sie sich schließlich mit den Meditationen vertraut gemacht und Ihre Freude an den daraus resultierenden Erfahrungen haben, einfach mit der vierten Stufe beginnen und sich dann auf die fünfte, sechste und siebte Stufe konzentrieren. Entspannen Sie sich zum Schluss in dem Bewusstsein, eins zu sein mit der grenzenlosen beseligenden Hitze des Körpers.

Natürlich können Sie, falls Sie es wünschen und die nötige Erfahrung haben, alle Stufen auch in kurzer Zeit durchlaufen, wobei Sie wie folgt vorgehen:

1. Entspannen Sie sich eine Weile. Atmen Sie dann ein paarmal tief durch und lassen Sie alle Verkrampfungen und Spannungen mit dem ausströmenden Atem entweichen.

2. Spüren Sie die Ruhe in Ihrem Körper vom Scheitelpunkt des Kopfes bis hinunter zu den Sohlen Ihrer Füße.

3. Vergegenwärtigen Sie sich, dass Ihr Körper aus Billionen von Zellen besteht. Spüren Sie die Unermesslichkeit Ihres Körpers.

4. Führen Sie sich nun vor Augen, dass die Zellen alle in Licht erstrahlen. Jede Zelle ist so unermesslich groß wie das Universum. Jede Zelle fließt über von der Heilkraft der beseligenden Hitze. Spüren Sie, dass jede Zelle eine grenzenlose Zelle voll heilkräftiger Energie ist.

5. Fühlen Sie, während Sie aus- und einatmen, wie jede Zelle heilsame Energiewellen aussendet und empfängt. Alle Zellen tauschen die Heilwirkung der Wellen untereinander aus. Nehmen Sie die Ganzheit und Harmonie Ihres Körpers wahr, während ihn die starken Energiewellen durchströmen.

6. Teilen Sie die heilsamen Energiewellen jetzt mit allen Wesen und dem gesamten Universum.

7. Genießen Sie zum Schluss jedes Gefühl oder positive

Ergebnis, das die Meditation bewirkt hat. Entspannen Sie sich einfach im bewussten Einssein mit der Heilungserfahrung, ohne sie festhalten oder analysieren zu wollen.

Spezielle Heilmittel

In der tibetisch-buddhistischen Meditation sind heilsames Licht und Wärme die am häufigsten verwendeten Energien. Sie können aber auch je nach Temperament und Ihren jeweiligen Bedürfnissen aus einer Vielzahl von Heilmethoden etwas anderes auswählen. Wenn Sie Ihr Problem richtig diagnostiziert haben, können Sie das entsprechende Mittel anwenden und an Ihre Bedürfnisse anpassen.

Im Folgenden sind verschiedene alternative Heilmöglichkeiten aufgeführt, darunter einige, die Sie schon kennen, und andere, die Ihnen vielleicht fremd sind.

Mentale, emotionale und physische Beschwerden heilen

- *Bei einer Vielzahl von Erkrankungen von Geist und Körper* sind heilsames Licht, segensreiche Wärme und gesegneter Klang bekannte und höchst wirksame Heilmittel.
- *Bei Traurigkeit und Gefühlskälte:* Sehen und fühlen Sie die beseligende Hitze und glauben Sie fest an ihre Heilkraft. Lassen Sie von ihr zuerst Ihren Körper reinigen; senden Sie dann mit Ihrem Atem Wellen dieser Heilenergie aus, um Ihren Körper damit anzufüllen und zu heilen.

Die mittleren und späten Lebensjahre sind meist von

einem stärker werdenden Gefühl der Kälte gekennzeichnet. Konzentrieren Sie sich darauf, dass die Energiewellen alle emotionalen und physischen Leiden heilen, die mit der Kälte zusammenhängen. Seien Sie
überzeugt, dass die Wellen Wärme, Gesundheit und
Kraft bringen.

- *Bei Angst und Unruhe:* Stellen Sie sich vor, dass die
  Energiewellen die Macht besitzen, Ihnen Ihre Ängste
  zu nehmen und Sie zu beruhigen. Vergegenwärtigen
  Sie sich, wie die heilsamen Wellen Ihren Körper mit
  Ruhe, Kraft und Freude erfüllen.

- *Bei Schmerzen:* Sehen und fühlen Sie, dass Ihr Körper in
  heilsamem Licht erstrahlt. Glauben Sie daran, dass der
  Schmerz hier keine Möglichkeit findet, sich einzunis-
  ten und tief einzudringen, da Licht klar, immateriell
  und durchlässig ist. Auch heilende Wellen strahlenden
  Lichts, gesegneter Wärme und reinen Klangs können
  Ihnen helfen.

  Oder werden Sie eins mit dem Gefühl des Schmerzes.
  Statt darüber nachzugrübeln, wie schrecklich der
  Schmerz ist, können Sie versuchen, sich zu entspannen
  und sich einfach dem Schmerz zu öffnen, aber ohne ihn
  zu beurteilen oder als negativ zu etikettieren. Allein
  dadurch wird er oft schon gelindert.

- *Bei Ängstlichkeit, Unsicherheit und Schwäche:* Sehen und
  fühlen Sie, dass die heilsamen Energiewellen Sie mit
  Wogen von Zuversicht, Mut, Schutz, Kraft und Wärme
  überfluten.

- *Bei Wut und Hass:* Spüren Sie die beruhigenden Energiewellen, die mit Liebe, Frieden und Kühle gesegnet
  sind. Manche Menschen haben ständig mit dem Problem zu kämpfen, dass heißer Zorn in ihnen aufflammt,

und können davon proftieren, über Heilwellen zu meditieren, die kühl wie das Mondlicht sind.

- *Bei Anhaften und Begierde:* Vergegenwärtigen Sie sich den Segen, den die Wellen in Form von Freude, Großzügigkeit und Offenheit allem zuteil werden lassen.
- *Bei Verwirrung und Düsterkeit:* Sehen Sie, dass die Wellen helles, klares Licht voller Wärme und Kraft sind und reines Bewusstsein wecken können.

Mit den Farben des Lichts heilen

Sein wahres Wesen zeigt das Licht in fünf Farben, die den fünf grobstofflichen Elementen entsprechen:

- Gelbes Licht ist die Farbe der Erde, es hat die Eigenschaft der Festigkeit und erzeugt Kraft.
- Weißes Licht ist die Farbe von Wasser und Feuchtigkeit. Es harmonisiert und nährt.
- Rotes Licht ist die Farbe des Feuers. Es ist warm und verstärkt Macht und Gewalt.
- Grünes Licht ist die Farbe der Luft und besitzt die Eigenschaft der Leichtigkeit. Es erleichtert Bewegung und Entwicklung.
- Blaues Licht ist die Farbe des Raums und hat die Eigenschaft der Weite. Es sorgt für grenzenlosen Raum.

Sie können eine bestimmte Lichtfarbe in Ihre Meditation einbeziehen, um die Energien wiederherzustellen oder zu stärken, die Sie am meisten brauchen.

Körperlich bedingte Probleme heilen

Meditation kann – gegebenenfalls in Verbindung mit einer anderen medizinischen Behandlung – dazu beitragen, physisch bedingte Probleme zu heilen.

- *Bei vergrößerten oder geschwollenen Organen und Kanälen:* Vergegenwärtigen Sie sich, dass die Heilwellen sie zum Schrumpfen bringen und auf die richtige Form und Größe reduzieren.
- *Bei Blockierungen:* Sehen Sie im Geiste, wie ein Strom von Energiewellen die Blockierungen auflöst, indem er die jeweiligen Hindernisse zum Schrumpfen bringt und die betreffenden Kanäle durchspült.
- *Bei Tumoren und Abszessen:* Stellen Sie sich bildlich vor, dass die Tumoren durch die Hitze der Energiewellen schmelzen, sich verflüssigen und aus dem Körper gespült werden.
- *Bei Vergiftungen und Verunreinigungen:* Nehmen Sie die Heilwellen als Energiestrom in Form von Wasser wahr, das die Gifte und Schmutzteilchen unschädlich macht und aus dem Körper spült.
- *Bei Gebrechlichkeit:* Sehen Sie, dass die Energiewellen Ihren Körper beleben und verjüngen.

Mit den Elementen heilen

In der alttibetischen Medizin werden zur Diagnose und Behandlung einer Krankheit traditionsgemäß die fünf Elemente Erde, Luft, Feuer, Wasser und Raum hinzugezogen. Dieser traditionelle Heilungsansatz wird im Folgenden ganz kurz umrissen:

- Bei einem Mangel an Erdkraft stellen Sie sich vor, dass die heilsamen Wellen mit Erdenergie angereichert, schwer, fest und stark sind und Sie mit der Erde verbinden.
- Bei einem Mangel an Feuerkraft sehen Sie, dass die Wellen mit Feuerenergie erfüllt sind und wärmen, erhitzen und Energie spenden.
- Bei einem Mangel an Luftkraft sehen Sie, dass die Wellen Luftenergie besitzen und leicht, bewegend und erhebend sind.
- Bei einem Mangel an der Kraft des Raums werden Sie gewahr, dass die Wellen die Eigenschaften des Raums besitzen und offen, weit und grenzenlos sind, bedingungslos und ohne Einschränkung.

Heilmittel

Bei der traditionellen tibetischen Behandlung einer Krankheit werden oft Gebet, Meditation und Heilmittel in Form von Kräutern und Arzneien miteinander kombiniert. Die moderne Medizin hat uns viele Behandlungsmöglichkeiten eröffnet, deren Heilwirkung wir durch Meditation und eine positive Einstellung noch verstärken können.

Heilmittel in Verbindung mit den Heilwellen. Wenn Sie Medikamente nehmen, können Sie deren Heilkraft verstärken, indem Sie sich bildlich vorstellen, wie die heilkräftigen Energiewellen das, was den Wert des jeweiligen Mittels ausmacht, im Körper verbreiten. Denken Sie dabei an Qualität, Macht, Geschmack und Wirkung Ihres Medikaments und spüren Sie, dass die Heilenergien die positiven Eigenschaften und Auswirkungen des Mittels intensivieren.

Falls Sie sich einer Strahlentherapie unterziehen müssen, können Sie darüber meditieren, dass die Heilenergien die positive Wirkung der Behandlung verstärken und gleichzeitig die Nebenwirkungen lindern und heilen.

Heilmittel in Verbindung mit den vier Heilkräften. Machen Sie von den vier Heilkräften der positiven Vorstellungsbilder, Worte, Gefühle und Überzeugungen Gebrauch, um die Heilwirkung von etwas Wohltuendem wie Medizin, Wasser, Trinken, Essen, Salben, Verbänden, Aromen oder Amuletten zu verstärken. Denken Sie an die positive Wirkung der Behandlung und fühlen Sie sie; seien Sie von ihrer Heilkraft überzeugt und froh darüber.

Wer mehr Informationen über die Anwendung verschiedener Mittel zum Zweck der Heilung wünscht, sei auf den Vorgänger dieses Buches, *Die heilende Kraft des Geistes*, verwiesen (siehe Literaturhinweise im Anhang des Buches).

7

Heilmeditationen beim Einschlafen
und Aufwachen

Es gibt zwei Tageszeiten, zu denen das Meditieren besonders fruchtbar sein kann – kurz vor dem Einschlafen und beim Aufwachen. Zu diesen Zeiten befindet sich das Bewusstsein in einem Übergangszustand, und dann sind Sie besonders offen für die Kraft einer Heilung. Wenn Sie es sich zur Gewohnheit machen, friedvolle Gefühle zu erfahren, solange der Geist von Natur aus offener ist, können sich die Heilenergien Ihrem Geist tiefer und stärker einprägen. Dann fällt es Ihnen aufgrund Ihres Eintauchens in eine tiefere Ebene leichter, auch sonst im Leben eine aufgeschlossenere Einstellung zu finden. Sie können sich zum Beispiel der Erfahrung von Frieden mehr öffnen, während Sie Ihren täglichen Verrichtungen nachgehen.

Tibetische Buddhisten haben ein großes Interesse an »Zwischenzuständen« des Geistes und nennen einen solchen Übergangsbereich *Bardo*. Einschlafen und Aufwachen können als Bardos in Miniaturform betrachtet werden. Die Übergänge Geburt und Tod, bei denen wir ins Leben treten oder es verlassen, sind die Hauptbardos. Die meisten von uns fühlen sich dem Übergang zum Tod nicht gewachsen und möchten am liebsten gar nicht daran denken.

Beim Einschlafen oder Aufwachen hat der Geist eine

ähnliche Beschaffenheit wie bei Tod und Geburt. Wenn Sie den Frieden, der Sie beim Einschlafen oder Aufwachen erfüllt, bewusst und unmittelbar wahrnehmen und erfahren können und sich darin üben können, während dieser Bardos offen zu sein, erschließt sich Ihnen damit nicht nur eine außergewöhnliche Möglichkeit, Ihr Leben zu verbessern, sondern Sie bereiten sich auch auf die größere Herausforderung des Sterbens vor. Diese Meditationen sind also einmal eine Hilfe, mit dem Leben zufriedener zu sein, und zum anderen eine allmähliche und behutsame geistige Vorbereitung auf den Übergang vom Leben zum Tod, der Ihnen am Lebensende bevorsteht.

Die im Folgenden beschriebenen Meditationen sollten Sie Ihren Erfahrungen und Bedürfnissen anpassen. Vielleicht wollen Sie die Übungen sehr einfach gestalten und sich nur auf Gefühle der Wärme und Offenheit im ganzen Körper konzentrieren. Doch wenn Sie bereits erfahren im Meditieren sind, können Sie auch weitere Abschnitte aus den heilenden Meditationen mit einbringen wie etwa das Aufrufen beruhigender, reinigender Heilwellen im Rhythmus mit Ihrer Atmung und besonders beim Ausatmen. (Denken Sie daran, dass Sie auch die Meditationen aus Teil III, die sich speziell mit buddhistischen Vorstellungsbildern befassen, in Ihre Übung aufnehmen können.)

Meditation zum Einschlafen

Betrachten Sie in den fünf oder zehn Minuten vor dem Einschlafen im Geiste Ihren Körper. Sehen Sie Ihren Körper als Ganzheit, als Körper aus Licht.

Wenn Sie wollen, können Sie auch mehr ins Einzelne

gehen und sich die verschiedenen Teile Ihres Körpers vergegenwärtigen, von der Kopfspitze bis zu den Fußsohlen. Machen Sie sich bewusst, dass Sie die Billionen Zellen Ihres Körpers in Form von Lichtzellen sehen. Spüren Sie, dass jede unermessliche Zelle Ihres Körpers mit Heilenergie und beseligender Hitze angefüllt ist. Baden Sie in den grenzenlosen Heilenergien Ihres Körpers.

Öffnen Sie sich dem Gefühl der Entspannung, der Wärme und des Friedens. Lassen Sie Ihr Bewusstsein mit der Erfahrung eins werden wie Wasser, das sich in Wasser auflöst. Gehen Sie mit diesem Gefühl schlafen. Wenn Sie mitten in der Nacht aufwachen, sollten Sie versuchen, wieder mit Ihrem Bewusstsein in die heilsame Energie Ihres grenzenlosen Körpers einzutauchen, und dann weiterschlafen.

Meditation zum Aufwachen

Im Schlaf ruhen Körper und Geist gemeinsam, vereint in Wärme und Frieden. Vergegenwärtigen Sie sich beim Aufwachen wieder die heilsamen Energien und verweilen Sie dabei: Nehmen Sie einfach die Wärme und den Frieden bewusst wahr. Lassen Sie Ihr Bewusstsein eine Zeit lang mit diesen Gefühlen verschmelzen.

Wenn Ihr Geist anfängt, sich mit den bevorstehenden Tagesereignissen, Verpflichtungen oder Sorgen zu beschäftigen, lassen Sie den Gedanken einfach ihren Lauf, ohne sich im offenen Gewahrsein des Friedens stören zu lassen. Nehmen Sie sich fünf bis zehn Minuten Zeit, um die Einheit von Körper und Geist in Wärme und Frieden zu erfahren. Genießen Sie dieses Gefühl unbeschwert und entspannt. Seien Sie mit weit geöffnetem Herzen und Geist eins mit dem Augenblick.

Atmen Sie, falls nötig, ein- oder zweimal tief durch, um sich von Spannungen oder Unreinheiten, die Sie vielleicht spüren, zu befreien.

Vergegenwärtigen Sie sich anschließend Ihren Körper Stück für Stück und fühlen Sie die Wärme und den Frieden in jedem Körperteil: Genießen Sie die natürliche Wärme und den Frieden des Kopfes, des Oberkörpers, der Arme und Hände, des Unterleibes, der Beine und Füße und dann des ganzen Körpers vom Kopf bis zu den Fußsohlen. Seien Sie einfach nur offen; tauchen Sie ein in ein Gefühl von unermesslichen Heilenergien. Spüren Sie die Wärme und Offenheit und verweilen Sie darin.

Fühlen Sie jetzt, dass Ihr Körper nicht nur von Heilenergien erfüllt ist, sondern auch von einer Aura aus heilkräftigen Energien, einer Hülle aus Wärme und Frieden umgeben ist. Freuen Sie sich über die heilsame, energiegeladene Atmosphäre, die Sie umhüllt. Baden Sie in der Aura aus Wärme und Frieden, als würden Sie in einem riesigen Gewässer wie dem Ozean schwimmen. Lassen Sie Ihre Gedanken und Gefühle zerfließen und aufgehen im Ozean heilsamer Energien, als würden Sie damit eins werden wie Wasser, das sich in Wasser löst. Entspannen sich sich im offenen Gewahrsein dieser Erfahrung, solange Sie können.

Erwachen mit der Energie der Heilbewegung

Um beim Aufwachen Heilenergie zu erzeugen, können Sie die im vorigen Kapitel bei der neunten Meditationsstufe beschriebenen Körperbewegungen ausführen. Geist und Körper sind ganz natürlich in Wärme und Frieden vereint, wenn Sie erwachen. Machen Sie sich diese Gefühle einfach bewusst. Führen Sie dann eine oder alle der Heilbewegungen aus im frohen Gewahrsein des Energiestroms, den diese leichten, allmählichen, kaum merklichen Bewegungen auslösen können. Achten Sie beim Strecken und Entspannen auf die heilsame Energie; dehnen Sie Ihren Körper im Einklang mit Ihrer entspannten Atmung aus; spannen Sie Ihre Muskeln an und lockern Sie sie wieder; schwingen oder wiegen Sie sich von Seite zu Seite; oder bewegen Sie ganz langsam die Beine wie beim Radfahren.

Beim Hin- und Herwiegen bewegen Sie sich über einen Zeitraum von etwa einer Minute nicht einmal fingerbreit zur einen oder anderen Seite. Worauf es bei all diesen Bewegungen ankommt, ist ein offener Geist, ein weites Herz und die ungeteilte Konzentration auf das Gefühl, wie durch die Bewegung die Energie in Ihrem Körper geweckt wird. Lassen Sie das Gefühl sich ausbreiten. Genießen Sie das Gefühl. Bitten Sie aus tiefstem Herzensgrund, dass diese Heilung den ganzen Tag anhalten möge, und wünschen Sie auch allen anderen Wesen Heilung.

Weitere Meditationen zur Begrüßung des Tages

Wenn Sie aufwachen, zu dem Zeitpunkt also, an dem Ihr Bewusstsein ebenso heraufdämmert wie der neue Tag, ist jede einfache Meditation über Geist und Körper dazu geeignet, Heilung zu bewirken. Diese Ausrichtung kann die Weichen für den ganzen übrigen Tagesablauf stellen.

Beim Aufstehen am Morgen könnten Sie denken: »Ich will darauf achten, meinem Tagewerk immer im Bewusstsein der Heilenergien nachzugehen.« Während des Tages rufen Sie sich dann von Zeit zu Zeit die Wärme und Ruhe ins Gedächtnis zurück, die Sie beim Aufwachen empfunden haben, und lassen sie in Ihre Tagesroutine einfließen. Lassen Sie das Bewusstsein der heilsamen Energien zur Grundlage Ihres Lebens werden, wie der weite Ozean unter den Wellen von Ruhe und Kraft erfüllt ist.

Es ist schwer, beim Aufwachen nicht gleich an die gewohnten Sorgen, Erwartungen, wirren Vorstellungen und Ideen zu denken. Wenn Sie jedoch achtsam sind und beim Aufwachen der heilsamen Energien gewahr werden, wird es Ihnen allmählich zur Gewohnheit werden, in der richtigen Geisteshaltung aufzuwachen.

Wenn Sie im Bewusstsein von Frieden und Freude einschlafen, können Sie – auch wenn Sie im Schlaf vielleicht nichts davon merken – mit einem Gefühl spontaner Freude und voller Frieden erwachen. Ebenso werden Sie, wenn Sie sich zu Lebzeiten in der Erfahrung heilsamer Energien üben, womöglich auch im Bewusstsein dieser Erfahrung sterben. Dann könnte sich Ihr Bewusstsein während des Sterbens und sogar nach dem Tod noch dem Frieden und der Freude öffnen. Die Buddhisten glauben, dass eine derartige Praxis zu Lebzeiten ungemein viel dazu beiträgt, eine friedvolle Wanderung auch durch künftige Leben zu gewährleisten. Doch auch Nichtbuddhisten kann ein solches Training später, zum Zeitpunkt ihres Todes, geistigen Frieden bringen.

Mit folgenden Übungen schulen sich Buddhisten für das Erwachen:

- Stellen Sie sich beim Aufwachen vor, Sie würden aus der Unwissenheit des Schlafes erwachen und Ihren

Geist jetzt der Weisheit und dem Bewusstsein von Frieden, Freude und Licht öffnen. Feiern Sie dieses Gefühl. Sie können ein solches Erwachen auch allen Mitwesen wünschen.

- Denken und fühlen Sie des Morgens, dass Sie von den Stimmen erleuchteter Wesen oder vom Klang gesegneter Musikinstrumente wie etwa Handtrommeln aus dem Schlaf der Unwissenheit geweckt und zur Weisheit geführt werden.

- Visualisieren und fühlen Sie, wie erleuchtete Weisheitsgottheiten beim Aufwachen aus Ihrem Herzen und Ihrem Körper aufsteigen. Genießen Sie voll Freude das wunderbare Gefühl, dass durch diese Gottheiten segensreiche Liebe, Weisheit und Kraft in Ihnen geweckt werden.

- Unmittelbar nach dem Aufwachen können Sie, ohne sich von anderen Gedanken oder Gefühlen ablenken zu lassen, beten und gesegnetes Licht oder Nektar von einer Kraftquelle am Himmel oben empfangen. Spüren Sie, wie Ihr Körper und Geist durch diesen Segen geläutert und Sie in einen Körper und Geist der Reinheit, des Friedens und der Freude verwandelt werden. Lassen Sie den Segen des Lichts oder Nektars allen Wesen zuteil werden.

Ängste beim Einschlafen oder Aufwachen vertreiben

Wenn Sie beim Einschlafen von Gefühlen der Angst oder Unruhe gepackt werden, können Sie die entsprechenden, in der ersten Stufe der Heilmeditationen (Kapitel 6) angegebenen Übungen durchführen. Bei Unwohlsein oder

Schwindelgefühlen zum Beispiel führen Sie sich vor Augen, dass Ihr Körper auf der festen, unverrückbaren Erde ruht. Sie spüren, wie Ihr Körper die Erdeigenschaften der Festigkeit und Unerschütterlichkeit annimmt. Oder Sie sehen sich als Körper aus Licht – allerdings aus einem Licht, das so schwer wie die Schwerkraft oder wie Wasser ist und jeden Teil Ihres Körpers entspannt und beruhigt.

Bei Ängstlichkeit und Unruhe, die Ihnen ein Gefühl des Zugeschnürtseins und der Beengtheit geben, aber auch bei spürbaren Blockierungen könnten Sie die betreffenden negativen Energien in Form einer dunklen Wolke visualisieren und mit Licht vertreiben. Schauen Sie zu, wie die Wolke völlig harmlos in den Himmel hinausschwebt und spurlos verschwindet.

Oder lösen Sie etwaige ungute Gefühle einfach mit der Wärme der Heilenergien auf. Vergegenwärtigen Sie sich, dass Ihr Körper warm, ruhig, glückselig und friedvoll ist. Machen Sie sich diese Empfindungen ganz behutsam bewusst. Sollten die unangenehmen Gefühle andauern, baden Sie sie in der Wärme und seien Sie überzeugt, dass sie sich auflösen werden wie eine Schneeflocke in Wasser.

Gegen Schlaflosigkeit können Sie Ihr Bewusstsein auf Ihren Atem konzentrieren. Lassen Sie die Atmung locker werden. Lassen Sie Ihre Gedanken und Ängste sich im natürlichen Rhythmus Ihres Atems auflösen, besonders beim Ausatmen.

Ängste durch das Aufgehen im Einssein auflösen

Zum Zeitpunkt des Erwachens sind Ängste und Schmerzen im Allgemeinen erträglicher, da der Geist noch frischer und offener ist. Deshalb ist es dann meist leichter, selbst tiefeingewurzelte Ängste zu lindern. Eine Möglichkeit, Ängste zu vertreiben, besteht darin, sich ihnen unmittelbar mit bewusster Aufmerksamkeit voll und ganz hinzugeben. Das Verschmelzen mit den eigenen Gefühlen gilt als höhere Meditationsstufe im Vergleich zur Anwendung positiver Gefühle, und wenn Sie entspannt und offen sind, ist Ihr Geist vielleicht für diese Praxis empfänglich. Sollten Sie jedoch Zweifel hegen, was diese Methode betrifft, dann bedienen Sie sich lieber der zu Anfang dieses Kapitels beschriebenen normaleren Methoden.

Obgleich negative Gefühle schmerzhaft sind, sollten Sie mit der Erkenntnis beginnen, dass alles seinem wahren Wesen nach eigentlich offen und friedvoll ist.

Statt Ihrem Geist zu gestatten, sich sofort der Sorgen zu bemächtigen oder sie zu verdrängen, sollten Sie die negativen Empfindungen einfach zulassen. Unter Umständen treiben sie dann allmählich davon. Falls nicht, lockern Sie sich behutsam und tauchen Sie geistig in das Angstgefühl ein. Verweilen Sie bei dem Gefühl, statt dem komplizierten Gedankengang nachzujagen, der sich dahinter verbirgt. Heißen Sie vorurteilsfrei willkommen, was Sie auch fühlen mögen, und lassen Sie die normalen Kategorisierungen wie gut und schlecht, positiv oder negativ davonschweben. Verschmelzen Sie einfach Ihr Bewusstsein mit dem, was Sie empfinden.

Sobald Sie sich im Innersten öffnen und mit den unangenehmen Dingen eins werden, gibt es keine Reibungsflächen mehr. Durch das Bewusstsein des Einsseins klingt das Gefühl von Negativität unter Umständen ab. Ruhen Sie in dem Gefühl des Einsseins und Offenseins. Gehen Sie erst, wenn Sie sich heil und ganz fühlen, allmählich zur Tagesroutine über und bleiben Sie dabei achtsam. Vergegenwärtigen Sie sich, während Sie aufwachen und Ihren Tag beginnen, die Zunahme positiver Gefühle oder die Abnahme negativer Gefühle und freuen Sie sich darüber.

Eine heilende Aura beim Schlafen und Wachen

Wenn Sie sich emotional verletzlich fühlen, sehr furchtsam sind oder an wucherndem Krebs leiden, können Sie sich die Meditationsvarianten, die im vorigen Kapitel unter Übung 7 und 11 (Seite 163 und 192) beschrieben sind, zunutze machen. Bei beiden wird eine schützende, heilende Aura visualisiert. Es wäre in Ihrem Fall sicher anzuraten, kurz vor dem Einschlafen eine Meditationsübung durchzuführen, die auf Ihre Situation anwendbar ist.

Vielleicht möchten Sie die betreffende Meditation diesmal ganz ausüben und sich dabei auf angenehme Weise entspannen. Oder Sie vergegenwärtigen sich in Geist und Körper einfach nochmals die angenehmen Gefühle der Heilmeditation, die Sie tagsüber ausgeführt haben. Spüren Sie erneut die Wärme und Heilkraft in Ihrem Körper und werden Sie gewahr, dass sich die heilende Aura gebildet hat und wieder fest an ihrem Platz ist.

Denken Sie daran, dass diese heilsamen Energien Sie schützen und heilen, während Sie einschlafen. Seien Sie überzeugt davon und froh, dass die Heilung die ganze Nacht andauern wird.

Erinnern Sie sich beim Aufwachen sofort wieder daran, dass die heilende Aura Sie während des Schlafens behütet hat. Freuen Sie sich über den Frieden und die

Heilkräfte, die die ganze Nacht über wirksam waren. Machen Sie sich bewusst, dass die Heilung auch jetzt, wo Ihr Bewusstsein mit dem Erwachen langsam wiederkehrt, noch anhält. Auf diese Weise wird der Kreislauf der Heilung Tag und Nacht in Gang gehalten.

TEIL III

Buddhistische Meditationen zur Heilung von Geist und Körper

8

Meditation über den heilenden Buddha

Einleitung

Bis jetzt habe ich einen universell gültigen Weg zur Heilung von Geist und Körper dargestellt. Jeder kann die Meditationen aus Teil II durchführen, ohne an den Buddhismus zu glauben, und auch wenn er oder sie andere oder gar keine religiösen Überzeugungen hat.

Es ist nicht nötig, sich an buddhistischen Bildern und Vorstellungen zu orientieren, damit die Meditation wirksam wird. Wenn Sie jedoch praktizierender Buddhist sind oder sich für den Buddhismus interessieren, hat es durchaus einen Sinn, aus dem Schatz der frommen Bilder und Symbole einer Tradition zu schöpfen, die sich über viele Jahrhunderte entwickelt und verfeinert hat. In diesem Fall begeben Sie sich auf einen gut ausgetretenen Pfad, den schon viele erleuchtete Weise beschritten haben.

Die Prinzipien, die den Meditationen von Teil III zu Grunde liegen, sind die gleichen wie die bereits besprochenen. Probleme werden durch die Kraft des eigenen Geistes geheilt. Diese Kraft vermag negative Vorstellungsbilder, Gedanken, Gefühle und Gewohnheitsmuster in die positiven Eigenschaften des friedvollen Geistes zu verändern.

Im Mittelpunkt der Konzentration stehen hier traditionelle Bilder des tibetischen Buddhismus. Sie können damit den heilkräftigen Segen der erleuchteten Buddhanatur anrufen, der ein Geburtsrecht aller Menschen ist. Wieder sind Ihre Hauptverbündeten bei der Umwandlung der Geisteskraft die vier Heilkräfte Sehen, Denken, Fühlen und Glauben. Sie werden die segensreichen Bilder innerlich vor Augen haben, ihre Kraft durch heilige Worte oder Gebete anerkennen, ihre positiven Eigenschaften fühlen und voller Vertrauen an ihren Segen glauben.

Die buddhistische Meditation ist sehr abwechslungsreich. Es gibt unzählige Methoden und Techniken, unter denen man wählen kann. Hier werden Sie sich auf den Körper sowohl als Gegenstand der Heilung wie auch als Mittel zur Heilung des Geistes konzentrieren. Diese Meditationen können Ihnen helfen, in Ihrem Leben glücklicher zu werden, aber auch zu höherer Verwirklichung führen.

Mit reiner Wahrnehmung erkennen Sie, dass die Quelle heilsamen Segens die erleuchtete Buddhanatur ist. Voller Hingabe glauben Sie an die Macht des Geistes, Ihren normalen Körper in einen erleuchteten Körper und den erleuchteten Wohnsitz des Geistes umzuwandeln.

Meditation frommer Hingabe

Die Meditation frommer Hingabe dient dazu, die eigenen inneren Fähigkeiten zu wecken und zu manifestieren, die für eine Heilung entscheidend sind.

Um Geist und Körper heilen zu können, visualisieren wir Bilder des Buddha. Wir vergegenwärtigen uns die heilenden Buddhas, die Erleuchteten, zu denen wir beten, mit Gedanken und Gefühlen und glauben an ihre Heilkraft. Wir erflehen ihren Segen und erfreuen uns daran.

Nun klingt das vielleicht wie Götzenverehrung, aber das ist es nicht. Im Buddhismus sind äußere Hilfen und geistige Objekte nur Mittel zum Zweck. Die höchste Quelle der Heilung ist unser eigener Geist und nicht etwa irgendein äußeres Objekt, das in sich selbst keinerlei Macht hat, uns zu erretten oder unser Schicksal zu wenden. Buddha hat gesagt:

> *Ich habe euch den Weg gezeigt,*
> *der über die Qual der Begierde hinausführt.*
> *Aber Buddha ist nur ein Führer.*
> *An euch ist es, die Schritte zu tun.*[1]

Segensreiche Objekte als Schulungsmöglichkeit zu betrachten ist etwas, das Buddhisten »geschickte Wahl der Mittel« nennen. Gesegnete Objekte inspirieren und unterstützen uns, aber sie sind nicht der Hauptfaktor. Es ist die Art und Weise, wie wir diese Objekte sehen, bedenken und empfinden, die uns hilft, auf dem positiven Weg der Heilung voranzukommen.

Das ganze Universum – Geist und Körper, Erde und Sterne, Zeit und Raum – ist im höchsten Frieden der erleuchteten Natur eins. Das Wasser des Ozeans erscheint, je nachdem ob es sich in einer Flasche oder in einer Tasse befindet, immer in anderer Form, ist jedoch eins als Wasser. Obgleich wir unterschiedlich wirken, ist das erleuchtete Wesen Ihnen, mir und dem ganzen Universum gemeinsam. Das erleuchtete Wesen übersteigt die Grenzen von Bildern, Worten oder Begriffen, die vom dualistischen Denken erfunden und erschaffen wurden, von einem Geist, der in »Subjekt«- und »Objekt«-Kategorien denkt, statt allumfassend das Einssein im Wesen zu realisieren.

Wenn aber das ganze Universum seinem erleuchteten Wesen nach in höchstem Frieden und höchster Freude eins ist, warum müssen wir uns dann überhaupt in frommer Hingabe üben, um eine Heilung zu bewirken?

Durch das Festhalten am »Selbst« verengt der gewöhnliche Geist seinen Blick auf ein »Ich« und ein »Du«, ein »Dies« und ein »Das«. Dieser Klammergriff des Geistes fesselt uns an den Kreislauf von Verwirrung, Einschränkung und Schmerz, der wie ein Gefängnis ist.

Meditieren lockert diesen Klammergriff und reißt die mentalen und emotionalen Barrieren zwischen dem »Ich« und dem »Du«, zwischen »mir« und den »anderen« nieder. Zweifel und Ängste werden aufgelöst. Durch die Macht der Hingabe werden wir von Segen überschüttet, der emotionale und mentale Leiden heilen und erleuchtetes Bewusstsein in uns zum Erblühen bringen kann.

Solange wir also emotional und dualistisch sind, müssen wir zur Unterstützung der Heilung dankbar auf äußere Hilfsmittel wie segensreiche Objekte zurückgreifen. Wenn unser Geist noch nicht geschult und entwickelt ist, gleichen wir einem Kleinkind, das Laufen lernt. Wir müssen Babyschritte machen und uns an Mutters Hand festhalten, wenn wir aufstehen wollen, bis unsere Muskeln so kräftig geworden sind, dass wir alleine gehen können.

Zur Hingabe bedarf es eines Geistes voller Energie, der im zweifelsfreien Vertrauen wurzelt. Es ist das Vertrauen in die heilenden Buddhas als höchste Quelle der Heilung. Es ist das Vertrauen in die Meditation als vollkommener

Weg der Heilung und in diejenigen, die uns auf diesem Heilungsweg wahre Unterstützung geben können.

Wenn wir Vertrauen in diese positiven Hilfen setzen und an sie glauben, wird uns jeder Schritt, den wir tun, in die richtige Richtung führen, sodass wir vollkommen sicher sein können, unser letztes Ziel zu erreichen. Guru Padmasambhava, der Begründer des Buddhismus in Tibet, hat gesagt:

> *Ist dein Geist frei von Zweifeln, wird Gewünschtes erreicht.*
> *Erfüllt dich rückhaltlose vertrauensvolle Hingabe,*
> *wird dir Segen zuteil.*[2]

Ohne die Strahlen der Sonne kann der Schnee auf den Bergen nicht zu Bächen zerschmelzen. Ohne andachtsvolle, aus tiefstem Herzen kommende Hingabe an die heilenden Buddhas kann kein heilsamer Segen in unser Leben Eingang finden. Die Hingabe löst den Klammergriff unseres Geistes, sodass unser wahres Wesen aufscheinen und erblühen kann. Kyobpa Rinpoche, der Begründer der Drigungpa-Kagyudpa-Schule, hebt die Wichtigkeit der frommen Hingabe wie folgt hervor:

> *Vom schneeberggleichen Meister …*
> *wird ohne Berührung durch die Strahlen sonnengleicher Hingabe*
> *der stromgleiche Segen nicht fließen.*
> *Drum gebrauche deinen Geist im Üben von Hingabe.*[3]

Ohne hingebungsvolles Vertrauen würden wir, selbst wenn der heilende Buddha in Person vor uns stände, kaum irgendeinen Nutzen gewinnen. Denn unser Geist, der einzige Schlüssel für unser spirituelles Gedeihen, würde sich der Gelegenheit nicht öffnen. Darum heißt es in einem tibetischen Sprichwort:

> *Von jedem, den man als Buddha ansieht,*
> *empfängt man Segnungen wie von einem Buddha.*
> *Von jedem, den man als Narren ansieht,*
> *kommen Auswirkungen wie von einem Narren.*

Das erleuchtete Wesen, der höchste Frieden und die höchste Freude, ist allgegenwärtig; es ist in jedem von uns. Sich in andächtiger Hingabe zu üben ist ein machtvoller Weg, dieses Wesen zu entdecken. Das Bild eines Buddha vor Augen zu haben wirkt sich segensreich aus und kann uns geistig transformieren. Wenn wir die erleuchteten Eigenschaften dieses Gegenstandes sehen und fühlen, werden wir unseren Geist der Heilung öffnen. Wenn wir uns das Objekt als gesegnet vergegenwärtigen und auf seine Kraft vertrauen, wird spontan ein Gefühl von Frieden und Freude in unserem Geist aufblühen.

Gelingt es uns nicht, uns äußeren Objekten als einer Quelle der Heilung zu öffnen, wird es uns schwerfallen, unsere eigenen positiven inneren Eigenschaften anzuerkennen. Sich auf segensreiche Gegenstände zu verlassen ist eine Möglichkeit, von der Gewohnheit negativer Wahrnehmungen und Emotionen loszukommen. Dann haben wir eine Chance, unser Vertrauen wiederzugewinnen und zur Erfahrung von Frieden und Freude zu erwachen.

Bei gewissen buddhistischen Übungen gilt der Akt des Sichverbeugens oder Sichniederwerfens vor einem segensreichen Gegenstand oder Wesen als Ausdruck der

Hingabe. Dies ist eine einfache, aber wirksame Methode, das Ego aufzugeben, denn es ist unser Festhaften am Ego, das uns immer wieder davon abhält, uns der positiven Wahrnehmung zu öffnen. In den geleiteten Meditationen werden wir uns zwar nicht wirklich verbeugen, aber die innere Einstellung ist die gleiche. Wir lassen ab vom anhaftenden Denken und öffnen uns der Heilung.

Die Macht der heilenden Buddhas

Alles und jedes ist eine Manifestation der Buddhanatur. Das ist das höchste Verständnis vom wahren Wesen der Buddhaschaft. Aber in einem ersten Schritt müssen wir ein segensreiches Bild oder Objekt auswählen, das uns zur Erfahrung der positiven Eigenschaften des Geistes verhilft. Um eine geschickte Wahl der Mittel zu treffen, brauchen wir das Bild und die Gegenwart eines Buddha, auf den wir uns verlassen können.

Es gibt zahllose Namen und Formen von Buddhas, die mit verschiedenen Merkmalen ausgestattet sind – zum Beispiel versinnbildlicht Prajnaparamita die Weisheit, Tara den Schutz vor Ängsten, Manjushri die Gelehrsamkeit, Avalokiteshvara das Mitgefühl, Vajrapani die Macht, Vajrasattva die Läuterung, Sarasvati die Sprache, Vasudhara den Wohlstand, Guru Padmasambhava die spirituelle Vollendung, Yeshey Tsogyal die große Glückseligkeit, und unsere spirituellen Lehrer stellen Segnungen für uns dar. Wir können Gestalt und Namen eines Buddha wählen, der unseren Bedürfnissen entspricht oder uns ein geistiger Ansporn ist.

In diesem Buch machen wir vom Bild des heilenden Buddha als Segensquelle Gebrauch. Auf Sanskrit heißt er

Bhaishajya-guru baidurya-prabharaja. Das bedeutet »Herr des Lapislazulilichts, Meister der Heilung«. *Lapislazulilicht* ist das Licht des Lapislazuli, eines tiefblauen, leuchtenden Steins.

In den buddhistischen Schriften wird die spezielle Eigenschaft des heilenden Buddha als die Kraft beschrieben, die ihm durch seine zwölf Segenswünsche oder Gelübde[4] innewohnt. Sie lauten:

1. Mögen allen Wesen durch das Lapislazulilicht meines Körpers die physischen Gaben eines höchsten Wesens zuteil werden.

2. Mögen sich alle Wesen, die in Dunkelheit weilen, am Licht erfreuen und durch die Berührung meines Lapislazulilichts tugendhaft leben.

3. Mögen unermesslich viele Wesen Muße in Hülle und Fülle genießen durch den unerschöpflichen Reichtum, den die Kraft meiner Geschicklichkeit und Weisheit hervorbringt.

4. Möge ich in der Lage sein, alle Wesen auf den Pfad der Erleuchtung zu leiten.

5. Mögen alle Wesen beim Hören meines Namens ein sittlich reines Leben führen und sich niemals in niedere Bereiche verirren.

6. Mögen alle Wesen beim Hören meines Namens von ihren körperlichen Gebrechen genesen und sich für immer und ewig guter Gesundheit erfreuen.

7. Mögen alle Notleidenden beim Hören meines Namens Schutz und Fürsorge erhalten und in Wohlstand leben.

8. Mögen alle Frauen, die leiden und Befreiung ersehnen, befreit werden.

9. Möge ich in der Lage sein, alle Wesen aus den Schlingen Maras zu befreien und sie zur Freude reiner Betrachtung zu führen.

10. Mögen alle durch die Kraft meiner Verdienste frei sein von tyrannischen Herrschern.

11. Möge ich in der Lage sein, alle, die hungrig und durstig sind, durch die Gaben des Essens, des Trinkens und des Dharma-Nektars zu nähren.

12. Möge ich in der Lage sein, alle, die nackt sind und frieren, mit schönen Gewändern und Schmuckstücken zu kleiden und ihnen mit vergnüglicher Unterhaltung zu dienen.[5]

Bei diesen Meditationen ist die Einsicht wichtig, dass wir nicht den heilenden Buddha als einen bestimmten Erleuchteten anrufen, sondern als Verkörperung aller Erleuchteten: aller Buddhas, Gottheiten, Heiligen und Weisen. Wir sehen in ihm die Manifestation unserer eigenen wahren Natur und Eigenschaften sowie der wahren Natur und Eigenschaften des gesamten Universums.

Visualisation und Anbetung des heilenden Buddha

Als wichtige Vorinformation zu dieser Meditation im Folgenden einige Einzelheiten über das Bild des heilenden Buddha und seine Bedeutung.

Jeder Aspekt des Bildes vom heilenden Buddha – Form, Haltung, Farbe und Gestik – hat seine eigene spezifische Bedeutung sowie seine eigene spirituelle Bedeutsamkeit und Qualität. Diese spirituellen Qualitäten zu sehen und zu verstehen trägt dazu bei, sie in uns zu wecken. Wir entwickeln dadurch die Gewohnheit, den spirituellen Reichtum und die spirituelle Fülle in allem um uns herum zu sehen und legen so den Keim für das Erwachen der erleuchteten Eigenschaften im Geist.

Eine genaue Visualisation des Bildes verhilft uns zur geistigen Konzentration. Sie hilft überintellektuellen Menschen, ihre Geistesgaben aktiv und positiv zu nutzen. Und sie hilft übermäßig schwerfälligen Menschen, ihren Geist aufzuwecken und zu schärfen.

Beim Meditieren bemühen wir uns, das Bild des Buddha so deutlich zu visualisieren, wie uns ohne Anstrengung möglich ist. Aber wir grämen uns auch nicht, wenn wir aus Mangel an Erfahrung noch kein besonderes Geschick zur Visualisation zeigen. Worauf es letztlich ankommt, sind die Gefühle, die die Gebete und Bilder in uns wecken, und unser Vertrauen auf die Macht der Meditation. Mit Hilfe dieser Gefühle können wir in unserem Geist ein einfaches, aber tief empfundenes Bild des heilenden Buddha wachrufen. Wenn wir die Wärme und Gegenwart des heilenden Buddha spüren, ist allein das schon sehr heilsam.

Denken Sie auch daran, dass bildliche Darstellungen wie die in diesem Buch nur als Hilfsmittel gedacht sind. Ein Bild oder eine Statue soll uns inspirieren, belehren oder als Ausgangspunkt der Visualisation dienen, uns jedoch nicht einschränken. Wichtig bei der Visualisation ist das Bewusstsein, in der Gegenwart des heilenden Buddha zu sein und dabei Wärme, Frieden und Freude, im Herzen zu empfinden.

Zu Beginn der Meditation visualisieren wir einen vollkommen reinen, tiefblauen Himmel, an dem der Sitz des heilenden Buddha erscheint, eine riesige offene Lotusblüte (siehe Abbildung). Darauf liegt eine hell leuchtende

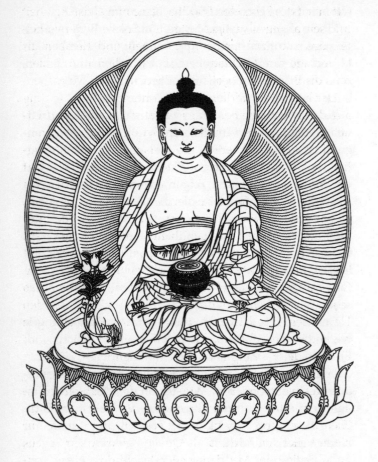

Mondscheibe. Dann erscheint der heilende Buddha am weiten Himmel. Diese Visualisation symbolisiert die totale Offenheit des heilenden Buddha, seine makellose Reinheit und sein allgegenwärtiges Mitgefühl. Solche Bilder verhelfen uns zur Erfahrung von Offenheit und Reinheit als Grundlage der Meditation, und wir sehen und fühlen, dass die Buddhanatur allem und jedem innewohnt.

Der heilende Buddha sitzt in kontemplativer Haltung auf der Mondscheibe. Sein Körper ist mit 112 vortrefflichen Zeichen geschmückt, den Symbolen der Vollkommenheit seiner Verdienste und Weisheit. Die Reichhaltigkeit und Vollkommenheit des Vorstellungsbildes erinnert uns an unser eigenes vollkommenes inneres Wesen und dient der Erweckung des heilenden Buddha in uns selbst.

Hauptziel unseres Gebetes ist zwar der heilende Buddha, der Herr des Lapislazulilichts, aber wir beten auch zu den unermesslich vielen Buddhas, Bodhisattvas und Weisen in männlicher und weiblicher Form, die wir ebenfalls als Quellen der Heilung betrachten. Wenn wir also sagen »der heilende Buddha«, beziehen wir uns auf den Herrn des Lapislazulilichts, und wenn wir sagen »die heilenden Buddhas«, meinen wir alle Erleuchteten als Quellen der Heilung und beten zu ihnen.

Wir können beliebig viele Bilder von Buddhas oder Erleuchteten anwenden, weil viele von uns häufig mehr Inspiration erfahren, wenn ihnen eine Vielzahl von göttlichen Wesen gegenwärtig ist. Es genügt jedoch auch, nur einen heilenden Buddha als Quelle heilkräftigen Segens zu visualisieren. Mit dem heilenden Buddha vergegenwärtigen wir uns zwar Bild und Namen eines einzigen Buddha, aber er verkörpert in seiner wahren Qualität alle Erleuchteten.

Wenn wir die Gegenwart des heilenden Buddha sehen, denken, fühlen und glauben, dann erwachen die Energien der Verehrung in uns und lösen all unsere Sorgen und Schmerzen auf. Mit unserem Gebet lassen wir durch die Kraft heilsamer Energie und beseligender Hitze die Qualitäten von Heilung, Frieden und Freude in uns aufscheinen. Wir bitten darum, dass sich die Einheit von Offenheit und Weisheit in unserem Geist entfalten möge.

Während wir zum heilenden Buddha und allen Erleuchteten beten, die ihn umgeben, singen oder rezitieren wir laut oder leise oder ganz im Stillen das Namensgebet (auf Sanskrit *dharani* genannt). Das Namensgebet wiederholen wir vielmals mit sanfter Stimme und ehrfurchtsvollem Herzen.

Gebete dienen dazu, den mitfühlenden Geist der heilenden Buddhas anzurufen und sowohl physische als auch mentale Energien in Heilenergien umzuwandeln. Der Klang des Namensgebets verwandelt all unsere Probleme in das Bewusstsein von Einssein in Frieden und Freude.

Gebete sind Übungen, durch die unser Geist in die Lage versetzt wird, sich in aufrichtiger Hingabe der Macht des heilenden Buddha zu öffnen. Gebete öffnen die Herzenstür und das Tor des Geistes, sodass der Segen des heilenden Buddha Einlass findet. Mit Gebeten feiern wir die geistige und körperliche Freude, in der Gegenwart des heilenden Buddha zu sein. Gebete sind eine Bestätigung unseres vollkommenen gläubigen Vertrauens in den heilenden Buddha. Gebete sind das Mittel, durch das wir uns mit dem heilenden Buddha vereinigen.

Für diese Meditation habe ich das vollständige Namensgebet des heilenden Buddha wiedergegeben. Statt des Namensgebetes können wir jedoch auch irgendein anderes Gebet sprechen – ein beliebiges positives Wort, einen Satz oder eine Silbe wie etwa AH –, wenn das als inspirierender für die Erweckung heilsamer Hingabe und heilender Kräfte empfunden wird. Die Rezitation des Namensgebets ist zwar wirksamer, aber wenn sie Unbehagen hervorruft, kann auch einfach »AHHHH AHHHH AHHHH« als Gebet an den heilenden Buddha und alle Erleuchteten gerichtet werden. Der Laut AH ist die Essenz transzendenter Weisheit, der Urklang, die Mutter aller erleuchteten Wesen.

Hier nun das Namensgebet (*dharani*) des heilenden Buddha[6] und dessen Übersetzung:

In tibetischem Sanskrit:
Tad-ya-tha om bhe-kha-dzye bhe-kha-dzye ma-ha-bhe-kha-dzye ra-dza sa-mud-ga-te so-ha.

In Sanskrit:
Tadyatha om bhaishajye bhaishajye mahabhaishajye raja samud-gate svaha.

Im Folgenden zwei freie Übersetzungen:

So sei es, o König der Heilung, der Heilung, der großen Heilung, Allererhabenster – möge dein Segen uns heiligen.

So sei es: Heil dem Körper, der Sprache und dem Geist der Buddhas – dem König der Heilung, der Heilung, der großen Heilung, dem Allererhabensten.

Die Schriften enthalten verschiedene Versionen dieses Gebets, die sich in Wort und Länge unterscheiden, aber die hier wiedergebene Form ist in vielen tibetischen Texten gebräuchlich. Das Namensgebet kann in seiner Mehrdeutigkeit unterschiedlich und auf verschiedenen Ebenen interpretiert werden. Wie immer ist das Wichtigste das Gefühl von Wärme und Vertrauen, das durch das Gebet ausgelöst wird.

Segen empfangen von den heilenden Buddhas

Durch positives Sehen, Denken, Fühlen und Glauben werden Sie das heilsame segensreiche Licht und die Energie der Heilquellen, der heilenden Buddhas, empfangen.

Vertrauen Sie darauf, dass die mitfühlenden heilenden Buddhas vor Ihnen gegenwärtig sind und die Macht besitzen, Ihnen Heilung zu gewähren. Glauben Sie daran, dass sie Ihnen ihre Weisheit, ihr Mitgefühl und ihre Kraft in Form von heilsamem Licht, heilkräftigen Energien und heilendem Klang zuteil werden lassen und dass dieser Segen die Macht hat, all Ihre Übel zu heilen. Fühlen und glauben Sie, dass dieses segensreiche Licht mit machtvoller, beseligender Hitze ausgestattet ist, der Energie, die alle Übel heilt.

Bei dieser Meditation wenden Sie segensreiches Licht und Heilenergie, beseligende Hitze und den Klang des Namensgebetes als Heilmittel an. Aber Sie könnten stattdessen auch von Wasser, Feuer, Luft, Erde, Raum, Geruch, Geschmack und/oder Gefühl zusammen mit heilender Energie und heilendem Klang als Heilmittel Gebrauch machen, je nach Ihren Bedürfnissen.

Oder Sie wenden statt des Lichts Nektar als Heilmittel

an. Visualisieren und fühlen Sie, wie Ihnen ein Nektarstrom aus der Nektarschale des heilenden Buddha und/oder aller heilenden Buddhas zufließt.

Bedienen Sie sich in dieser Meditation Ihrer Imaginations- und Sinneskraft, um die Heilwirkung zu verstärken. Sehen und fühlen Sie, dass der Nektarstrom einen kraftvollen, süßen Geschmack und ein Aroma wie eine wohltuende Arznei hat. Die vorbehaltlose Liebe der heilenden Buddhas wird Ihnen in Form eines heilkräftigen Nektarstroms zuteil. Er ist warm und segensreich. Er besitzt die Buddhakraft, all Ihre mentalen und physischen Leiden von Grund auf zu heilen.

Sie visualisieren, dass der Nektarstrom durch den Scheitelpunkt Ihres Kopfes in Sie eintritt. Die Kraft der Nektarflut wäscht langsam allen Schmutz abwärts und durch die unteren Öffnungen und die Poren des Körpers aus Ihnen hinaus. Der Schmutz wird vollständig ausgespült und Ihr Körper total gereinigt, wie eine Flasche saubergespült wird. Zuerst wäscht der Strom alle mentalen, emotionalen und physischen Gifte und Leiden in Form von Schmutz aus. Dann strömt noch mehr Nektar ein, erfüllt Ihren ganzen Körper und Geist und verwandelt Sie durch seinen Segen, durch Hitze und Glückseligkeit.

Heilung von allen Übeln durch die Meditation über die heilenden Buddhas

Wenn Sie ein Empfinden von Eiseskälte und steinerner Härte in Körper und Geist haben, kann die Meditation über einen warmen, fließenden Strom von gesegnetem Licht und beseligender Hitze dazu beitragen, Ihre Leiden aufzuweichen und aufzulösen.

Vergegenwärtigen Sie sich die Erfahrung von Hitze und Glückseligkeit, begleitet von unerschütterlichen Gefühlen der Kraft und Stärke, die jedes Problem überwinden, wie die Kraft der Sonne alle Dunkelheit. Bedienen Sie sich der Macht des Vertrauens, um sich von mentalem und emotionalem Druck, Stress und Kummer zu befreien. Glauben Sie für die Dauer Ihrer Meditationssitzung unerschütterlich daran, dass diese Probleme für immer verbannt sind, während Sie in ein Meer von Frieden und Freude eintauchen.

Lassen Sie all Ihre erstarrten Vorstellungen und Gefühle im Ozean segensreicher Energie zerschmelzen wie Schneeflocken in Wasser, ohne dass eine Trennung oder Grenze bestehen bleibt zwischen gut und schlecht, dies und das, du und ich.

Bei dieser Meditation visualisieren Sie Ihre geistigen und körperlichen Probleme als Dunkelheit. Sie können sie sich jedoch auch als Tumoren, Flammen, Eis oder Schmutz vergegenwärtigen oder in ihrer realen Gestalt an der Stelle, wo Sie sie spüren.

Dann können Sie die heilenden Segenskräfte in einer Form visualisieren, die der Heilung Ihrer Beschwerden angemessen ist. Wenn Sie Ihr Problem zum Beispiel als Tumor visualisieren, können die segensreichen Heilkräfte eine Art Laserstrahl sein, der den Tumor zertrümmert und wegspült.

Ein Heiler oder eine Heilerin kann auch heilsamen Segen vom heilenden Buddha empfangen und durch Handauflegen jemand anderem zuleiten.

Auch wenn Sie die Heilkräfte physisch zu spüren meinen, handelt es sich eigentlich um Energien, die Ihr Geist erzeugt. Ihr Geist wird also ebenso geheilt wie Ihr Körper. Sobald Ihr Geist von den Heilenergien erfüllt ist, können all Ihre Wahrnehmungen mit der Heilung eins werden. Das wirkt sich auch auf Ihr übriges Leben aus, sodass Sie glücklicher und friedvoller sind.

Im Einssein aufgehen

Durch das Einswerden können sich alle günstigen Auswirkungen der Heilmeditation tief in Geist und Körper einprägen. Nach Vollendung der stufenweisen Visualisation öffnen wir uns einfach dem stärksten positiven Gefühl, das wir haben, und genießen die Erfahrung eine Zeitlang, ohne an irgendetwas anderes zu denken.

Zum Schluss verweilen wir in einem Zustand der Bewusstheit, ohne eine intellektuelle Erklärung für unsere Meditation oder etwas anderes zu suchen. Während wir uns öffnen, verschmilzt unser Bewusstsein mit der Erfahrung, sodass die drei Aspekte des gewöhnlichen Geistes – das Subjekt bzw. der Geist, das Objekt bzw. die Freude und das Handeln bzw. das Empfinden der Freude – eins werden. Wir verharren einfach im Bewusstsein des Freudengefühls, im Einssein, wie Wasser in Wasser.

Bei manchen Meditierenden führt das offene Gewahrsein dazu, dass sich alle begrifflichen Vorstellungen und alle Empfindungen in dem einen unermesslichen, heilkräftigen Segen auflösen, in der Einheit von Hitze, Glückseligkeit, Frieden und Freude. Dann gibt es im Denken und Fühlen keine Unterscheidungen, Begrenzungen oder Widrigkeiten mehr, die Schmerz und Aufregung sowie Gut und Schlecht verursachen können. Im Zustand höchster Heilung ist alles in höchstem Frieden und höchster Freude eins.

Das meditative Einssein wird allgemein als die höchste Erfahrung und der Gipfel buddhistischer Meditationen betrachtet. Ihrem wahren Wesen und ihren wahren Eigenschaften nach sind Geist und Körper die Vereinigung von Frieden und Macht, Weisheit und Licht. In dieser Vereinigung ist die universale Buddhaschaft gegenwärtig.

Wenn wir das wahre Wesen, die Buddhaweisheit, verwirklichen, werden alle Erscheinungen um uns herum zur Kraft oder zum Licht der Weisheit erweckt, zum reinen Buddhaland. Wir brauchen sie nicht zu läutern, denn sie sind rein. Dann werden all unsere Handlungen Manifestationen des Göttlichen zum Wohle aller Wesen.

Meditierende mit fortgeschrittenen Erfahrungen in dieser höheren Meditationsform müssen die heilsamen Visualisationen nicht unbedingt praktizieren. Aber für die meisten von uns erfüllt die Meditation des Einswerdens in erster Linie den Zweck, den positiven Einfluss der Heilvisualisationen auf eine tiefere, ruhigere geistige Ebene einwirken zu lassen, wo es weniger mentale Konflikte und weniger Aufruhr der Gefühle gibt. Die Sitzung mit einer solchen Meditation zu beenden steigert also die Gewissheit, wirksame Ergebnisse mit maximalem Nutzen zu erzielen.

Die rechte Einstellung zur Meditation

Wenn Sie sich zur Meditation bereit machen, sollten Sie im Stillen denken: »Ich werde jetzt beten und meditieren, dass der heilende Buddha die Leiden und Verwirrungen aller Wesen heilen möge.« Nach buddhistischer Überzeugung vervielfacht sich die Kraft der Meditation, wenn sie mit der Einstellung begonnen wird, dass sie dem Glück und der Erleuchtung unzähliger Wesen dienen soll. Dadurch wird sie erheblich wirksamer und kommt nicht nur Ihnen, sondern auch vielen anderen zugute.

Die zwölf Stufen der Meditation über den heilenden Buddha

1. Geist und Körper wieder zusammenführen

Die Meditationsstufe, auf der Sie Geist und Körper wieder zusammenführen, ist die gleiche wie die in Kapitel 6 beschriebene. Hier wird sie in einer etwas anderen Form noch einmal präsentiert, damit sie besser zu den anderen Meditationsstufen passt, die sich speziell auf buddhistische Vorstellungsbilder beziehen.

Dem Körper Ruhe geben. Gefühle wie Ruhe und Frieden sind Vorstellungen, die der Geist hegt, und Erfahrungen, die vom Geist empfunden werden. Lassen Sie also vom Geist Gedanken und Gefühle der Ruhe auf den Körper übergehen.

Denken und fühlen Sie, dass Ihr Körper vollkommen ruhig ist. Ihr ganzer Körper ist von Ruhe erfüllt.

Gehen Sie jetzt langsam Ihren Körper durch und widmen Sie jedem Körperbereich von Kopf bis Fuß ein paar Minuten Zeit.

Spüren Sie die Ruhe in Ihren Fußsohlen. Spüren Sie die Ruhe in Ihren Füßen. Fühlen Sie, wie Ihre Beine ruhig werden. Spüren Sie die Ruhe in Ihrem Unterleib. Fühlen Sie, dass Ihre Brust ruhig ist. Spüren Sie die Ruhe in Ihren Schultern. Spüren Sie die Ruhe in Ihren Armen. Spüren

Sie die Ruhe in Ihren Händen. Spüren Sie die Ruhe in Ihrem Hals. Spüren Sie die Ruhe in Ihrem Kopf. Empfinden Sie die Ruhe in Ihrem Gehirn.

Fühlen Sie, dass Ihr ganzer Körper von Ruhe erfüllt ist. Ihr ganzer Körper ist in vollkommener Ruhe und vollkommenem Frieden eins. Fühlen Sie nicht nur, dass Ihr Körper von Ruhe erfüllt ist, sondern dass er ein Körper der Ruhe geworden ist.

Denken und fühlen Sie, dass alle um Sie herum von Ruhe erfüllt sind. Der ganze Raum, in dem Sie sitzen, ist von Ruhe erfüllt. Das ganze Haus, die ganze Stadt ist von Ruhe erfüllt. Schließlich ist das ganze Universum von Ruhe erfüllt. Wo immer Sie im Geiste weilen, ist nichts als Ruhe. Das Universum ist ein Universum voller Ruhe und Frieden. Genießen Sie das Gefühl grenzenloser Ruhe, universaler Ruhe.

Starke oder leichte Gefühle des Unbehagens ausräumen. Wenn Sie ein gewisses Unbehagen verspüren – zum Beispiel Langeweile, Beklemmung, Angst oder Schmerzen –, nehmen Sie zunächst einmal das Vorhandensein dieses Unbehagens aus Ihrer Ruhe heraus zur Kenntnis.

Erforschen Sie nun, wo das Gefühl des Unbehagens in Ihrem Körper sitzt oder wo es sich hauptsächlich bemerkbar macht. Denken und fühlen Sie kurz, dass sich alles Unbehagen, das Sie vielleicht auch in anderen Teilen Ihres Körpers empfinden, an der einen Stelle sammelt, wo das Gefühl hauptsächlich konzentriert ist.

Holen Sie ein paarmal tief und kräftig Luft. Denken und fühlen Sie beim Ausatmen, dass das Unbehagen mit der ausströmenden Luft ausgestoßen wird: »Haaa!… Haaa!!… Haaa!!!« Das Unbehagen weicht vollkommen aus Ihrem Körper, ohne eine Spur zurückzulassen.

Denken und fühlen Sie zum Schluss, dass das Unbehagen vollständig verflogen ist. Vergegenwärtigen Sie sich, dass Ihr Körper von diesem Gefühl frei ist. Fühlen Sie, wie entspannt und ruhig Ihr Körper ist. Genießen Sie die Ruhe und den Frieden in Abwesenheit des unangenehmen Gefühls. Ihr ganzer Körper ist entspannt, erfrischt und zu Frieden und Ruhe erweckt.

Den umherschweifenden Geist erden. Wenn Sie zerstreut sind oder Ihr Geist umherschweift, richten Sie Ihre Aufmerksamkeit auf die Berührung Ihres Körpers mit der Sitzfläche. Nehmen Sie die Berührung Ihres Körpers mit Ihrem Sitz oder dem Fußboden bewusst wahr.

Stellen Sie sich nun vor, dass Sie nicht auf einem Sitz oder auf dem Fußboden sitzen, sondern auf der Erde, in Berührung mit dem Erdboden. Spüren Sie, wie Ihr Körper den Erdboden berührt.

Vergegenwärtigen Sie sich, dass Sie mit Erdenergien wie Festigkeit, Stabilität, Schwere und unerschöpflicher, unerschütterlicher Kraft in Berührung sind. Fühlen Sie die Berührung Ihres Körpers mit diesen Energien. Spüren Sie die Festigkeit, Stabilität und Schwere der Erde.

Fühlen Sie, wie sich Ihr Körper mit den Erdenergien füllt: mit Festigkeit, Stabilität, Schwere und unerschütterlicher Kraft. Ihr ganzer Körper ist vollständig mit Erdenergie angefüllt.

Machen Sie sich bewusst, dass sich der Frieden und die Ruhe Ihres Körpers mit der Festigkeit und Schwere der Erde in Ihrem Körper vereinigen. Ihr Körper ist von Ruhe und Festigkeit erfüllt. Es ist ein Körper der Ruhe und Festigkeit.

Ihr Geist ist eins mit Ihrem Körper, und Geist und Körper befinden sich im Einklang mit Ruhe und Festigkeit.

Einssein mit dem Gefühl der Ruhe. Wenn Sie das Gefühl haben, dass die Übung der Zusammenführung von Geist und Körper vollendet ist, nehmen Sie die Empfindung grenzenloser Ruhe, die Ihren Körper überkommen hat, bewusst wahr. Genießen Sie das Gefühl von Frieden und Freude, das durch diese Ruhe und Festigkeit entsteht.

Entspannen Sie sich dann im freien Gewahrsein des Gefühls von Frieden und Freude, von freudeerfülltem Frieden, ohne daran festzuhalten oder es in Worte fassen zu wollen. Bleiben Sie, solange es Ihnen möglich ist, in vollkommener Stille eins mit dem freudeerfüllten Frieden wie Wasser in Wasser.

Anmerkung: An dieser Stelle können Sie auch die genaue Anatomie Ihres Körpers »durchleuchten«, wie in Kapitel 6, Übung 2 beschrieben.

2. Hingebungsvolle Visualisation der heilenden Buddhas

Stellen Sie sich bildhaft vor, Sie säßen an einem erhabenen Platz, zum Beispiel auf einem Berggipfel, und schauten in den weiten, klaren, grenzenlosen blauen Himmel. Führen Sie sich im Geiste die Klarheit, Weite und Grenzenlosigkeit des Himmels oder eines anderen geistigen Gegenstands vor Augen. Erfreuen Sie sich eine Zeitlang an dem Gefühl der unendlich weiten, vollkommen offenen Natur.

Vergegenwärtigen Sie sich nun, wie mitten in der Himmelsweite eine riesige Lotusblume spontan aufblüht. Es ist ein wunderschöner Lotus mit Tausenden von farbenfrohen Blütenblättern in grenzenloser Fülle. Er ist taufrisch und gibt nach allen Richtungen süße Düfte ab. Sehen Sie ihn nicht nur, sondern fühlen Sie in Ihrem Innern, wie der Lotus vor Ihren Augen aufblüht. Fühlen Sie in sich die bezaubernde Schönheit des Lotus. Spüren Sie seine Frische und Reinheit.

Visualisieren Sie inmitten dieser leuchtenden Lotusblüte eine klare, schimmernde Mondscheibe. Sie ist nicht rund wie ein Ball, sondern flach wie ein Kissen. Sie leuchtet hell und strahlt kühles Licht aus. Vergegenwärtigen Sie sich in Ihrem Innern den Schein des Mondes, den Sie vor Augen haben. Spüren Sie die Klarheit und Reinheit des Mondes. Fühlen Sie, wie seine Kühle bei Ihnen die sengende Hitze von Geist und Körper lindert.

Erkennen Sie in Lotus und Mond, die aus der offenen Weite aufsteigen, Symbole für die Offenheit des heilenden Buddha.

Sehen Sie jetzt, wie der heilende Buddha selbst aus der offenen Weite des Himmels auftaucht und seinen Platz auf dem Mondsitz einnimmt. Der heilende Buddha erscheint in makelloser Offenheit, blühender Freude und immerwährendem Frieden.

Der heilende Buddha besitzt strahlende Jugend und einen Körper aus regenbogengleichem blauem Licht. Sehen Sie den heilenden Buddha in einer Aura aus vielfarbigem, wunderbarem Licht und geschmückt mit den körperlichen Zeichen eines höchsten Wesens. Seine Gegenwart ist so mächtig wie ein Berg aus Lapislazuli oder Saphir, und er leuchtet, als fielen die Strahlen Tausender von Sonnen auf ihn.

Der heilende Buddha ist in drei schlichte Kleidungsstücke gehüllt, wie Asketen sie tragen (das Untergewand, das Obergewand und das äußere Tuch), die aus vielfarbigem Licht bestehen. Sein leuchtender Körper strahlt nach allen Richtungen segensreiches Licht aus, das die Finsternis der Verwirrung, der Traurigkeit und des Schmerzes vertreibt und das Universum in das Licht von Freude und Frieden taucht.

Er sitzt majestätisch und fest wie ein Berg in der Meditationshaltung, ein Symbol für die unwandelbare Ausgeglichenheit der Buddhanatur.

In seiner rechten Hand, die in einer erhabenen Geste des Gebens auf seinem rechten Knie ruht, hält er zwischen Daumen und Zeigefinger den Stängel einer Myrobalane oder *Arura*, der Königin der medizinischen Heilkräuter. Diese Geste symbolisiert seine Macht und sein Gelöbnis, anderen die höchsten Formen der Verwirklichung zu gewähren sowie durch die Macht seiner heilkräftigen Weisheit alle Krankheiten und deren Ursachen zu heilen, ebenso wie medizinische Früchte und Pflanzen Gebrechen heilen.

In seiner linken Hand, die in kontemplativer Geste auf seinem Schoß ruht, hält er eine Bettelschale voll heilkräftigem Ambrosia. Diese Geste symbolisiert die unaufhörliche Verwirklichung höchster Weisheit, höchsten Friedens und höchster Freude, die sich zur Macht vollkommener Heilung vereinen, ebenso wie sich Nektar aus allen Arzneien zusammensetzt.

Der heilende Buddha schaut mit kontemplativem Blick unablässig und unbewegt jeden von uns aus liebevollen Rehaugen an. Das symbolisiert seine allumfassende Weisheit und sein allgegenwärtiges Mitgefühl.

Er ist jung wie ein Sechzehnjähriger, denn er steht in der Blüte seiner Jugend, der Veränderung und Verfall nichts anzuhaben vermögen.

Auf seinem Gesicht ruht ein liebliches Lächeln der

Freude darüber, dass sein erleuchteter Geist für immer und ewig Schmerz und Verwirrung überwunden hat.

Der weite Raum vor Ihnen ist von vielfarbigem Regenbogenlicht erfüllt. Der heilende Buddha thront inmitten dieses strahlenden, gleißenden Lichts, umgeben von einem Ozean männlicher und weiblicher Buddhas, Bodhisattvas und göttlicher Wesen, ebenso wie der Mond inmitten zahlloser Sterne und Planeten am klaren, dunklen Nachthimmel steht.

Denken und glauben Sie, dass jeder Buddha, jeder Bodhisattva und jedes göttliche Wesen vor Ihnen ein heilender Buddha ist, denn sie sind alle erleuchtet und haben die Macht, alle Leiden zu heilen.

Denken und glauben Sie, dass die heilenden Buddhas im Besitz allumfassender Weisheit sind und alles, was geschieht – in Ihrem Leben wie überhaupt in jedem Bereich der Welt –, gleichzeitig und fehlerlos wissen. Fühlen Sie, dass Sie die Buddhas in ihrer allumfassenden Weisheit sehen.

Deren unendliches Mitgefühl steht dem ganzen Universum offen und wird jedem einzelnen Wesen zuteil, ebenso wie die vorbehaltlose Liebe einer Mutter ihrem einzigen Kind. Spüren Sie, wie Sie von der Liebe der Buddhas angerührt werden.

Die grenzenlose Macht der Buddhas heilt die Probleme aller Wesen und erfüllt die Bedürfnisse und Wünsche eines jeden, dessen Geist hingebungsvoll geöffnet ist.

Die heilenden Buddhas befinden sich nicht außerhalb Ihrer selbst, sondern sind das Spiegelbild, die Manifestation Ihres eigenen wahren Wesens. Ihr eigenes wahres Wesen und die reinen Eigenschaften Ihres eigenen Geistes – höchster Frieden, vollkommene Freude und allumfassende Weisheit – sind es, die in Gestalt der heilenden Buddhas vor Ihrem geöffneten inneren Auge erscheinen.

Die heilenden Buddhas sind nicht von der wahren Natur der Welt getrennt. Die Welt ist eins mit der Allwissenheit, Weisheit und Allgegenwart der Buddhas. Die heilenden Buddhas sind die reinen, positiven Bilder, Klänge und Gefühle, die von der wahren Natur und vom Zustand der Buddhaschaft hervorgebracht und widergespiegelt werden, vom wahren Wesen und den wahren Eigenschaften des Universums. Werden Sie das Einssein der heilenden Buddhas mit dem Universum gewahr.

Genießen Sie abschließend von Herzen das Gefühl, in der Gegenwart der liebevollen, mächtigen heilenden Buddhas zu sein. Genießen Sie das Gefühl von Frieden und Freude, das Sie in Gegenwart der heilenden Buddhas haben.

Entspannen Sie sich dann in völliger Stille im weiten Bewusstsein von Frieden und Freude, von freudevollem Frieden, ohne an Ihren Gefühlen festzuhalten, sie zu analysieren oder in Worte fassen zu wollen.

3. Den Segen der heilenden Buddhas anrufen

Entfalten Sie im innersten Herzen eine tiefe Hingabe zu den heilenden Buddhas, indem Sie denken und glauben, dass die Buddhas vor Ihnen nicht bloß Erfindungen Ihres Geistes sind, sondern wirklich als heilende Buddhas gegenwärtig sind.

Fühlen Sie, wie die Energien der Andacht, die Energien von Hitze und Glückseligkeit, aus Ihrem Herzen, Ihrem Geist und Ihrem Körper überquellen. Diese Energien bewirken, dass Sie sich öffnen und zur Ganzheit erblühen in Frohlocken und grenzenloser Freude.

Fühlen und glauben Sie, dass Geist und Körper offene Gefäße für die segensreichen Energien der Buddhas geworden sind.

Visualisieren und denken Sie, dass die ganze Erde voller Wesen ist – Menschen, Säugetiere, Vögel, Insekten, sichtbare und unsichtbare Wesen. Sie alle schauen mit fröhlichem Gesicht, freudigen, weit offenen Augen, ehrfurchtsvollem Herzen und vollkommen konzentrierter, auf den Punkt gerichteter Aufmerksamkeit in das mitfühlende, machtvolle Antlitz des Buddha und der heilenden Buddhas rings um ihn.

Vergegenwärtigen Sie sich das Gefühl, dass diese Wesen alle in Ihre melodische, feierliche Rezitation des Namensgebetes des heilenden Buddha einstimmen. Das ganze Universum ist erfüllt von einem einzigen donnernden Klang, dem Klang dieses lauteren Namensgebetes in süßen, beschwichtigenden Tönen. Nehmen Sie alle Geräusche der Welt – von Menschen, Straßen, Vögeln und Wind – als den Klang andachtsvoller Energien wahr.

Spüren Sie, dass die Energien der andächtigen Gebete den Geist jedes Wesens für die absolute, erbauungsvolle Freude öffnen, wie das Sonnenlicht alle Blumen zum Aufblühen bringt.

Fühlen und glauben Sie, dass die Energie Ihrer Andacht und Ihres Gebetes, Ihres Rufens aus tiefstem Herzen, den mitfühlenden Geist der heilenden Buddhas beschwört.

Beten Sie in vollkommenem Vertrauen und im Bewusstsein der Kraft Ihrer Andacht aus tiefstem Herzen und in lieblichsten Tönen das Namensgebet oder den

Laut AH, sodass das ganze Universum davon erfüllt ist.

Sie können das Namensgebet (*dharani*) des heilenden Buddha entweder auf Sanskrit oder in der tibetischen Form rezitieren oder singen. Der Vollständigkeit halber gebe ich es hier noch einmal wieder:

In tibetischem Sanskrit:
Tad-ya-tha om bhe-kha-dzye bhe-kha-dzye ma-ha-bhe-kha-dzye ra-dza sa-mud-ga-te so-ha.

In Sanskrit:
Tadyatha om bhaishajye bhaishajye mahahaishajye raja samud-gate svaha.

Und die beiden freien Übersetzungen:

So sei es, o König der Heilung, der Heilung, der großen Heilung, Allererhabenster – möge dein Segen uns heiligen.

So sei es: Heil dem Körper, der Sprache und dem Geist der Buddhas – dem König der Heilung, der Heilung, der großen Heilung, dem Allererhabensten.

Wenn Sie lieber die Silbe AH singen wollen, dann singen Sie diesen segensreichen Laut beim Ausatmen mit tief empfundener Andacht so: »AHHHHHHHHHHHH AHHHHHHHHHHHHH AHHHHHHHHHHHH.«

Freuen Sie sich zum Schluss über die grenzenlose Macht der Kraft Ihrer Andacht und Ihres Gebetes. Genießen Sie den daraus entspringenden Frieden und die Freude.

Entspannen Sie sich dann in vollkommener Stille im Zustand weiten Friedens und offener Freude, in freude-vollem Frieden, ohne daran festzuhalten oder darüber nachzusinnen.

4. Den heilsamen Segen empfangen

Sehen und fühlen Sie die Gegenwart des heilenden Bud-dha inmitten unendlich vieler heilender Buddhas, die alle voller Liebe, Weisheit und Macht an Sie denken und Sie anschauen.

Denken und fühlen Sie, dass Ihr Geist und Körper durch die Energie der Andacht und des andächtigen Ge-bets und durch deren beseligende Wärme aufblühen und sich öffnen. Die Energie der Andacht hat Sie in ein offe-nes Gefäß verwandelt, das die Segnungen der heilenden Buddhas aufnehmen kann.

Denken und glauben Sie zugleich, dass Ihre Gebete den mitfühlenden, machtvollen Weisheitsgeist der hei-lenden Buddhas herbeigerufen haben und dass diese Ih-nen ihren Segen erteilt haben.

Visualisieren Sie Strahlen von segensreichem Licht in verschiedenen Farben, die von den verschiedenen Kör-perteilen des heilenden Buddha und der unermesslichen Zahl von heilenden Buddhas ausgehen und Sie in helles Licht tauchen.

Diese Lichtstrahlen sind wie ein Nektarstrom.[7] Es sind Strahlen der Liebe, Weisheit und Macht, die Ihnen die heilenden Buddhas als Segen zukommen lassen.

Diese Lichtstrahlen sind nicht nur schöne, reine For-men des Lichts; sie sind Licht voll segensreicher Wärme und machtvoller Segnung. Diese Lichtstrahlen sind nicht leblos; vielmehr stellen sie den Weisheitsgeist der Buddhas in Form von segensreichem Licht dar.

Denken und fühlen Sie, dass sich die Fülle von segensreichem Licht spürbar über die Haut Ihres Körpers, über Vorder- und Rückseite, vom Scheitelpunkt Ihres Kopfes bis hin zu Ihren Fußsohlen, ergießt. Fühlen Sie die Segenskräfte, die Hitze und Glückseligkeit, die beseligende Wärme des segensreichen Lichts.

Betrachten Sie nun im Geiste das Innere Ihres Körpers. In Ihrem Körperinneren ist es vollkommen dunkel. Vergegenwärtigen Sie sich, dass diese Dunkelheit Ihre Probleme darstellt: Die Dunkelheit, das ist Ihre enge, starre, anklammernde Gesinnung. Es sind die quälenden Empfindungen von Verwirrung, Gier und Hass. Es sind die Trauer-, Angst-, Unsicherheits- und Schmerzgefühle. Es sind die Krankheiten und Gebrechen Ihres Körpers. Es sind Ihre unreinen Energien. Sehen und fühlen Sie, dass diese Dunkelheit in Ihrem Körper das ist, was Sie heilen wollen. Fühlen Sie einen Moment lang, dass Ihre Probleme in dieser Dunkelheit liegen.

Denken und fühlen Sie nun, dass die Lichtstrahlen durch jede Pore in Ihren Körper eindringen. Ihr Körper ist erfüllt vom Strom segensreichen Lichts. Ihr ganzer Körper, vom Scheitelpunkt des Kopfes bis hin zu Ihren Fußsohlen, ist angefüllt mit dem segensreichen Licht.

Vergegenwärtigen Sie sich die unglaubliche Helligkeit des segensreichen Lichts, das Ihren Körper vollständig ausfüllt. Machen Sie sich, während sich Ihr Körper mit diesem gesegneten Licht füllt, auch bewusst, dass er sich mit machtvoller Hitze und Glückseligkeit füllt, mit beseligender Hitze. Spüren Sie, wie die segensreichen Energien jede Zelle Ihres Körpers anfüllen.

Denken und glauben Sie, dass die Segenskräfte der heilenden Buddhas in Form von hellem Licht und machtvoller Energie Ihren ganzen Körper erfüllen. Alle Dunkelheit des Lebens wird ganz und gar aus Ihrem Körper vertrieben, ohne auch nur eine Spur zurückzulassen, als wären Tausende von Sonnen in Ihrem Körper aufgegangen. Alle Ihre Probleme in Gestalt der Dunkelheit sind vollkommen verschwunden.

(Falls Sie das wünschen, können Sie hier noch hinzufügen, dass das segensreiche Licht und die beseligende Hitze die Eiseskälte und Härte Ihres starren Geistes in ein Gefühl der Weichheit, des Friedens und der Wärme auflösen. Unter dem Einfluss der segensreichen Energien löst sich alle Kälte in einem fließenden, heilkräftigen, warmen Strom auf, der die Kältegefühle des Schmerzes und der Traurigkeit hinwegspült.)

Genießen Sie zum Schluss das Gefühl von Frieden und Freude, von freudevollem Frieden und der Freiheit von allen Unzulänglichkeiten.

Entspannen Sie sich dann in absoluter Stille im offenen Gewahrsein von Frieden und Freude, von freudevollem Frieden, ohne daran festzuhalten oder darüber nachzusinnen.

Hier eine Meditationsalternative, die heilenden Nektar als Segen herbeiruft.

Schauen Sie zunächst mit dem Auge des Geistes in Ihren Körper hinein. Ihr Körper ist voller Schmutz. Denken Sie an alle Probleme, die Sie haben – an geistige Qualen und Kümmernisse oder körperliche Erkrankungen wie Tumoren, Verletzungen, verstopfte Adern, tote Zellen, unreines Blut oder unreine Energien. Visualisieren und empfinden Sie diese Probleme als Schmutz dort, wo Sie sie vermuten. Visualisieren und empfinden Sie sie so klar wie möglich in ihrer tatsächlichen Form und Lage.

Denken und fühlen Sie, dass der Schmutz, den Sie in Ihrem Körper wahrnehmen, aus den Manifestationen Ihrer Probleme und deren unterschiedlichen Ursachen und Auswirkungen besteht. Denken Sie, dass dieser Schmutz die Enge, Starrheit und Besitzgier ist, die Ihren Geist prägt. Es sind Verwirrung, Gier und Hass, von denen Ihre Emotionen geplagt werden. Es sind Traurigkeits-, Angst-, Unsicherheits- und Schmerzgefühle, die Ihren Geist aufwühlen. Es sind Krankheiten und Gebrechen, die Ihren Körper ruinieren. Es sind die Unreinheiten Ihres Blutes und Ihrer Energie, die Ihren Kreislauf verschmutzen und zum Stocken bringen. Fühlen Sie einen Moment lang Ihre Probleme in Form dieses Schmutzes.

Visualisieren Sie nun in dem Raum vor sich spürbar die Gegenwart des heilenden Buddha inmitten einer Unzahl von heilenden Buddhas, deren Blick voller Liebe, Weisheit und Macht auf Sie gerichtet ist.

Denken und fühlen Sie, wie Ihr Geist und Körper durch die Kräfte des Gebets und der Andacht in beseligender Hitze aufblühen und sich öffnen. Die Energien der andächtigen Hingabe verwandeln Sie in ein offenes Gefäß, das die Segnungen der heilenden Buddhas aufnehmen kann.

Denken Sie und seien Sie überzeugt davon, dass Ihre Gebete den mitfühlenden, machtvollen Weisheitsgeist der heilenden Buddhas beschworen haben.

Vergegenwärtigen Sie sich, dass in Folge Ihrer Andacht ein Strom heilkräftigen Nektars vom Körper des heilenden Buddha ausgeht. Er entströmt auch der Myrobalane in seiner rechten Hand, der Königin der medizinischen Heilkräuter, und der Bettelschale in seiner linken Hand, die mit heilsamer Ambrosia gefüllt ist.

Der Nektarstrom ist die Liebe, Weisheit und Kraft der heilenden Buddhas in der Erscheinungsform heilsamen Nektars, der die Macht besitzt, durch bloße Berührung all Ihre Probleme zu heilen.

Es ist ein Nektarstrom, der Licht ausstrahlt und von kraftvoller Wärme und Glückseligkeit erfüllt ist.

Der Nektarstrom ist nicht leblos. Vielmehr stellt er den Weisheitsgeist der heilenden Buddhas in der Erscheinungsform von Nektar dar.

Visualisieren und fühlen Sie dann, wie der Strom segensreichen Nektars, der Licht ausstrahlt, durch den Scheitelpunkt Ihres Kopfes in Ihren Körper eindringt. Ihr Körper füllt sich mit dem Strom warmen, segensreichen Nektars wie ein Topf, der mit Wasser gefüllt wird. Ihr ganzer Körper vom Scheitel bis zur Sohle füllt sich mit unglaublich hellem, klarem, segensreichem Nektar. Jede Zelle Ihres Körpers füllt sich mit der kraftvollen Wärme und dem Segen des wohltuenden Nektars. Bis in den letzten Winkel ist jede Zelle angefüllt mit Nektar.

Visualisieren und fühlen Sie, dass aller Schmutz, den Sie im Körper haben, sich langsam in dem hellen, warmen, beseligenden Nektar auflöst wie Eis in warmem Wasser. Der Nektarstrom mit dem gelösten Schmutz strömt hinab und tritt durch die unteren Öffnungen Ihres Körpers aus. Der Schmutz aus Ihrem Körper ist vollkommen aufgelöst und hinterlässt nicht die mindeste Spur. So geläutert, fließt der heilsame Nektar in die Erde, wo er sich auflöst und in den leeren, weiten Raum verflüchtigt.

Sehen und empfinden Sie, dass all Ihre Probleme vollkommen verschwunden sind.

Denken und fühlen Sie jetzt, dass sich Ihr reiner Körper
wieder mit dem heilkräftigen Nektar füllt, der den heilenden Buddhas entströmt. Ihr Körper und jede seiner
Zellen füllt sich randvoll mit dem heilkräftigen Nektar.
Ihr Körper ist bis obenhin angefüllt mit dem hoch wirk-
samen Nektar der heilenden Buddhas, der unglaubliche
Heilkräfte, Hitze und Glückseligkeit in sich birgt. Fühlen
und glauben Sie, dass sich Ihr Körper in einen Körper aus
dem heilkräftigen Nektar verwandelt hat, der alles heilt,
was Sie denken, sehen, hören und/oder berühren.

Genießen Sie abschließend in vollkommener Stille das
Gefühl von Frieden und Freude, von freudevollem Frieden, ohne daran festzuhalten oder es in Worte zu fassen.

5. Den Körper in einen Leib aus segensreichem Licht und Energie verwandeln

Denken, fühlen und glauben Sie, dass sich Ihr Körper
durch die Macht des segensreichen Lichts der heilenden
Buddhas in einen Körper aus gesegnetem Licht verwandelt. Ihr Körper ist nicht länger ein Körper aus grobstofflichen Bestandteilen wie Fleisch und Blut, sondern er besteht aus segensreichem Licht, das unglaublich hell ist,
als wäre es das Licht von Milliarden Sonnen.

Ihr Körper hat sich in einen Körper aus segensreicher
Energie, Hitze und Glückseligkeit, aus beseligender
Wärme, verwandelt. Ihr ganzer Körper, vom Scheitelpunkt des Kopfes bis hinunter zu den Fußsohlen, hat sich
vollständig in einen Körper aus segensreichen Energien
umgewandelt.

Erfreuen Sie sich zum Schluss an dem Gefühl der vollkommenen Makellosigkeit und grenzenlosen Kraft Ihres Körpers.

Werden Sie dann eins mit dem Gefühl von Frieden und Freude, das die Reinheit und grenzenlose Kraft Ihres Körpers auslöst. Entspannen Sie sich in totaler Stille im offenen Bewusstsein von Frieden und Freude, von freudevollem Frieden, ohne das Verlangen zu haben, die Erfahrung festzuhalten oder zu analysieren.

6. Den Körper als einen Leib aus unendlich vielen Licht- und Energiezellen sehen

Vergegenwärtigen Sie sich Ihren Körper als einen Körper aus Milliarden und Abermilliarden Zellen. Jede davon ist eine blühende Zelle aus vielfarbigem Licht in den Farben des Regenbogens. Es sind einzelne Zellen mit jeweils eigener Struktur und eigenen Eigenschaften. Jede Zelle leuchtet in einem segensreichen Licht, in hellem, vielfarbigem Licht wie blühende Blumen aus Regenbogenlicht.

Jede Zelle ist machtvoll, ist eine Zelle voll segensreicher Energie, voll Hitze und Glückseligkeit, voll beseligender Wärme.

Diese Übung können Sie nun mit jedem Körperteil wiederholen:

Ihr Kopf besteht aus Milliarden von Zellen, einzelnen Zellen. Jede Zelle ist eine Zelle aus segensreichem, hellem, vielfarbigem Licht. Jede einzelne ist machtvoll, ist eine Zelle voll segensreicher Energien, voll Hitze und Glückseligkeit, voll beseligender Wärme.

Ihr Oberkörper besteht aus Milliarden von Zellen, einzelnen Zellen. Jede Zelle ist eine Zelle aus segensreichem, hellem, vielfarbigem Licht. Jede einzelne ist machtvoll, ist eine Zelle voll segensreicher Energien, voll Hitze und Glückseligkeit, voll beseligender Wärme.

Ihre Arme und Hände bestehen aus Milliarden Zellen, einzelnen Zellen. Jede Zelle ist eine Zelle aus segensreichem, hellem, vielfarbigem Licht. Jede einzelne ist machtvoll, ist eine Zelle voll segensreicher Energien, voll Hitze und Glückseligkeit, voll beseligender Wärme.

Ihr Unterleib besteht aus Milliarden von Zellen, einzelnen Zellen. Jede Zelle ist eine Zelle aus segensreichem, hellem, vielfarbigem Licht. Jede einzelne ist machtvoll, ist eine Zelle voll segensreicher Energien, voll Hitze und Glückseligkeit, voll beseligender Wärme.

Ihre Beine und Füße bestehen aus Milliarden von Zellen, einzelnen Zellen. Jede Zelle ist eine Zelle aus segensreichem, hellem, vielfarbigem Licht. Jede einzelne ist machtvoll, ist eine Zelle voll segensreicher Energien, voll Hitze und Glückseligkeit, voll beseligender Wärme.

Ihr Körper besteht aus Milliarden und Abermilliarden einzelnen Zellen. Jede Zelle ist eine Zelle aus segensreichem, hellem, vielfarbigem Licht. Sehen und fühlen Sie die Schönheit und Grenzenlosigkeit Ihres Körpers. Jede Zelle ist machtvoll, ist voll segensreicher Energien, voll Hitze und Glückseligkeit, voll beseligender Wärme.

Vergegenwärtigen Sie sich die Empfindung und Überzeugung, dass die segensreiche Hitze der gesegneten Energie Sie vollkommen von physischen Giften und mentalen Unreinheiten befreit hat, sodass nicht die mindeste Spur davon zurückgeblieben ist. Spüren Sie die totale Reinheit und Lauterkeit Ihres Körpers.

Genießen Sie zum Schluss das Gefühl der unermesslichen Natur Ihres Körpers: die unermesslichen Zellen, die unermessliche Reinheit und die unermesslichen Energien. Genießen Sie den Frieden und die Freude, die diese Grenzenlosigkeit Ihres Körpers mit sich bringt.

Entspannen Sie sich dann in tiefster Stille im offenen Gewahrsein von Frieden und Freude, von freudevollem Frieden, ohne daran festhalten oder Worte dafür finden zu wollen.

7. Jede Zelle als grenzenloses reines Land heilender Buddhas empfinden

Vergegenwärtigen Sie sich im Geiste auf Ihrer Stirn die Stelle zwischen den Augenbrauen. Dort befinden sich Milliarden von Zellen, Zellen aus segensreichem Licht voll gesegneter Energie aus beseligender Wärme.

Wählen Sie nun eine Zelle unter den Zellen Ihrer Stirn aus. Stellen Sie sich vor, Sie würden in diese Zelle eintreten wie in einen Raum.

Denken und fühlen Sie, dass diese Zelle so unermesslich groß ist wie das Universum. Spüren Sie die Unermesslichkeit und Grenzenlosigkeit der Zelle, als befänden Sie sich im Weltall. Die Zelle hat kein Ende und keine Begrenzung. Nehmen Sie die Klarheit und Schönheit dieser Zelle wahr, denn sie ist eine Zelle aus segensreichem Licht, aus vielfarbigem, strahlendem Licht. Spüren Sie die Macht und Energie dieser Zelle, denn sie ist eine Zelle aus segensreicher Energie voll beseligender Wärme. Fühlen Sie den Frieden und die Freude dieser gesegneten Zelle, denn sie ist ganz und gar durchsichtig, ruhig, klar, vielfarbig und grenzenlos.

Stellen Sie sich den heilenden Buddha in der Mitte dieser unendlich großen Zelle aus segensreichem Licht vor. Sein Körper besteht aus unglaublich hellem, blauem Licht, als würde ein Berg aus Lapislazuli ins Licht Tausender von Sonnen getaucht.

Der strahlende, jugendliche heilende Buddha sitzt in Meditationshaltung auf einer Mondscheibe in einer riesigen erblühten Lotusblume. Sein Körper ist ein Körper aus strahlendem Licht, wie ein Berg aus Lapislazulilicht. Er ist in eine schlichte Asketenrobe aus drei Tüchern gehüllt, die aus Licht sind. Mit erhabener Gebergeste hält er in der rechten Hand eine Myrobalane, die Königin der medizinischen Heilpflanzen. Mit kontemplativer Geste hält er in der linken Hand eine Bettelschale, die mit heilsamer Ambrosia gefüllt ist.

Er ist die Verkörperung aller Segensquellen, Buddhas, Bodhisattvas und Weisen.

Er liebt jedes Wesen und Sie, wie eine Mutter ihr einziges Kind liebt. Sein erleuchteteter Geist sieht alles gleichzeitig mit dem Auge allumfassender Weisheit. Er besitzt die Macht, alle Gebrechen zu heilen und alle Wünsche zu erfüllen, wenn man sich ihm öffnet, denn er ist das reine Wesen und die Ureigenschaft des Universums, die Quelle allen Wohlbefindens.

Spüren Sie die Wärme in der Gegenwart des heilenden Buddha ebenso, wie Sie die Wärme, Freude und Behaglichkeit eines Kaminfeuers bei kaltem Wetter genießen.

Empfinden Sie den totalen Schutz und die Erleichterung, in der Obhut des heilenden Buddha zu sein, als wären Sie ein Baby, das allein in einem leeren Zimmer vor Angst schreit, bis die Eltern plötzlich hereinkommen und ihm ihre ungeteilte Aufmerksamkeit und Fürsorge widmen.

Fühlen Sie, wie all Ihre Bedürfnisse für immer befriedigt sind, da der heilende Buddha Ihr Beschützer, Ihr Gefährte, die Quelle allen Segens ist. Reichtum, Ruhm, Macht und sogar die leibliche Gesundheit werden ein Ende nehmen, aber die innere Gegenwart des heilenden Buddha – die Verkörperung von Frieden, Freude und Weisheit – wird nie vergehen, wenn man sie einmal erfahren und bewahrt hat.

Denken, fühlen und glauben Sie nun, dass der heilende Buddha von einer unermesslichen Zahl heilender Buddhas umgeben ist: Buddhas, Bodhisattvas und Weise in männlicher und weiblicher Gestalt, wie der Mond inmitten einer unendlich großen Zahl von Sternen und Planeten am dunklen Nachthimmel steht.

Alle heilenden Buddhas schauen Sie mit Augen voller Mitgefühl und Allwissenheit an, die alles gleichzeitig sehen. Mit der Macht ausgestattet, jedes Leiden zu heilen, umsorgen sie Sie.

Spüren Sie die Wärme in der Gegenwart dieser Milliarden von heilenden Buddhas. Fühlen Sie sich sicher geborgen in der Obhut dieser Milliarden von heilenden Buddhas. Werden Sie gewahr, dass all Ihre Bedürfnisse befriedigt werden, da Sie diese Milliarden von heilenden Buddhas als Segensquelle haben.

Diese Zelle ist also ein reines Land, ein reines Land heilender Buddhas.

Sollten Sie sich durch ein Übermaß an Energie unter Druck gesetzt fühlen, denken Sie daran, dass die Zelle aus Licht besteht, dass sie grenzenlos ist und keine Beschränkungen kennt.

Sie können diese Meditation noch vertiefen, indem Sie sie, wie folgt, auf weitere Bereiche Ihres Körpers ausdehnen:

Stellen Sie sich erneut vor, Ihre Stirn setze sich aus Milliarden von Zellen zusammen, Zellen aus segensreichem Licht. Jede Zelle ist eine Zelle aus segensreicher Energie, aus beseligender Wärme. Jede ist ein unermesslich großes reines Land, ein reines Land heilender Buddhas. In jedem reinen Land befindet sich der heilende Buddha, umgeben von einer unendlichen Vielzahl männlicher und weiblicher heilender Buddhas.

Denken und fühlen Sie, dass Ihr Kopf aus Milliarden Zellen besteht, Zellen aus segensreichem Licht. Jede Zelle ist eine Zelle aus segensreicher Energie, aus beseligender Wärme. Jede ist ein unermesslich großes reines Land, ein reines Land heilender Buddhas. In jedem reinen Land befindet sich der heilende Buddha, umgeben von einer unendlichen Vielzahl männlicher und weiblicher heilender Buddhas.

Denken und fühlen Sie, dass Ihr Oberkörper aus Milliarden Zellen besteht, Zellen aus segensreichem Licht. Jede Zelle ist eine Zelle aus segensreicher Energie, aus beseligender Wärme. Jede ist ein unermesslich großes reines Land, ein reines Land heilender Buddhas. In jedem reinen Land befindet sich der heilende Buddha, umgeben von einer unendlichen Vielzahl männlicher und weiblicher heilender Buddhas.

Denken und fühlen Sie, dass Ihre Arme und Hände aus Milliarden Zellen bestehen, Zellen aus segensreichem Licht. Jede Zelle ist eine Zelle aus segensreicher Energie, aus beseligender Wärme. Jede ist ein unermesslich großes reines Land, ein reines Land heilender Buddhas. In jedem reinen Land befindet sich der heilende Buddha, umgeben von einer unendlichen Vielzahl männlicher und weiblicher heilender Buddhas.

Denken und fühlen Sie, dass Ihr Unterleib aus Milliarden Zellen besteht, Zellen aus segensreichem Licht. Jede Zelle ist eine Zelle aus segensreicher Energie, aus beseligender Wärme. Jede ist ein unermesslich großes reines Land, ein reines Land heilender Buddhas. In jedem reinen Land befindet sich der heilende Buddha, umgeben von einer unendlichen Vielzahl männlicher und weiblicher heilender Buddhas.

Denken und fühlen Sie, dass Ihre Beine und Füße aus Milliarden Zellen bestehen, Zellen aus segensreichem Licht. Jede Zelle ist eine Zelle aus segensreicher Energie, aus beseligender Wärme. Jede ist ein unermesslich großes reines Land, ein reines Land heilender Buddhas. In jedem reinen Land befindet sich der heilende Buddha, umgeben von einer unendlichen Vielzahl männlicher und weiblicher heilender Buddhas.

Denken und fühlen Sie, dass Ihr Körper, Ihr ganzer Körper, aus Milliarden und Abermilliarden Zellen besteht, Zellen aus segensreichem Licht. Jede Zelle ist eine Zelle aus segensreicher Energie, aus beseligender Wärme. Jede ist ein unermesslich großes reines Land, ein reines Land unendlich vieler heilender Buddhas. In jedem reinen Land befindet sich der heilende Buddha, umgeben von einer unendlichen Vielzahl männlicher und weiblicher heilender Buddhas.

Vergegenwärtigen Sie sich die unendliche Zahl reiner Länder und Buddhas in Ihrem wunderbaren, heiligen Körper. Fühlen Sie, dass jedes reine Land eine Welt des

Lichts, der Schönheit, des Friedens und der Freude ist. Jeder Buddha ist ein Buddha allgegenwärtiger Liebe, Macht und allumfassender Weisheit.

Erfahren Sie im eigenen Innern die unglaubliche Wärme, die absolute Sicherheit, die totale Erfüllung, den höchsten Frieden, die tiefste Freude und die grenzenlose Offenheit in der Gegenwart des heilenden Buddha.

Schwelgen Sie zum Schluss in dem Gefühl der unermesslichen Zahl reiner Länder in Ihrem Körper, geschmückt mit einer ozeangleichen Flut von Buddhas. Freuen Sie sich in Frieden und Freude darüber, ein grenzenloses reines Land mit unermesslich vielen heilenden Buddhas zu sein.

Entspannen Sie sich dann in absoluter Stille im offenen Gewahrsein tief empfundenen grenzenlosen Friedens und grenzenloser Freude oder freudevollen Friedens, ohne an der Erfahrung festzuhalten oder darüber nachzudenken.

Anmerkung: Sobald Sie auf gute Erfahrungen mit dieser Meditation zurückblicken, können Sie, wenn Sie wollen, das folgende geistige Bild mit in Ihre Meditation aufnehmen:

Denken und fühlen Sie, dass jeder der unermesslich vielen Buddhas Ihres Körpers einen Körper aus Milliarden von grenzenlosen Zellen aus Licht besitzt. Jede Zelle der Buddhakörper ist ein reines Land aus Licht und segensreicher Energie. In jedem reinen Land befindet sich ein heilender Buddha, umgeben von einer unendlichen Vielzahl männlicher und weiblicher heilender Buddhas.

Denken und fühlen Sie weiter, dass jeder Buddha aus dieser unendlichen Vielzahl in den Zellen der Buddhakörper ebenfalls einen Körper aus Milliarden von grenzenlosen Zellen aus Licht besitzt. Jede Zelle ist ein reines Land aus Licht und segensreicher Energie. In jedem reinen Land befindet sich wieder ein heilender Buddha, umgeben von einer unendlichen Vielzahl männlicher und weiblicher heilender Buddhas.

Alle Buddhas bilden unermessliche Versammlungen voll tiefem Frieden und großer Freude.

Sie können sich unbegrenzt weiter in Bilder von Buddhas und reinen Ländern hineindenken und -fühlen.

Beachten Sie, dass es wichtig ist, zunächst gute Erfahrungen in den ersten sieben Meditationsstufen zu sammeln, bevor Sie zur nachfolgenden Stufe übergehen, dem Heilen mittels segensreicher Licht- und Energiewellen.

8. Mit den segensreichen Licht- und Energiewellen heilen

Denken und fühlen Sie, dass Sie Luft atmen. Sie atmen ein und atmen aus, ein und aus, ein und aus. Sie atmen vom Bauch her durch die Atemwege ein und aus, ein und aus. Vergegenwärtigen Sie sich, wie Sie ein- und ausatmen.

Machen Sie sich nun bewusst, dass Sie nicht nur vom Bauch her durch die Atemwege ein- und ausatmen, sondern dass jede Zelle Ihres Körpers atmet. Alle Zellen atmen ein und atmen aus, atmen ein und aus, ein und aus.

Jede Zelle Ihres Körpers vom Scheitelpunkt Ihres Kopfes bis hinunter zu Ihren Fußsohlen atmet, atmet ein und atmet aus, ein und aus.

Denken und fühlen Sie nun, dass Ihre Atmung nicht nur aus dem Einatmen von Luft besteht, sondern aus

Wellen segensreicher Energie, Wärme, Glückseligkeit und gesegnetem Licht. Ihr Atem gleicht jetzt den Wellen des Ozeans, denn er hat die Form von Licht- und Energiewellen mit beseligender Hitze angenommen.

Denken und fühlen Sie beim Ausatmen, dass jeder heilende Buddha in jedem reinen Land Ihres Körpers segensreiche Licht- und Energiewellen als Geschenk an jeden anderen Buddha in jedem weiteren reinen Land Ihres Körpers aussendet.

Denken und fühlen Sie beim Einatmen, dass jeder heilende Buddha in jedem reinen Land Ihres Körpers seinerseits das Geschenk segensreicher Licht- und Energiewellen von jedem anderen Buddha in jedem weiteren reinen Land Ihres Körpers empfängt und sich daran freut.

Senden Sie Heilwellen aus und holen Sie Heilwellen ein. Senden Sie aus und holen Sie ein. Aus und ein.

Vergegenwärtigen Sie sich voller Freude, wie die segensreichen Licht- und Energiewellen von der unendlichen Vielzahl von Buddhas Ihres grenzenlosen Körpers ausgesendet und empfangen werden. Spüren Sie, dass in Ihrem Körper Wärme und beseligende Energie zunehmen.

Denken und fühlen Sie, dass jeder Buddha in jedem reinen Land Ihres Körpers, vom Scheitelpunkt Ihres Kopfes bis hinunter zu Ihren Fußsohlen, aktiv am Austausch der Wellen aus segensreichem Licht und der Energie beseligender Hitze teilnimmt und seine Freude daran hat.

Denken und fühlen Sie, dass alle Buddhas aus jedem reinen Land Ihres Körpers, vom Scheitelpunkt Ihres Kopfes bis hinunter zu Ihren Fußsohlen, harmonisch zusammenwirken beim aktiven Austausch der segensreichen Licht- und Energiewellen.

Jeder Buddha in jedem reinen Land ist durch den Strom segensreicher Licht- und Energiewellen und beseligender Hitze mit allen anderen Buddhas verbunden.

Während die segensreichen Wellen mit Ihrem Atem durch Ihren Körper strömen, nehmen das heilsame Licht und die Heilenergie bei jedem Buddha in jedem reinen Land zu.

In dem Maße, wie das segensreiche Licht und die segensreiche Energie bei jedem Buddha zunimmt, geht mehr machtvolles Licht und machtvolle Energie von ihm aus und erfüllt Ihren ganzen universumgleichen Körper mit alles durchdringenden segensreichen Energien.

Spüren Sie die unglaubliche Macht, mit der die Energie durch Ihren Körper strömt und ihn vom Scheitelpunkt des Kopfes bis hinunter zu den Fußsohlen vollkommen erfüllt.

Machen Sie sich nun kurz bewusst, wie sich Ihr empfindsamer Geist normalerweise an Begriffen wie »ich«, »mir« und »mein« festklammert. Denken, fühlen und glauben Sie, dass sich durch die segensreichen Licht- und Energiewellen alle Gedanken, Gefühle und Sinnesempfindungen von »ich«, »mir« und »mein« auflösen und dass sie verdampfen, wie Eis in der Sommersonne schmilzt. Ihre »Wunden« aus »ich«, »mir« und »mein« sind vollkommen verschwunden. Jetzt ist nichts mehr da, das geschützt werden müsste, nichts, was verunsichert, empfindlich oder unbefriedigt sein könnte, da »ich«, »mir« und »mein« vollkommen verschwunden sind, ohne eine Spur zu hinterlassen. Empfinden Sie Frieden und Freude; vorbehaltlosen, freudevollen Frieden.

Denken, fühlen und glauben Sie nochmals, dass Ihr Körper nicht nur aus reinen Ländern und Buddhas besteht, sondern dass er ein Körper aus grenzenlosem segensreichem Licht, endlosen reinen Ländern und zahllosen Buddhas ist.

Nehmen Sie den grenzenlosen Frieden und die Freude Ihres geheiligten Körpers wahr.

Genießen Sie zum Schluss die unglaublich kraftvollen Wellen grenzenloser segensreicher Energie. Genießen Sie die Wellen beseligender Hitze, die alle reinen Länder und alle Buddhas Ihres Körpers durchströmen. Genießen Sie die grenzenlose beseligende Wärme.

Entspannen Sie sich dann in vollkommener Stille im offenen Gewahrsein der grenzenlosen beseligenden Wärme, ohne die Erfahrung festhalten oder analysieren zu wollen.

Anmerkung: Sie können diese Meditation durch eine oder beide der folgenden Meditationen ergänzen:

Heilung eines bestimmten Problems. Wenn Sie an einem bestimmten Problem leiden, das Sie heilen möchten, können Sie folgendermaßen meditieren:

Sehen und empfinden Sie jede Zelle Ihres Körpers als einen Körper reiner Länder und heilender Buddhas. Nur befindet sich an der Stelle, wo Sie ein bestimmtes Problem haben, so etwas wie eine Insel, eine Ansammlung kranker Zellen. Visualisieren Sie nun, dass Ihr Problem – zum Beispiel eine Erkrankung, Traurigkeit, Gifte, die sich angesammelt haben, verhärtete Tumoren, die Fixierung auf ungelöste emotionale Probleme oder unverheilte Wunden – die Form einer dunklen Wolke aus Schmutz, Eis, Flammen oder Schmerz angenommen hat. Stellen Sie sich nun vor, wie sich Ihr Problem in dieser Form ausdrückt, und vergegenwärtigen Sie es sich kurz auf diese Weise.

Denken, fühlen und glauben Sie dann, dass segensreiche Licht- und Energiewellen von jedem heilenden Buddha in jedem reinen Land Ihres Körpers ausgehen. Diese Wellen aus Licht und beseligender Wärmeenergie mildern mit ihrer Berührung die Vorstellungen und Gefühle, die mit Ihrem Problem verbunden sind, und bringen sie schließlich ganz zum Abklingen. Spüren und glauben Sie, dass die Probleme, die Sie empfunden haben, jetzt vollkommen weg sind. Sie sind für immer verschwunden, ohne eine Spur zu hinterlassen. Genießen Sie eine Zeit lang die Freiheit von diesen Problemen.

Vertiefung der Meditation. Nachdem Sie gute Erfahrungen in den ersten acht Stufen gesammelt haben, können Sie Ihre Meditation noch vertiefen, indem Sie Folgendes hinzufügen:

Denken und fühlen Sie, dass jeder der unermesslich vielen heilenden Buddhas Ihres Körpers aus Milliarden von Zellen aus segensreichem Licht besteht.

Jede Zelle eines jeden Buddhakörpers ist ein reines Land voll unermesslich vieler Buddhas. Jeder Buddha sendet und empfängt segensreiche Licht- und Energiewellen.

Jeder dieser unermesslich vielen heilenden Buddhas besteht gleichfalls aus Milliarden von Zellen aus segensreichem Licht. Jede Zelle ist ein reines Land voll unermesslich vieler Buddhas. Jeder Buddha sendet und empfängt segensreiche Licht- und Energiewellen.

Sehen, fühlen und glauben Sie, dass Ihr Körper ein Körper aus einem unaufhörlichen Kreislauf der Heilung ist. Ihr Körper ist ein Körper aus einer unermesslichen, unbegrenzten Zahl reiner Länder voller Schönheit und Freude. Ihr Körper ist ein Körper aus unermesslich vielen heilenden Buddhas voller Liebe und Weisheit. Ihr Körper ist ein Körper aus unermesslich vielen segensreichen Licht- und beseligenden energiereichen Wärmewellen.

Anmerkung: Falls Sie unter wuchernden kranken Zellen leiden, können Sie diese Meditation auch mit der Variante »Eine Meditation zur Heilung wuchernder kranker Zellen« in Kapitel 6, Meditationsstufe 7, kombinieren (siehe Seite 163).

9. Den Klang AH der segensreichen Licht- und Energiewellen singen

Der Laut AH ist der besänftigende Klang der Wellen aus segensreichem Licht und segensreicher Energie. Singen Sie im Einklang mit den segensreichen Licht- und Energiewellen langsam und ohne Unterbrechung immer wieder AH und lauschen Sie auf den Klang des AH.

Singen Sie das AH auf dreierlei Art:

1. Singen Sie AH, den Klang des heilsamen Lichts und der Heilenergie beseligender Wärme, mit lauter, fröhlicher Stimme.

 Singen Sie, während Sie ausatmen. Denken und fühlen Sie dabei, dass jeder heilende Buddha Ihres Körpers den AH-Klang samt heilsamer Licht- und Energiewellen voller Liebe auch allen anderen heilenden Buddhas Ihres Körpers, vom Scheitelpunkt des Kopfes bis hinunter zu den Fußsohlen, als Geschenk darbringt.

 Lauschen Sie beim Einatmen einfach auf den erklingenden Laut AH. Denken und empfinden Sie dabei, dass jeder heilende Buddha Ihres Körpers die beruhigende Klangschwingung des AH, des Klangs heilsamer Licht- und Energiewellen, voller Freude als Geschenk annimmt. Jeder heilende Buddha empfängt von jedem anderen heilenden Buddha Ihres Körpers, vom Scheitelpunkt des Kopfes bis hinunter zu den Fußsohlen, den Klang AH als Geschenk.

Beim Ausatmen singen Sie AH, den besänftigenden Klang der heilsamen Licht- und Energiewellen, die die heilenden Buddhas aussenden. Beim Einatmen hören Sie AH, den Klang der heilsamen Licht- und Energiewellen.

Denken und fühlen Sie, dass alle heilenden Buddhas Ihres Körpers, vom Scheitelpunkt des Kopfes bis hinunter zu den Fußsohlen, ihre Freude am Ertönen des AH haben, am Schall der segensreichen Wellen, der wie eine große Symphonie erklingt.

Denken und fühlen Sie, dass der Klang AH Ströme von segensreichem Licht und heilkräftiger Energie von allen heilenden Buddhas herbeiruft.

Der mächtige, jubelnde Klang AH erfüllt jedes reine Land Ihres Körpers vollständig mit Wellen aus strahlendem Licht und grenzenloser, beseligender Wärme.

2. Singen Sie danach mit leiser Stimme, fast im Flüsterton, AH, den Klang der Wellen heilsamen Lichts und heilkräftiger Energie in Form von beseligender Wärme.

Singen Sie beim Ausatmen leise AH und denken und fühlen Sie dabei, dass jeder heilende Buddha Ihres Körpers voller Liebe den gesungenen Laut AH, den Klang des heilsamen Lichts und der heilsamen Energie, allen anderen heilenden Buddhas Ihres Körpers als Geschenk darbringt.

Lauschen Sie beim Einatmen einfach auf den Klang Aн und machen Sie sich dabei bewusst, dass jeder heilende Buddha Ihres Körpers den gesungenen Laut Aн, den Klang heilsamer Licht- und Energiewellen, voller Freude als Geschenk aller anderen heilenden Buddhas Ihres Körpers annimmt.

Jeder heilende Buddha Ihres Körpers, vom Scheitelpunkt Ihres Kopfes bis hinunter zu Ihren Fußsohlen, hat seine Freude am Aн, dem Klang des Segenslichts und der beseligenden Wärmewellen.

3. Singen Sie anschließend ganz im Stillen den Laut Aн, den Klang der segensreichen Licht- und Energiewellen, der beseligenden Wärme, die von den heilenden Buddhas ausgeht.

Singen Sie den Klang Aн beim Ausatmen und Einatmen und vergegenwärtigen Sie sich dabei, dass jeder heilende Buddha Ihres Körpers den wohltönenden Laut Aн, den Klang der heilsamen Licht- und Energiewellen, als Geschenk mit jedem anderen heilenden Buddha Ihres Körpers austauscht.

Hören und fühlen Sie Aн, den Klang der segensreichen Energiewellen, der kraftvoll in jedem reinen Land und jedem heilenden Buddha widerhallt wie das mächtige Rauschen jeder Welle des Ozeans.

Denken und fühlen Sie, dass Aн, der Klang der segensreichen Energiewellen der heilenden Buddhas, sich unbegrenzt aus jeder Pore Ihres Körpers heraus in die Atmosphäre ergießt wie Schall, der eine Mauer durchbricht.

Freuen Sie sich zum Schluss an der inneren Kraft des

Aн, den grenzenlosen segensreichen Klang- und Energiewellen, die unermessliche Wellen von beseligender
Wärme und Licht erzeugen.

Entspannen Sie sich dann in völliger Stille im offenen
Gewahrsein der inneren Kraft der segensreichen Klangwellen des Aн, ohne daran festzuhalten oder sie zu analysieren.

Anmerkung: Die folgenden Übungen sind Variationen
dieser Meditationsstufe:

- Denken und fühlen Sie beim Ausatmen, dass jeder heilende Buddha Ihres Körpers Aн-Wellen aussendet, von
  denen jedes reine Land mit einer gesegneten Wolke
  voller Energie, Licht und beseligender Wärme erfüllt
  wird wie ein Treibhaus von Blumenduft.
  Denken und fühlen Sie beim Einatmen, dass sich jedes
  reine Land und jeder heilende Buddha mit einer gesegneten Wolke voller Energie, Licht und beseligender
  Wärme füllt, wie sich ein Treibhaus mit Blumenduft
  füllt.
- Denken und fühlen Sie, sobald Sie gute Erfahrungen
  mit dem Klang Aн gemacht haben, dass jeder der unermesslich vielen heilenden Buddhas Ihres Körpers
  aus Millarden von Lichtzellen besteht. Jede Zelle eines
  jeden Buddhakörpers ist ein reines Land voll unermesslich vieler heilender Buddhas. Jeder heilende Buddha sendet und empfängt die segensreichen Klangwellen des Aн sowie segensreiche Licht- und Energiewellen.
- Jeder dieser unermesslich vielen heilenden Buddhas,
  die den Buddhas innewohnen, besteht ebenfalls aus

Milliarden von Lichtzellen. Jede Zelle ist auch wieder ein reines Land voll unermesslich vieler heilender Buddhas. Jeder dieser heilenden Buddhas sendet und empfängt die segensreichen Klangwellen des Ah sowie segensreiche Licht- und Energiewellen.

Sie können sich immer tiefer in diese Meditation hineindenken und -fühlen, bis sie ins Grenzenlose ausgedehnt ist.

10. Den »Aufblühenden Lotus« mit Segenswellen ausführen

Legen Sie Ihre Handflächen über dem Herzen in Form einer Blütenknospe zusammen. Denken Sie sich Ihre Finger und Hände jeweils als unermessliche Anzahl reiner Länder aus Licht. Jedes reine Land ist so unendlich weit und grenzenlos wie der Himmel. Jedes grenzenlose reine Land ist mit Milliarden von heilenden Buddhas gefüllt, heilenden Buddhas der Liebe, Weisheit und Kraft. Jedes reine Land und jeder heilende Buddha besteht aus Segenslicht voll beseligender Wärme.

Denken, fühlen und glauben Sie, während Sie atmen, dass all die heilenden Buddhas gleichfalls atmen, dass sie segensreiche Energie und beseligende Wärme atmen. Sie senden und empfangen mit dem Klang Ah segensreiche Energiewellen.

Denken und empfinden Sie, während Ihre Hände zur Blütenknospe zusammengelegt sind, dass alle Zellen Ihrer Finger und Hände einander ebenso berühren wie die Blütenblätter und Staubgefäße einer Blume.

Lösen Sie nun Ihre Hände mit kaum merklicher Bewegung im Zeitlupentempo voneinander. Ziehen Sie sie in dieser Weise auf Schulterhöhe etwa 15 bis 20 Zentimeter weit auseinander.

Nehmen Sie bei dieser Bewegung jede kleinste Regung in Ihren Händen wahr. Vergegenwärtigen Sie sich, dass Ihre Handbewegungen Kettenreaktionen unter den segensreichen Energien auslösen. Spüren Sie, wie ein Strom von Segensenergien durch jedes reine Land und jeden heilenden Buddha in Ihren Fingern und Händen fließt wie ein rauschender Strom.

Denken und fühlen Sie, während die Energiewoge alle reinen Länder und heilenden Buddhas durchströmt, dass Ihre Hände in hellem Licht und beseligender Wärme erglühen, wie eine vom Tau benetzte Blume im vollen, hellen Sonnenlicht aufblüht.

In den folgenden Abschnitten werden die gleichen Bewusstseinsübungen der Berührung und Öffnung wiederholt, aber bezogen auf jeweils andere Körperbereiche:

Legen Sie die Hände ganz langsam wieder zusammen und spüren Sie, dass die Segenskräfte jedes reinen Landes und jedes heilenden Buddha Ihrer Arme miteinander in Berührung kommen und sich verbinden. Spüren Sie den Energiestrom, der sich jedem reinen Land und jedem heilenden Buddha Ihrer Arme mitteilt und eine Verbindung dazwischen herstellt.

Lösen Sie dann die Hände mit kaum merklicher Bewegung im Zeitlupentempo voneinander. Denken und fühlen Sie dabei, dass diese Bewegung Ihrer Hände segensreiche Energiewellen im reinen Land und jedem heilenden Buddha Ihrer Arme aktiviert. Denken und fühlen Sie, dass sich all die reinen Länder und heilenden Buddhas in Ihren Armen öffnen wie eine aufblühende Blume.

Legen Sie die Hände ganz langsam wieder zusammen und fühlen Sie, dass die Segenskräfte aller reinen Länder und heilenden Buddhas Ihres Oberkörpers miteinander in Berührung kommen und sich verbinden. Spüren Sie den Energiestrom, der durch die Berührung und Verbundenheit aller reinen Länder und heilenden Buddhas Ihres Oberkörpers entsteht.

Ziehen Sie die Hände erneut mit kaum merklicher Bewegung im Zeitlupentempo seitlich auseinander. Denken und fühlen Sie dabei, dass diese Bewegung Ihrer Hände heilsame Energiewellen auslöst, die alle reinen Länder und Buddhas Ihres Oberkörpers durchströmen.

Legen Sie die Handflächen ganz langsam wieder zusammen und spüren Sie, wie die Segensenergien aller reinen Länder und Buddhas Ihres Kopfes miteinander in Berührung kommen und sich verbinden. Spüren Sie den Energiestrom, der durch die Berührung und Verbundenheit der segensreichen Energien aller reinen Länder und Buddhas Ihres Kopfes entsteht.

Ziehen Sie die Hände danach mit kaum merklicher Bewegung im Zeitlupentempo wieder auseinander. Denken und fühlen Sie dabei, dass diese Bewegung Ihrer Hände heilsame Energiewellen auslöst, die alle reinen Länder und Buddhas Ihres Kopfes durchströmen.

Nehmen Sie beim langsamen Zusammenführen der Hände wahr, wie die Segensenergien aller reinen Länder und Buddhas Ihres Unterleibes miteinander in Berührung kommen und sich verbinden. Spüren Sie den Energiestrom, der durch die Berührung und Verbundenheit der segensreichen Energien aller reinen Länder und Buddhas Ihres Unterleibes entsteht.

Ziehen Sie die Hände mit extrem langsamer Bewegung

wieder auseinander. Denken und fühlen Sie dabei, dass diese Bewegung Ihrer Hände heilsame Energiewellen auslöst, die alle reinen Länder und Buddhas Ihres Unterleibes durchströmen.

Führen Sie die Hände noch einmal ganz langsam zusammen und fühlen Sie dabei, dass die Segensenergien aller reinen Länder und Buddhas Ihrer Beine und Füße miteinander in Berührung kommen und sich verbinden. Spüren Sie den Energiestrom, der durch die Berührung und Verbundenheit der segensreichen Energien aller reinen Länder und Buddhas Ihrer Beine und Füße entsteht.

Ziehen Sie die Hände mit kaum merklicher Bewegung im Zeitlupentempo wieder auseinander. Denken und fühlen Sie dabei, dass diese Bewegung Ihrer Hände heilsame Energiewellen auslöst, die wie eine Woge alle reinen Länder und Buddhas Ihrer Beine und Füße durchströmt.

Empfinden Sie zum Schluss Freude über die Bewegungen der segensreichen Energiewellen durch jedes reine Land und jeden heilenden Buddha Ihres Körpers. Genießen Sie die grenzenlose, beseligende Wärme der Bewegungen.

Entspannen Sie sich dann in totaler Stille im offenen Gewahrsein der grenzenlosen Macht der Energiewellen, ohne an Ihrer Erfahrung festhalten oder sie in Worte fassen zu wollen.

Anmerkung: Hier ein paar Möglichkeiten, diese Meditationsstufe noch zu vertiefen und ihre Kraft im Lebensalltag umzusetzen:

- Wenn Sie erst tiefer greifende Erfahrungen mit diesem meditativen Bewegungsablauf gemacht haben, können Sie Ihre Meditation erweitern, indem Sie noch detailliertere Bilder visualisieren:

  Denken und fühlen Sie, dass jeder der unermesslich vielen heilenden Buddhas Ihres Körpers aus Milliarden von Lichtzellen besteht. Jede Zelle eines jeden Buddhakörpers ist ein reines Land voll unermesslich vieler heilender Buddhas. Während Sie die Bewegungen ausführen, strömen kraftvolle Segenswogen und der Klang Aн durch alle reinen Länder und heilenden Buddhas.

  Jeder der unermesslich vielen heilenden Buddhas, die den Buddhas innewohnen, besteht auch wieder aus Milliarden von Lichtzellen. Jede Zelle ist ein reines Land voll unermesslich vieler heilender Buddhas. Bei jeder Ihrer Bewegungen füllt sich jedes reine Land und jeder heilende Buddha mit kraftvollen, segensreichen Energiewellen und dem Klang Aн.

- Jetzt können Sie das Bewusstsein dieser Bewegung allmählich auch auf die meisten Ihrer Alltagsaktivitäten übertragen, um den Strom oder die Woge von Segensenergien in Ihrem Körper zu spüren.

  Zum Beispiel können Sie die harmonische Bewegung der segensreichen Energien in Ihrem Körper hervorrufen, indem Sie sich aus dem Stand von rechts nach links wiegen, indem Sie Ihre Muskeln anspannen und wieder lockern, spazieren gehen, langsam tanzen oder Yogaübungen ausführen oder sogar beim Joggen.

  Sie können die bewussten Bewegungsabläufe für jeden beliebigen Körperbereich so oft ausführen, wie Sie wollen, und darüber hinaus noch den Klang Aн im Einklang mit der Wellenbewegung singen.

Weitere segenspendende Heilbewegungen (optional)

Versenken Sie sich in das Gewahrsein der segensreichen Energien Ihres Körpers mit seiner unermesslichen Zahl reiner Länder und unendlich vieler Buddhas. Baden Sie in dem Gefühl der Segensenergien. Vergegenwärtigen Sie sich die segensreichen Energien, die Ihren Körper durchströmen, die unermessliche Zahl reiner Länder und heilender Buddhas.

Führen Sie dann eine oder nacheinander alle der folgenden Heilbewegungen aus. Die Übungen können in jeder Lage, die bequem ist, im Stehen, Sitzen oder Liegen, durchgeführt werden.

Strecken und Entspannen. Strecken Sie ganz langsam Ihren Körper, die Gelenke und Muskeln etwa eine bis zwei Minuten. Strecken Sie den Oberkörper nach oben und den Unterleib nach unten wie ein Baum, der sich zum Himmel reckt, während seine Wurzeln in die Erde wachsen. Nehmen Sie in vollkommener Bewusstheit die segensreiche Energie wahr, die durch die langsame, kaum merkliche Bewegung erzeugt wird.

Fühlen Sie, wie die Bewegung Kettenreaktionen auslöst, sodass Segensenergie in Form von beseligender Wärme wie eine Woge die zahllosen reinen Länder einer jeden Zelle Ihres Körpers durchströmt. Konzentrieren Sie Ihr Bewusstsein auf ein bestimmtes Problem, wie zum Beispiel einen verletzten oder blockierten Bereich, und fühlen Sie, wie der Energiestrom diesem Bereich größtmögliche Heilung bringt. Fühlen und glauben Sie, dass die unendlich vielen Buddhas eines jeden reinen Landes zugleich mit den Bewegungen ihren Segen spenden und über die Heilung Ihres Körpers frohlocken. Führen Sie diese Streckübung etwa eine Minute oder so lange aus, wie Sie es ohne Anstrengung vermögen.

Entspannen Sie sich anschließend. Nehmen Sie sich dafür ungefähr eine Minute Zeit, sodass die Gelenke und Muskeln wieder ihre ursprüngliche Lage einnehmen können. Spüren Sie, wie sich die Hitze der Heilenergie verteilt und jedes reine Land und dessen unermesslich viele Buddhas durchströmt. Diese Erleuchteten feiern die heilsamen Energien, die sie mit allen anderen Buddhas austauschen. Jedes grenzenlose reine Land fließt über von heilkräftigem Segen.

Wiederholen Sie ganz langsam das Strecken und Entspannen des Körpers. Machen Sie sich Ihre Gefühle bei den kaum merklichen Bewegungen des Streckens und Lockerns bewusst. Genießen Sie das frohe Empfinden, dass jeder liebevolle Buddha in jedem reinen Land Segen spendet und empfängt.

Bedenken Sie, dass alle Bewegungen dieser Übung bei völlig entspannter Atmung ausgeführt werden sollten. Synchronisieren Sie das Ein- und Ausatmen so mit den Bewegungen, wie es Ihnen angenehm ist.

Sie können diese Übung auch alternativ in Rückenlage und durch extrem langsame Beinbewegungen wie beim Radfahren ausführen.

Den Körper beim Atmen ausdehnen. Dehnen Sie mit konzentrierter, bewusster Aufmerksamkeit langsam den ganzen Körper – Organe, Muskeln und Nerven – beim Einatmen aus. Entspannen Sie den Körper – Organe, Muskeln und Nerven – beim Ausatmen wieder. Nehmen Sie die minimalen Bewegungen bewusst wahr, während Sie Ihren Körper ausdehnen und entspannen. Fühlen Sie, wie die Bewegung eine Kettenreaktion auslöst, durch die Segensenergie die grenzenlosen reinen Länder und unermesslich vielen Buddhas Ihres Körpers durchströmt. Richten Sie Ihr Bewusstsein bei dieser wie bei allen Heilbewegungen besonders auf Problemzonen. Spüren Sie, dass Ihr Problem durch den Segensstrom vollständig geheilt wird.

Erfreuen Sie sich am Strom der Energie, der alle reinen Länder Ihres Körpers durchfließt. Wiederholen Sie die Übung der langsamen Ausdehnung und Entspannung Ihres Körpers immer wieder.

Anspannen und Lockern. Spannen Sie mit gesammelter Konzentration die Muskeln Ihres Körpers ganz langsam eine oder zwei Minuten lang an. Nehmen Sie die kaum merkliche Bewegung des Anspannens und die darauffolgende Lockerung bewusst wahr. Anspannung und Lockerung sind kaum merkliche Bewegungen und unter Umständen nicht einmal zu sehen, werden jedoch auf der Energieebene empfunden.

Fühlen Sie, dass sich bei jeder Bewegung Segen ergießt, an dem all die unermesslichen Buddhas Ihres Körpers teilhaben, und dass diese gesegnete Energie wie ein Fluss oder eine Woge alle grenzenlosen reinen Länder in Ihnen durchströmt. Wiederholen Sie das langsame Anspannen und Lockern immer wieder.

Den Körper wiegen. Wiegen Sie sich ganz sachte etwa eine Minute lang von einer Seite zur anderen. Diese Bewegung mag für einen außenstehenden Betrachter gar nicht wahrnehmbar sein, aber Sie selber empfinden mit Geist und Körper, wie die Bewegung kraftvolle Kettenreaktionen von Heilenergien auslöst. Die Energie durchströmt alle grenzenlosen reinen Länder und deren unermessliche Zahl von Buddhas. Jeder Buddha teilt seine segensreiche Wärme, Liebe und Freude mit allen anderen

Erleuchteten Ihres grenzenlosen Körpers. Wiegen Sie den Körper voller Freude über die Segensfülle immer wieder nach links und rechts.

Entspannen Sie sich abschließend, wenn Sie eine oder alle Übungen vollendet haben, im Einssein mit den Erfahrungen, zu denen Ihnen die Meditation verholfen hat, ohne daran festhalten oder sie in Worte fassen zu wollen.

11. Die Segenswellen mit dem ganzen Universum teilen

Denken und fühlen Sie jetzt, dass jedes unermessliche reine Land und jeder heilende Buddha Ihres Körpers segensreiche Lichtstrahlen mit gesegneten Energiewellen und dem Klang Aн als Geschenk in alle Richtungen aussendet.

Denken und fühlen Sie, dass Strahlen segensreichen Lichts und segensreicher Energie mit dem Klang Aн den Körper eines jeden Wesens und des ganzen Universums erfüllen. Von der bloßen Berührung der Segenskräfte sind alle Verwirrung, Traurigkeit und Qual des Daseins wie weggeblasen. Das ganze Universum ist in ein reines Land aus Segenslicht und -energie umgewandelt. Das Leid aller Wesen hat ein Ende, und ihre grobstofflichen Körper werden in Körper aus segensreichem Licht voll beseligender Wärme verwandelt. Alle Wesen stimmen lobpreisend in den machtvollen Chor des Aн ein.

Jede Zelle eines jeden Wesens verwandelt sich in ein reines Land mit unzähligen heilenden Buddhas. Jedes Atom der Erde verwandelt sich in ein reines Land mit einer unermesslichen Zahl von heilenden Buddhas.

Alle reinen Länder und Buddhas tauschen die segensreichen Licht- und Energiewellen mit dem Jubelklang Aн
untereinander aus. Das ganze Universum ist im Zyklus
dieser Segensenergien der heilenden Buddhas eins geworden.

Das ganze Universum ist erfüllt von segensreichem
Licht, von segensreichen Energiewellen und vom Jubelklang Aн. Alles Seiende vor Ihren Augen verwandelt sich
in ein wunderbares reines Land voll unermesslich vieler
Buddhas.

Genießen Sie zum Schluss den universellen Frieden
und die Freude, die von diesem Teilen heilsamen Segens
mit allem ausgehen.

Entspannen Sie sich dann im offenen Gewahrsein des
universellen Friedens und der Freude, des freudevollen
Friedens, ohne daran festhalten oder Worte dafür finden
zu wollen.

Anmerkung: Falls Sie fürchten, äußeren Gefährdungen
ausgesetzt zu sein, wenn Sie sich dem ganzen Universum
öffnen, können Sie die Übung des Teilens von segensreichen Energiewellen mit dem ganzen Universum durch
die in Kapitel 6 beschriebene Variante zu Übung 11 »Sich
mit einer heilenden Aura schützen« (Seite 192) ergänzen.

12. Im Einssein mit der heilenden Erfahrung verweilen

Bestätigen Sie sich die positive Erfahrung, die Sie bei dieser heilenden Meditationssitzung gemacht haben. Sie
kann sich in einem Gefühl von Frieden, Freude, Glückseligkeit, Weite, Macht, Fülle, Einssein oder anderen positiven Empfindungen äußern.

Wenn Sie viele positive Erfahrungen gemacht haben, wählen Sie darunter die wesentlichste oder die aus, von der Sie meinen, dass sie für Ihre Bedürfnisse am segensreichsten war. Nachdem Sie sich so Ihrer Erfahrung vergewissert haben, genießen Sie das jeweilige Erlebnis einfach. Sonnen Sie sich immer wieder voll Freude in dieser Erfahrung.

Werden Sie nun im Bewusstsein der Erfahrung eins mit ihr wie Wasser, das sich in Wasser ergießt. Sie verschmelzen mit Ihrer Heilungserfahrung und werden eins mit ihr. Im Empfinden der Heilung sind Sie eins geworden mit der empfundenen Erfahrung. Entspannen Sie sich in diesem Gefühl, ohne daran festhalten oder es mit Gedanken und Worten erfassen zu wollen.

Entspannen Sie sich im offenen Gewahrsein der Erfahrung; seien sie eins mit ihr, ohne sich daran festzuklammern.

Versenken Sie sich bei allem, was Sie empfinden, immer wieder in den Zustand des Einsseins. Verweilen Sie in diesem Gefühl. Entspannen Sie sich darin. Seien Sie gelöst und offen eins mit Freude und Frieden. Ruhen Sie im freudevollen Frieden.

Anmerkung: Versuchen Sie nicht, eine Erfahrung auf die eine oder andere Art zu erzwingen oder zu formen. Hegen Sie keine Erfolgserwartungen oder Angst vor dem Scheitern. Lassen Sie die Erfahrung so, wie sie ist. Das ist der Weg, auf dem Sie Ihre Mitte finden. Das ist der Weg, um auf einer tieferen geistigen Ebene den Keim zur Heilung zu legen. Wenn Sie Ihre eigenen inneren Fähigkeiten finden und verwirklichen, brauchen Sie nicht mehr nach anderen Heilquellen zu suchen.

Widmung, Gelübde und Segenswunsch

Praktizierende Buddhisten tun gut daran, sich nach Vollendung ihrer Meditation Zeit zu nehmen für folgende Gelöbnisse und Dankesworte:

Widmung. Widmen Sie all Ihre Verdienste, ohne eine Gegenleistung zu erwarten, aus tiefster Seele und voller Freude allen Wesen als Mittel zur Heilung ihrer Leiden.

Wenn Sie Ihre Verdienste unendlich vielen Wesen widmen, vervielfältigen sie sich bis ins Unermessliche, statt abzunehmen. Empfinden Sie die große Freude, all Ihre Verdienste anderen widmen zu dürfen.

Bestreben: Verbinden Sie mit Ihrer Widmung ein Gelübde, indem Sie denken (und sagen):

Mögen alle Wesen durch die Macht eines jeden der unermesslich vielen heilenden Buddhas und grenzenlosen reinen Länder, durch die Macht meiner Meditationen und durch die Macht der Verdienste, die ich angesammelt habe, Glück, Frieden und Freude erfahren.

Mögen die geistigen und körperlichen Qualen und Leiden aller Wesen vergehen. Möge das segensreiche Licht und die segensreiche Energie der heilenden Buddhas jedem Wesen zuteil werden und nie mehr von ihm weichen. Möge jedes Wesen rasch höchsten Frieden und Freude finden und volle Erleuchtung erlangen. Möge das ganze Universum tiefen Frieden und Freude erfahren und es ihm wohl ergehen im reinen Buddhaland.

Möge ich immer, Tag und Nacht, im Wachen wie im

Schlafen, in guten wie in schlechten Zeiten, Leben
für Leben bis zur Erlangung der Buddhaschaft des
segensreichen Lichts und der segensreichen Kraft
der heilenden Buddhas teilhaftig sein, ohne je davon
getrennt zu werden. Möge ich dem ganzen Universum immer eine Quelle segensreichen Lichts und segensreicher Energie, des Friedens und der Freude
sein.

Segenswunsch. Vergegenwärtigen Sie sich, dass alle Buddhas im Himmel und in Ihrem Körper Ihnen mit einer ge-
meinsamen donnernden Stimme die folgenden Segenswünsche zukommen lassen:

Mögen all deine Gebete erhört werden. Mögen sich
all deine Wünsche erfüllen. Mögen deine Probleme
vollständig geheilt werden, ohne dass eine Spur davon zurückbleibt. Mögest du immer mit dem Segenslicht und der Segensenergie der heilenden Buddhas
gesegnet sein, ohne je davon getrennt zu werden.
Mögest du selbst auch immer eine Quelle segensreichen Lichts und segensreicher Energie für alle Wesen
und das ganze Universum sein.

Anmerkung: Durch die Saat der Verdienste wird all Ihr
wohlwollendes Bestreben stets Frucht tragen. Buddha hat
gesagt:

Alles Geschehen entsteht entsprechend seinen Bedingungen.
Bedingungen ergeben sich durch geistige Gewohnheiten.
Wer immer etwas erstrebt, wird, was es auch sei,
zu einem entsprechenden Ergebnis kommen.[8]

Kurzfassung der Meditation über den heilenden Buddha

Beginnen Sie, indem Sie der ersten Meditationsstufe Zeit und Kraft widmen. Wenn Sie mit dieser Stufe einige Erfahrung gesammelt haben, können Sie die nächste Stufe hinzufügen.

Wenn Sie bei einer bestimmten Meditationsstufe das Gefühl haben, darin mehr Frieden, Freude und Festigkeit erlangt zu haben, sind Sie bereit für die nächste Übung. Sie können die ganze Folge von Heilmeditationen auch ohne die Stufen 9 und 10 (den Klang Aн und die Heilbewegungen) durchführen.

Sobald Ihnen alle Übungen vertraut sind, können Sie bei jeder Meditationssitzung alle zwölf Stufen durchgehen.

Wenn Sie in allen zwölf Meditationsstufen bewandert sind, können Sie die Meditationszeit verkürzen. Im Folgenden eine Kurzfassung:

Atmen Sie zuerst ein paarmal tief durch und befreien Sie sich beim Ausatmen von allen Verspannungen und allem Stress. Spüren Sie, wie Ihr Körper vom Scheitelpunkt des Kopfes bis hinunter zu den Fußsohlen ruhig wird.

Denken Sie: »Ich werde über den heilenden Buddha meditieren, damit allen Wesen zu ihrem Wohl heilsamer Segen zuteil wird.«

Visualisieren, fühlen und glauben Sie an die tatsächliche Gegenwart des heilenden Buddha im Himmel vor Ihnen.

Beten Sie voller Hingabe zum heilenden Buddha. Empfangen Sie den Segen in Form von Licht (oder Nektar) mit segensreicher Energie, Wärme und Glückseligkeit.

Denken und fühlen Sie, dass Ihr Körper geläutert wird. Denken und fühlen Sie dann, dass er in einen Körper aus Segenslicht und Segensenergie verwandelt wird.

Sehen Sie, dass Ihr Körper aus Billionen von Zellen besteht. Jede Zelle ist eine Lichtzelle, unermesslich groß wie das Universum und angefüllt mit der Segensenergie beseligender Wärme. Ihr Körper ist ein Körper aus Licht und beseligender Wärme. Vergegenwärtigen Sie sich die Reinheit und Kraft der grenzenlosen Energie.

Nehmen Sie jede Zelle als reines Land wahr, in dem sich der heilende Buddha und ein Meer von Erleuchteten in männlicher und weiblicher Gestalt befinden. Alle erfreuen sich am Fest der Heilung und singen und tanzen mit anmutigen Bewegungen.

Fühlen Sie beim Ausatmen, dass jeder heilende Buddha Ihres Körpers segensreiche Energiewellen als Geschenk an alle anderen Buddhas weitergibt. Fühlen Sie beim Einatmen, dass alle heilenden Buddhas die segensreichen Energiewellen aller anderen Buddhas als Geschenk empfangen.

Alle Buddhas wirken durch den Strom segensreicher Energiewellen, der sie miteinander verbindet. Empfinden Sie die Ganzheit und Harmonie Ihres Körpers, während große Wellen gesegneter Energie hindurchströmen.

Teilen Sie nun die heilsamen Energiewellen mit allen Wesen und dem gesamten Universum. Verwandeln Sie das Universum und alle Wesen in segensreiches Licht und segensreiche Energie.

Bestätigen Sie sich voll Freude das Ergebnis Ihrer Meditation. Entspannen Sie sich im offenen Gewahrsein dieser Erfahrung, ohne daran festhalten oder sie in Begriffe kleiden zu wollen.

Widmen Sie zum Schluss alle durch die Meditation gewonnenen Verdienste allen mütterlichen Wesen und dem ganzen Universum.

Anmerkung: Wenn Sie wollen, können Sie Ihre Meditationssitzung noch stärker komprimieren, indem Sie sich nur auf die allerwesentlichsten Stufen konzentrieren:

Beginnen Sie mit der Zusammenführung von Geist und Körper (Übung 1).

Visualisieren und empfinden Sie nun, dass Ihr Körper aus unendlich vielen Licht- und Energiezellen besteht (Übung 6), dass jede Zelle ein grenzenloses reines Land voll heilender Buddhas ist (Übung 7) und mit segensreichen Licht- und Energiewellen Heilung bringt (Übung 8).

Beschließen Sie Ihre Übung, indem Sie die Segenswellen am Ende mit dem Universum teilen (Übung 11) und eins werden mit der heilsamen Erfahrung (Übung 12).

Heilmeditationen für Sterbende und Tote

Der Tod macht uns meist Angst, weil wir unseren Körper und alles, was wir kennen, zurücklassen müssen. Aber er birgt auch Möglichkeiten. Obwohl er vielleicht mit Angst und Schmerzen verbunden ist, kann das Sterben doch eine Phase des Friedens, weiter Öffnung oder sogar der Erleuchtung sein.[1]

Buddhisten glauben jedenfalls, dass im Sterben und im Tod eine Fülle von Möglichkeiten schlummert. Der Bardo, wie die Tibeter den Übergang vom Leben zum Tod nennen, ist eine hoch intensive Zeit, in der wir sehr der Heilung bedürfen. Eine Heilmeditation kann für Sterbende und Tote äußerst nutzbringend sein.

Tatsächlich gibt es nicht nur einen, sondern eine Reihe von Bardos oder Übergangszuständen. Das Leben selbst kann als Bardo betrachtet werden, denn es ist der Übergang von der Geburt zum Tod. Die beste Vorbereitung auf den großen Bardo des Sterbens ist die, in diesem Leben einen friedvollen Geist zu kultivieren. Löst sich dann der Körper beim Tod auf, sind wir gerüstet.

Wenn wir uns, während wir leben, in positiven, friedvollen Geistesgewohnheiten üben, nehmen wir diese Gewohnheiten oder zyklischen Ursachen (Karma) mit in den Tod und in künftige Leben hinein, in die wir vielleicht wiedergeboren werden. Doch auch für diejenigen, die keine Buddhisten sind oder nicht an eine Wiedergeburt glauben, wird sich der Tod wahrscheinlich leichter und friedlicher gestalten, wenn sie sich in diesem Leben in Geistesfrieden geübt haben. Zum Zeitpunkt des Todes ist unser Geist besonders verletzlich und offen, und dann sind Meditation und Gebet eine unschätzbare Hilfe.

Die Meditation, bei der von den vier Heilkräften Gebrauch gemacht wird, kann beim Sterben eine ebensolche Kraftquelle sein wie im Leben. Wir sehen dann Bilder des Friedens, der Freude und der Offenheit. Wir hören Klänge und Worte, die wir als friedvoll, froh stimmend und feierlich empfinden. Wir öffnen uns den friedvollen, beseligenden Gefühlen. Und wir glauben an die Heilkraft dieser positiven Bilder, Klänge und Gefühle.

Ist unser Geist durch Meditation positiv und friedvoll gestimmt, können wir negative Erfahrungen in positive verwandeln. Dann werden zum Zeitpunkt unseres Todes und während unserer Reise durch den Bardo friedliche, liebevolle, starke Bilder in unserem Geist aufsteigen. Wir werden Klänge hören, die sanft und feierlich auf uns wirken. Wir werden Erfahrungen machen, die von Frieden und Freude erfüllt sind.

Solche Erfahrungen werden Verlauf und Atmosphäre der Reise durch den Tod von Grund auf verändern und vom Dunkel der Verwirrung zum Licht der Weisheit, von Angst und Traurigkeit zu Zuversicht und Freude, vom brennenden Schmerz negativer Emotionen zum beglückenden Erleben von Frieden und Freude und von geistiger Erstarrung und Einengung zur Offenheit der Befreiung führen.

Für gewöhnliche Menschen, die sterbenskrank sind,

kann der Todeskampf natürlich sehr schwer sein. Es wird uns helfen, Angehörige oder Freunde bei uns zu haben, die unsere Hand halten, uns beruhigend zureden und mit uns beten. Aber auch wenn wir einsam und angsterfüllt sind, sollten wir zuversichtlich sein, dass wir besser sterben können, wenn wir unseren Geist möglichst weitgehend von allem Anhaften lösen. Im Todeskampf selbst werden wir allmählich loslassen können, und je mehr wir uns lösen, umso besser. Beim Sterben können wir klarer denn je entdecken, was Loslassen heißt. Das kann uns den Frieden geben, den wir uns wünschen.

Wenn wir Kranken oder Sterbenden beistehen, sollten wir ehrlich, offen und natürlich im Umgang mit ihnen sein. Am wichtigsten ist es herauszufinden, was dem oder der Betreffenden nottut, und ihm oder ihr nicht die eigenen Ansichten oder Empfindungen aufzuzwingen. Kranke oder Sterbende müssen sich selbst, ihre Sorgen und Ängste zum Ausdruck bringen können. Ihnen einfach nur liebevoll und bereitwillig zur Seite zu stehen, kann ein wunderbarer Trost sein.

Eine buddhistische Einstellung zum Tod

Ist die traditionelle buddhistische Vorbereitung auf den Tod auch für Nichtbuddhisten anwendbar und segensreich?

Manche Menschen sind aufgeschlossen für die buddhistische Auffassung von Sterben und Tod, auch wenn sie keine Buddhisten sind. Andere befürworten zwar den Buddhismus, haben jedoch Schwierigkeiten mit der buddhistischen Bilderwelt und den komplexen Vorstellungen vom Tod und dem, was jenseits davon liegt. Dann gibt es noch solche, die nichts vom Buddhismus und den buddhistischen Ansichten vom Tod halten.

Einige spirituelle Lehrer sind der Meinung, dass Sterbende, die schon zu Lebzeiten buddhistischen Bildern und Begriffen abgeneigt waren oder sie ablehnten, an dieser Abneigung oder Ablehnung womöglich auch im Bardo festhalten, da Einstellungen, die zur Gewohnheit geworden sind, nicht leicht zu überwinden sind. Wenn das der Fall ist, können buddhistische Gebete schaden, weil sie bei den Betreffenden Verwirrung, Abneigung oder gar Hass auslösen.

Andere Lehrer hingegen halten es für förderlich, buddhistische Sterberiten für jeden abzuhalten, der im Sterben liegt oder in den Bardo eingetreten ist. Ihrer Meinung nach könnten wir uns der betreffenden Person behutsam nähern und sie mit den erleuchteten Vorstellungen und Gebeten der Buddhisten bekannt machen, auch wenn sie Zeit ihres Lebens gar nichts mit dem Buddhismus zu tun hatte. Als Grund dafür wird angegeben, dass alle, die sich im Bardo befinden, friedvolle, frohe, kraftvolle Bilder und Klänge zu würdigen wissen. Sie suchen eifrig nach Schutz und Beistand. Folglich könnten wir ihnen eine große Hilfe sein; schaden würden wir ihnen jedenfalls nicht.

Diese Auffassung könnte richtig sein. Da der Bardo jedoch ein sehr heikler Zwischenbereich ist, gehen wir am besten auf Nummer Sicher. Sollten Sie Zweifel haben, ob die traditionelle buddhistische Behandlung Sterbender mit ihren einzigartigen Bildvorstellungen angebracht ist, wäre vielleicht eine universelle Vorgehensweise vorzuziehen, wie ich sie im nächsten Abschnitt beschreibe.

Meditationen für Sterbende und Tote

Wenn es sich bei dem Sterbenden um einen praktizierenden Buddhisten handelt, könnten Sie als Beistand in der Todesstunde und danach weitere 49 Tage die Dharma-Meditation durchführen und Gebete sprechen.

In vielen Schulen des tibetischen Buddhismus werden für die Toten elaborate Zeremonien abgehalten. Mit Gebeten an die Buddhas wird das Bewusstsein des Toten zu seinem Körper oder einem Abbild von ihm zurückgeholt. Dann werden umfangreiche Zeremonien ausgeführt mit dem Ziel, den Toten zu lehren und zu unterweisen. Es werden Reinigungsriten abgehalten und Verdienste angesammelt. Zum Schluss wird das Bewusstsein des Toten in den Buddhageist und/oder ein reines Land geleitet.

Als Beistand sollten Sie immer nur das Machbare und Förderliche tun. Statt sich in vielerlei Aktivitäten zu verwickeln, dürfte es wirksamer sein, die Meditationen durchzuführen und die Gebete zu sprechen, die Ihnen und der sterbenden Person vertraut sind. Denken und fühlen Sie, dass Sie sich beide in der Atmosphäre eines immerwährenden Bewusstseins von Frieden, Freude, Kraft und Licht aufhalten, und entspannen Sie sich in diesem Empfinden. Günstig wäre es, wenn der oder die Sterbende an diesen Meditationen mitwirken könnte. Die Gebete können laut oder im Stillen gesprochen werden.

Falls sich die betreffende Person nicht für den Buddhismus interessiert, dürfte die folgende Vorgehensweise die beste und sicherste sein. Sie beruht auf buddhistischen Prinzipien, hat jedoch die gleiche universelle Ausrichtung wie andere Vorschläge in diesem Buch auch. Dementsprechend können Sie für den Sterbenden oder Toten die folgenden Gebete sprechen und Meditationen abhalten:

1. Sehen Sie oben im Himmel viele erleuchtete oder himmlische Wesen, Heilige oder Gottheiten aus Licht, aus unermesslichem Licht. Es sind Wesen voller Liebe, von unglaublichem Frieden und totaler Offenheit.

2. Hören Sie den Ton des Lautes Aн, des universalen Klangs, oder ein anderes Wort, einen anderen Klang des Friedens. Hören und empfinden Sie die grenzenlose Liebe, den unglaublichen Frieden und die totale Offenheit, die im Klang des Aн widerhallen.

3. Denken Sie nun an die sterbende Person und spüren Sie deren Gegenwart. Fühlen Sie, dass sie ebenfalls die Anwesenheit der Lichtgestalten sieht, den Klang Aн hört und die grenzenlose Liebe, den unglaublichen Frieden und die totale Offenheit empfindet.

4. Sehen und fühlen Sie, dass die erleuchteten Wesen Liebe, Segen und Kraft in Form von Lichtstrahlen – warmes, froh stimmendes, kraftvolles Licht – an die sterbende Person senden. Deren ganzer Körper ist von dem Segenslicht erfüllt. Die bloße Berührung mit dem segensreichen Licht befriedet alle Unruhe, Angst, Verwirrung und Qual der sterbenden Person und erfüllt sie mit Frieden, Freude, Kraft und Weisheit.

5. Vergegenwärtigen Sie sich, dass sowohl dieser Mensch als auch Sie und die Atmosphäre rings um Sie herum in eine Welt aus Licht verwandelt werden und Sie beide das Empfinden haben, in höchsten Frieden und höchste Freude einzutauchen. Verweilen Sie entspannt in diesem Gefühl.

Unterweisung der Sterbenden oder Toten

Wenn der oder die Sterbende oder Tote Buddhist ist oder
zumindest offen ist für Gebete und Beistand, können Sie
auch mit ihm oder ihr sprechen und laut oder in Gedanken positive Botschaften übermitteln:

- Im Bardo wirst du vielleicht wutentbrannte, hässliche
  oder furchteinflößende Bilder sehen. In diesem Fall
  musst du dir ins Gedächtnis zurückrufen, dass diese
  entsetzlichen Bilder keine Wirklichkeit besitzen; sie
  sind Schöpfungen und Spiegelungen deines eigenen
  Geistes. Sie sind bloße Einbildungen wie Halluzinatio-
  nen oder magische Trugbilder. Jetzt musst du sie dir als
  Lichtgebilde vergegenwärtigen. Denk daran, dass sie
  ihrem wahren Wesen und ihren wahren Eigenschaften
  nach fried- und freudevoll sowie offen sind. Betrachte
  Sie in aller Offenheit als friedliche, freudevolle Bilder.
- Im Bardo wirst du vielleicht donnernde Klänge und
  furchterregende Worte hören. In diesem Fall musst du
  dir ins Gedächtnis zurückrufen, dass es sich dabei um
  reine Gedankengebilde handelt. Es sind einfach nur
  Klänge, die dein Geist erschaffen hat, wie Sinnestäu-
  schungen oder Echos. Jetzt musst du dich erinnern,
  dass aller Klang seinem wahren Wesen und seinen
  wahren Eigenschaften nach von Frieden erfüllt und
  eine Inspiration ist. Höre die Klänge voll Freude als
  Friedensklänge.
- Im Bardo wirst du vielleicht unangenehme, angstvolle
  Empfindungen haben und dich einsam fühlen. In diesem Fall musst du dir ins Gedächtnis zurückrufen,

dass diese Empfindungen bloß von deinem eigenen Geist erzeugt werden wie Wahnvorstellungen oder Alpträume. Jetzt musst du dich daran erinnern, dass alle Gedanken und Gefühle ihrem wahren Wesen und ihren wahren Eigenschaften nach voll Frieden und Freude sind. Empfinde deine Gedanken und Gefühle als freud- und friedvoll.

- Lass dich nicht von den Bildern, Klängen oder Empfindungen festhalten oder ängstigen, klammere dich nicht an sie. Sieh die Bilder in aller Offenheit an, höre die Klänge in Frieden und geh freudig in deinen Erfahrungen auf. Es sind die Bilder, Klänge und Empfindungen des wahren Wesens und Eigenschaften deines eigenen Geistes.

Wenn die betreffende Person dem Buddhismus gegenüber aufgeschlossen ist, können Sie ihr erklären, wie sie das Bild des heilenden Buddha (oder einer ähnlichen Buddhagestalt) in Begleitung einer Vielzahl von mitfühlenden männlichen und weiblichen Lichtwesen visualisieren kann. Sprechen Sie mit sanfter Stimme und erzählen Sie ihr Folgendes:

Sieh diese voll erleuchteten Wesen, wie sie überfließen von Liebe, Frieden, Freude, Kraft und Weisheit. Sie sind im Himmel vor dir gegenwärtig, um dich zu beschützen und dich auf deiner Reise zu leiten. Sie sind hier, um dir beizustehen.

Höre allen Klang als Schall der liebevollen Stimmen dieser Erleuchteten. Höre allen Klang als den Schall von Gebeten (oder den Klang Aн), als Klänge totalen Friedens, absoluter Offenheit und Freude.

Empfinde die Gegenwart der heilenden Buddhas, der Erleuchteten. Empfinde den grenzenlosen Frieden und die Freude in Ihrer Gegenwart. Fühle die Wärme ihrer Gegenwart. Fühle die Sicherheit ihrer Gegenwart. Spüre die Befriedigung all deiner Bedürfnisse in ihrer Gegenwart. Fühle und glaube, dass du von jetzt an von den erleuchteten Wesen behütet und geleitet wirst.

Verhaltensregeln für Helfer und Hinterbliebene

Wer Sterbenden und Toten hilft, sollte spirituellen Beistand leisten, der sowohl seinen eigenen Erfahrungen in buddhistischer Meditation entspricht als auch denen desjenigen, dem geholfen wird. Das heißt insbesondere:

- Wenn die im Sterben liegende Person Hilfe zwar begrüßt, im Meditieren jedoch nicht so geübt ist wie Helfer oder Helferin, sollte diese(r) laut Gebete für sie sprechen, Zeremonien ausführen und ihr Unterweisungen für den Tod geben. Die Unterweisungen sollten klar und deutlich, einfach und herzlich sein.
Wichtig ist, dass sich Helfer oder Helferin vor allem auf die eigene Meditationserfahrung stützen. Dann ist gewährleistet, dass die sterbende Person durch den Prozess des Sterbens und den Bardo hindurch zum Ufer des Friedens und der Freude geleitet wird wie ein Kranker, der durch einen reißenden Strom getragen wird.
- Wenn die im Sterben liegende Person zwar im Meditieren geübt, aber noch nicht weit fortgeschritten ist und

mit dem Helfer oder der Helferin mehr oder weniger auf einer Stufe steht, sollte letztere(r) Gebete für sie sprechen, Zeremonien ausführen und sie an die Unterweisungen für das Sterben erinnern.

Wichtig ist, dass Helfer oder Helferin sich vergegenwärtigen, dass sie mit der sterbenden Person in der Meditation eins werden. Das kann ihr eine ebensolche Hilfe sein wie der Halt, den sich zwei geben, die Hand in Hand einen reißenden Strom durchqueren.

• Wenn die im Sterben liegende Person im Meditieren weit fortgeschritten und erfahrener ist als Helfer oder Helferin, sollte letztere(r) in kontemplativer Meditation verharren und leise oder aus einiger Entfernung Gebete sprechen.

Wichtig ist hierbei, die sterbende Person selbst das Tempo bestimmen zu lassen. Helfer oder Helferin sollten den Körper des Sterbenden nicht berühren. Nach Möglichkeit sollte ihn in den letzten Phasen des Sterbens auch kein Geräusch stören. Durch Berührung, Schall oder Ratschläge könnte ein gewöhnlicher Mensch den meditativ Fortgeschrittenen von seiner Reise ablenken. Erst wenn der Todesvorgang vollendet ist, sollten Helfer oder Helferin mit lauter Stimme in Gegenwart der Leiche Gebete sprechen und Totenriten ausführen.

Die jahrhundertealten tibetischen Rituale für Sterbende und Tote halten die Lebenden dazu an, zu meditieren und zu beten. Gebet und Meditation können Tote direkt zu spiritueller Verwirklichung führen. Doch auch wenn das nicht geschieht, schaffen sie verdienstvolles Karma für die Toten und tragen dazu bei, künftige Leben zu verbessern.

Haben wir erst tiefgreifende Erfahrungen mit der Meditation und den vier Heilkräften des Geistes gesammelt, sind wir auch in der Lage, anderen zum Zeitpunkt ihres Todes wahrhaft beizustehen. Indem wir anderen unsere Hilfe anbieten, kommen wir selber in den Genuss der heilsamen Energien von Frieden und Freude. Dann werden wir unseren eigenen Tod, wenn er naht, freudig willkommen heißen. Nicht nur der Körper soll Heilung erfahren. Wir können auch unseren Geist und sogar das Leben selbst heilen, dieses und ein späteres Leben, uns selbst und andere, jetzt und in Ewigkeit.

Anhang

Buddhistische Textquellen der Heilmeditationen

Die heilende Kraft des Geistes, der Vorgänger dieses Buches, hat bei Buddhisten und Nichtbuddhisten gleichermaßen mehr Anklang gefunden, als ich erwartet hatte. Einige buddhistische Gelehrte waren allerdings der Meinung, dass der Inhalt des ersten Buches zum Teil New-Age-Charakter hat, wohingegen andere meinten, es enthielte esoterische (tantrische) Lehren, die ihrer Ansicht nach nicht in ein populäres Heilungsbuch gehörten.

In Anbetracht dieser Einwände will ich hier die Quellen für die Heilmeditationen angeben, die auf allgemein-buddhistischen Grundlagen (Sutren) beruhen.

Inspiriert wurde ich zu diesem Buch in erster Linie durch meine Ausbildung als Praktizierender des esoterischen Buddhismus. Nur eingeweihte Schüler dürfen esoterische Meditationen durchführen. Aber wie ich noch deutlich machen werde, sind viele der Hauptbestandteile des Heilens sowohl in den allgemeinen wie auch in den esoterischen Lehren zu finden. In meinen Büchern über das Heilen habe ich nur Heilmeditationen angeführt, die aus den grundlegenden Prinzipien und Quellen allgemeinbuddhistischer Lehren abzuleiten sind.

Der Buddhismus hat eine zweifache spirituelle Bedeutung: Erstens ist er eine religiöse Institution mit eigenen, individuellen Lehren und kulturellen Nuancen, was die Traditionen verschiedener asiatischer Länder in aller Klarheit widerspiegeln. Sichtbare Ausformungen dieser Traditionen sind unterschiedliche Bilder, Gebete, Rituale, Disziplinen wie auch viele Arten des Denkens, Fühlens und Lebens.

Zweitens liegt die größte Bedeutung – man könnte sogar sagen: die Essenz – buddhistischer Lehren in ihrer Universalität. Der Buddhismus ist kultur- und religionsüberschreitend. Wir brauchen keine Buddhisten zu sein, um Frieden, Offenheit, Liebe und Weisheit zu genießen. Wir können allgemein bekannte Bilder, Worte und Empfindungen aufgreifen, um uns zu heilen, besonders, wenn wir Vertrauen in sie und unsere eigenen inneren Möglichkeiten setzen. Der Weg zur Heilung des Geistes und zur Befreiung durch Erleuchtung steht Buddhisten und Nichtbuddhisten gleichermaßen offen.

Zahllose Weise haben im Lauf der Jahrhunderte die Lehren des Buddhismus aufgezeichnet. Manche der Lehren sind für jedermann gedacht, andere sollen eher als spezielle esoterische Übungsgrundlage dienen. Auf den folgenden Seiten beziehe ich mich auf beide Arten der Lehre und zitiere ferner häufig aus den allgemeinen Schriften (Sutren). Mein Hauptziel dabei ist es, die Grundlagen der Heilungsmethoden in der allgemeinen Lehre aufzuzeigen. Des weiteren verbinde ich damit die Hoffnung, dass Lehren und Lehrern zunehmend mehr Anerkennung, Glauben und Vertrauen entgegengebracht wird. Es kann zutiefst inspirierend sein, zeitlose Weisheit direkt aus der Quelle zu vernehmen.

Geistes- und Gemützzustände als Grundlage körperlicher Heilung

Um körperliche Leiden zu heilen, müssen wir uns, wie es in den alten tibetischen medizinischen Schriften heißt, mit deren Hauptursachen beschäftigen – den mentalen und emotionalen Störungen.

In den alten Texten wird der physische Körper als aus vier Elementen bestehend betrachtet, nämlich Erde, Wasser, Feuer und Luft, die heiß und kalt sein können. Wenn die Elemente des Körpers ausgewogen sind, befinden wir uns im gesunden Naturzustand. Geraten die Elemente aus dem Gleichgewicht, treten Störungen auf.

In tibetischen medizinischen Schriften wie dem *Ayurveda* heißt es, dass die Körperfunktionen von drei vitalen »Grundeigenschaften« oder »Grundstoffen« *(Nyes Pa* bzw. *'Du Ba)* gesteuert werden, die sowohl substanziell als auch energetisch zu verstehen sind. Sie leiten sich von den vier (oder fünf) großen Elementen Erde, Wasser, Feuer, Luft und Raum her. Die drei Grundstoffe sind Luft *(rLung)*, Galle *(mKhris Pa)* und Schleim *(Bad Kan)*. Ein Körper mit normalen, im Gleichgewicht befindlichen Grundstoffen *(rNam Par Ma Gyur Ba)* ist das, was wir gesund nennen. Ein Körper mit unnormalen, aus dem Gleichgewicht geratenen Grundstoffen *(rNam Par Gyur Pa)* ist krank.

Eine Unausgewogenheit beim Grundstoff Luft bedeutet eine Störung des Elements Luft. Eine Unausgewogenheit beim Grundstoff Galle bedeutet eine mit heißer Temperatur verbundene Störung des Elements Feuer. Eine Unausgewogenheit beim Grundstoff Galle bedeutet eine mit kalter Temperatur verbundene Störung der Elemente Erde und Wasser.

Die Unausgewogenheiten der drei Grundstoffe werden durch negative Gemütsregungen hervorgerufen. Die Unausgewogenheit der Luft wird durch Begehren, Gier, heftiges Verlangen und Anhaften verursacht. Die Unausgewogenheit der Galle wird durch Abneigung, Groll, Wut, Hass und Aggressivität verursacht. Die Unausgewogenheit des Schleims wird durch Täuschung, Unwissenheit und Verwirrung verursacht.

Die Wurzel negativer Emotionen ist das Festhalten am »Selbst«. Wenn wir einen geistigen Gegenstand als wirklich existierendes Objekt betrachten, greifen wir danach. In dem Maße, in dem unser Geist am »Selbst« festhält, leiden wir.

Im *Shedgyud*, einem der vier herausragenden medizinischen Texte Tibets, heißt es:

Nichtwissen von der »Nichtexistenz des Selbst«
ist die »allgemeine Ursache« aller Krankheiten ...
Die »besonderen Ursachen« der Krankheiten sind
Aggressivität, Gier und Verwirrung, die durch Unkenntnis
[des »Nicht-Selbst«] entstehen.
Sie [wiederum] erzeugen die Grundstoffe Luft, Galle und
Schleim.
Die »unmittelbaren Ursprünge« von Krankheit sind also die
Grundstoffe Luft, Galle und Schleim.
Da den Krankheiten die im Gleichgewicht befindlichen
Grundstoffe zugrunde liegen,
sind die aus dem Gleichgewicht geratenen Grundstoffe die
eigentlichen Krankheiten,
denn sie quälen und gefährden Leib und Leben.

[a] Unausgewogene Galle verzehrt die Energie des Körpers. Sie ist von Hitze begleitet, der Eigenschaft des Elements Feuer.

Sie ist im Unterleib konzentriert, entzündet jedoch den Oberkörper.

Alle Krankheiten, die mit Hitze verbundenen sind, kommen daher.

[b] Unausgewogener Schleim vermindert die Hitze des Körpers.

Er ist schwer und kalt wie die Elemente Erde und Wasser.

Er ist im Oberkörper konzentriert, fließt jedoch in den Unterleib hinab.

Mit Kälte verbundene Erkrankungen kommen durch nichts anderes als dies.

[c] Unausgewogene Luft erzeugt entweder Hitze oder Kälte; Sie will der Sonne [Energie] sengen helfen und dem Mond kühlen.

Sie durchdringt den ganzen Körper: oben und unten, äußerlich und innerlich.

Sie erregt entweder Hitze oder Kälte, die alle Krankheiten verursachen.[1]

Heilen als traditionelle buddhistische Lehre

Eckstein des Buddhismus sind die Vier Edlen Wahrheiten: die Wahrheit vom Leiden, die Wahrheit von der Entstehung des Leidens, die Wahrheit von der Aufhebung des Leidens und die Wahrheit vom Weg, der zur Aufhebung des Leidens führt.

Ich habe in diesem Buch oft von der Notwendigkeit gesprochen, dass wir vom geistigen Anhaften ablassen müssen, und davon, dass die Loslösung von der Vorstellung eines »Selbst« der beste Weg zur Heilung von Leiden ist.

In den überlieferten Lehren wird vom Loslassen sinngemäß gesagt, dass es letztlich zur Heilung in Form der totalen Befreiung führen kann. Der Prozess ist der Heilung durch einen Arzt vergleichbar. Je mehr wir loslassen können, umso »gesünder« werden wir. Asanga, der Begründer der »Nur-Geist«-Schule des Buddhismus, drückte das so aus:

> *Ebenso wie es erforderlich ist, die Krankheit zu diagnostizieren,*
> *ihre Ursache auszuräumen,*
> *das Glück guter Gesundheit zu erlangen und eine Medizin dafür anzuwenden,*
> *sollte man das Leiden klar erkennen, die Ursache ausräumen,*
> *das Mittel, das ihm ein Ende bereitet, anwenden und damit erreichen, dass es aufhört.*[2]

Die alten Quellen geleiteter Meditation

Es wird manchmal irrtümlich angenommen, die Praxis der geleiteten Meditation sei eine neuere Entwicklung oder von Anhängern des so genannten »New Age« überhaupt erst erfunden worden. Dabei ist die geleitete Meditation schon lange wichtiger Bestandteil der buddhistischen Tradition in Tibet und anderswo.

Insbesondere das Singen oder Rezitieren muss weitgehend als geleitete Meditation betrachtet werden. Rezitationen sind Gebete an die Buddhas oder Segenswünsche für das Wohl aller, und durch den Akt des lauten Gebetesprechens wird die Kraft der Meditation gesteigert. Außerdem sind die meisten Rezitationen dazu gedacht, uns und andere zu unterweisen und Schritt für Schritt auf dem meditativen Weg zu geleiten.

Wie der Ehrwürdige Thich Nhat Hanh darlegt, haben Buddhisten sogar schon zu Buddhas Zeiten von der geleiteten Meditation Gebrauch gemacht:

> Im Sutra für Krankheit und Sterben... wird die geleitete Meditation erwähnt, durch die Sariputra dem Laien Anathapindika auf dem Krankenbett half. Der Ehrwürdige Sariputra leitete Anathapindika Schritt für Schritt an, bis [Anathapindika] seine Furcht vor dem Tod zu überwinden vermochte.[3]

Die Integration von Lehren aus vielen verschiedenen Quellen in die meditative Übung

Die in diesem Buch wiedergegebenen zwölf Stufen der Heilmeditation stammen nicht aus einem bestimmten buddhistischen Text, sondern aus vielen verschiedenen Quellen. Ich habe diese Lehren zu Schritten auf dem Weg der Heilmeditation zusammengefasst.

Dafür gibt es eine Menge Vorbilder im Buddhismus. Zum Beispiel war Atisha (982-1055), der große buddhistische Meister aus Indien, als er 1042 nach Tibet kam, tief beeindruckt von dem ungeheuren Wissen des tibetischen Gelehrten Rinchen Zangpo (958-1051). Atisha bemerkte: »Was für einen Sinn hat es, dass ein alter Mann wie ich nach Tibet kommt und dafür solche Entbehrungen auf sich nimmt, wenn es hier bereits so große Gelehrte gibt wie dich?« Und er fragte: »Wie setzt ihr all diese Lehren in die Praxis um?« Rinchen Zangpo erwiderte: »Wir praktizieren jede Lehre einzeln, wie es die Texte lehren.« Atisha entgegnete: »Ihr macht es falsch. Jetzt weiß ich, warum ich kommen musste.« Daraufhin schrieb er sein berühmtes Werk *Bodhipathapradipa* (»Lampe des Weges zur Erleuchtung«) und bündelte alle Buddhalehren zu einem einzigen Übungsweg.

Die Lehren des allgemeinen (Sutra-) und des esoterischen (Tantra-)Buddhismus

Als Praktizierender des esoterischen Buddhismus will ich Ihnen einen flüchtigen Einblick in die Lehren vermitteln, die mich persönlich dazu inspiriert haben, über das Heilen zu schreiben, und dann aufzeigen, wie sie sich im Großen und Ganzen auch in den allgemeinen Lehren widerspiegeln.

Zu den esoterischen Lehren, die einen Bezug zum Heilen haben, gehört unter anderem die Vajrasattva-Meditation (die Meditation des Buddhas der Läuterung). Sie dient der Läuterung und Erlangung der vier Befähigungen, das heißt der Segnungen des Körpers, der Sprache, des Geistes und der Weisheit.

In den esoterischen Lehren (Tantra) heißt es dazu:

• Man erkennt alles als eins in seinem erleuchteten Wesen, im allerhöchsten Frieden, in Freude und Allwissenheit.

- Man empfängt Segnungen in Form von Licht, Nektar, Feuer oder Wind und läutert oder befreit Körper, Geist und Welt von Unreinheiten.

- Man empfängt die Segnungen der vier heiligen Aspekte des Buddha oder eines erleuchteten Weisen: den unveränderlichen Vajra-Körper; die unaufhörliche Vajra-Sprache; den Vajra-Geist, die Eintracht von Glückseligkeit und Offenheit; und die ursprünglich reine Vajra-Weisheit.

- Man benutzt die Kraft der segensreichen Hitze des Körpers als Mittel zur Erweckung der Eintracht der beseligenden, offenen Weisheit von Körper und Geist.

- Man meditiert über die Erweckung verschiedener Aspekte von Körper, Geist und Erscheinungen als Formen und Eigenschaften des Buddha und des reinen Landes.

- Man transformiert die Energien sowohl des Positiven wie des Negativen, Liebe und Ärger, Wut und Frieden in ein Mittel zur Verwirklichung des absoluten Wesens, des höchsten freudevollen Friedens.

- Man meditiert, um Körper und Materie als unzerstörbaren Buddhaleib aus Licht zu erkennen oder als Vereinigung von Erscheinungen und Offenheit. Man hört Sprache und Luft oder Energie als machtvolle Buddhasprache oder als Vereinigung von Klang und Offenheit. Man erfährt Geist und Denken als allumfassende Buddhaweisheit oder als Vereinigung von tiefster Glückseligkeit und Offenheit.

- Man erlangt Erleuchtung durch die esoterischen Meditationen über Energie *(rLung)*, Glückseligkeit *(bDe Ba)* und Hitze *(gTum Mo)*. Durch solche Meditationen werden nicht nur mentale und emotionale Störungen geheilt, sondern auch physische. Padmo Karpo schreibt: »Bei Bewahrung der Hitze [mit Glückseligkeit] und Nähren der Energien werden Beschwerden wie Krankheit oder Alter einem nichts anhaben können.«[4]

Die Energie von Hitze und Glückseligkeit wird durch Geistesschulung entwickelt. Situ Tenpe Nyinched schreibt: »Wenn du die Meisterschaft über deinen Geist erlangt hast, wirst du Macht über deine Energie haben. Dann wird sich Hitze entwickeln und Glückseligkeit in dir erwachen.«[5]

• Man verweilt im Bewusstsein des Einsseins aller Dinge, der universalen Wahrheit, ohne die Dinge im Sinne einer Subjekt-Objekt-Dualität begrifflich zu erfassen.

Um die esoterischen Lehren wie die eben beschriebenen zu praktizieren, müssen Sie zuerst einmal in den Weg initiiert sein. Wenn die Initiation richtig durchgeführt wird – und ich betone das Wort »richtig« –, wird die natürliche Weisheit Ihres Geistes erweckt. Dies ist im Allgemeinen nur ein Aufblitzen der Einsicht in die wahre Weisheitsnatur des Geistes. Dann müssen Sie dieses Erwachen durch Meditation vollenden, indem Sie sich der erweckten Weisheit als Ursache, Grundlage und Mittel der Übung bedienen.

Nach den allgemeinen Lehren (Sutra) besteht die Schulung darin, eine positive Einstellung und ein Herz voller Liebe und Hingabe zu erlangen. Sie widmen Ihr Leben verdienstvollen, mitfühlenden Aktivitäten, um Ihren Weisheitsgeist zu wecken. Sie widmen sich einer solchen Schulung nicht aus Eigennutz, sondern um allen Wesen Friede und Freude zu bringen.

Viele der Meditationen des esoterischen und allgemeinen Buddhismus gleichen sich in Form und Struktur. Unterschiede bestehen hinsichtlich ihrer Tiefe, Reichweite und Macht. In der esoterischen Schulung macht der Meditierende von der Weisheit selbst Gebrauch, die durch die Initiation geweckt und dann in der Meditation vollendet wird. Bei der allgemeinen Schulung bedient sich der Meditierende des begrifflichen Denkens und der Vorstellungskraft, um die Weisheit zu verwirklichen.

Was besonders wichtig ist: Obwohl die Meditationen in diesem Buch auf den esoterischen Lehren beruhen, habe ich nur die angeführt, die auch in der allgemein buddhistischen Überlieferung vorkommen. Bei diesen Meditationen werden begriffliches Denken, Vorstellungskraft und Fühlen als Schulungsmittel eingesetzt, nicht der Weisheitsgeist, der bei den meisten uneingeweihten Meditierenden noch nicht geweckt ist. Die in diesem Buch beschriebenen Meditationen stehen allen offen, ob sie initiiert sind oder nicht, und können sich für jeden, der sie durchführt, als segensreich erweisen.

Meditierende der esoterischen Richtung werden merken, dass diese Meditationen ähnliche Eigenschaften besitzen wie die esoterischen. Selbst wenn Sie also schon in Ihrer Übung fortgeschritten sind, können Sie die hier wiedergegebenen Meditationen auch im Rahmen der esoterischen Schulung durchführen.

Quellen der Heilung

Im Folgenden einige Beispiele für die vielen nektargleichen buddhistischen Quellen, auf denen die in diesem Buch beschriebenen Meditationen aufbauen.

*Die Einsicht, dass alle Erscheinungen und Wesen rein sind
und Buddhanatur und Buddhaeigenschaften besitzen*

Die esoterischen Lehren des Buddhismus erkennen sowohl die Vollkommenheit der Buddhaweisheit als auch der Buddhaeigenschaften aller Dinge, so wie sie wirklich sind, an.

Die allgemeinen Lehren gehen ebenfalls davon aus, dass jedes Wesen Buddhanatur und Buddhaeigenschaften besitzt und nach Möglichkeiten suchen sollte, diese wahre Natur und diese wahren Eigenschaften zu erwecken. Asangha schreibt:

> *Der [höchste] Körper des Buddha herrscht [in allem] vor.*
> *Die höchste Natur ist [in allem] ohne Unterschied.*
> *Alle Wesen haben das Geburtsrecht, Buddha zu werden.*
> *Wesen besitzen immer die Buddhanatur.*[6]

Visualisation der göttlichen Gegenwart

In der esoterischen Schule ist die Visualisation aller Erscheinungen als göttliche Gegenwart eine der wichtigen Meditationen zur Läuterung der eigenen negativen Wahrnehmungen und deren Transformation in reine Eigenschaften, so wie sie ursprünglich sind.

Auch in der allgemeinen Lehre finden sich Übungen zum Sehen oder Visualisieren der Welt als unermessliche Buddhamanifestationen. In einem Sutra heißt es:

> *Ich denke, dass auf jedem Atom so viele Buddhas sind, wie*
> *die Welt Atome zählt,*
> *die inmitten [eines Ozeans] von Kindern [Schülern] sitzen.*

Ebenso ist die ganze Himmelssphäre
von [einer unermesslichen Wolke von] Buddhas erfüllt …
Auf jedem Atom sind so viele reine Länder, wie die Welt
Atome zählt.
In jedem reinen Land sind unermesslich viele Buddhas,
die inmitten der Kinder [Schüler] der Buddhas sitzen.
Möge ich sie sehen und die erleuchteten Taten mit ihnen
vollbringen.[7]

Den eigenen Körper als reinen Körper sehen

Die wichtigsten Aspekte der esoterischen Schulung sind:
den eigenen Körper als göttlichen Lichtkörper sehen, Segenslicht als Mittel zur Läuterung von Unreinheiten aussenden und empfangen, Krankheit heilen und die Voll-
kommenheiten erlangen.

Aus einer gesegneten Quelle Segnungen in Form von
Licht oder Nektar zu empfangen und anderen Segen zukommen zu lassen, wird auch in den allgemeinen Lehren
befürwortet. In einem Sutra heißt es:

Durch Aussendung unermesslichen farbigen Lichts [vom
Leib des Buddha]
wurden die Wünsche der Wesen erfüllt, so wie sie es
wünschten.[8]

In einem anderen Sutra:

Auch wenn kein Buddha gegenwärtig ist, enthüllen
die Lichter [des Buddha], manifestiert als der reine Körper
des Buddha,
die tiefgründigsten Lehren.[9]

In einem weiteren Sutra:

Mit jeder Pore des Buddhaleibes,
von der Abertausende Lichtstrahlen ausgingen,
bereinigte er alles.[10]

In einem weiteren Sutra:

Große Lichter [kamen vom Buddha und] füllten [die
zehn Richtungen]. Wesen, die die Lichter sahen und
davon berührt wurden, erhielten Gewissheit, die un-
übertroffene volle Erleuchtung zu erlangen.[11]

Und in einem weiteren Sutra:

Kontemplativ versunken ins »Spiel des Löwen«, wie
es genannt wird, wirkte der Buddha Wunder… Die
Erde bebte in sechs Arten von Wellen… [Infolge der
Buddhalichter und -wunder] wurden Menschen, die
krank waren, geheilt… Wesen erfuhren solch vollkommene Glückseligkeit, wie ein Asket die Seligkeit
der Versunkenheit erfährt.[12]

Der große Meister Shantarakshita schreibt:

Dem König der Heiler [dem heilenden Buddha],
der die Wesen durch das Licht seines Körpers befreit, huldige
ich.[13]

Ich habe in diesem Buch erwähnt, dass die fünf Elemente
ihren wahren Eigenschaften nach fünf farbige Lichter
sind. Diese Ansicht gründet sich auf einen esoterischen

Text des tibetischen Buddhismus. Im *Serthreng* heißt es dazu:

Aufgrund des Festhaltens am »Selbst«
der blauen, weißen, gelben, roten und grünen Lichter
sind diese spontan als die fünf groben Elemente
Raum, Wasser, Erde, Feuer und Luft erschienen.[14]

Ich konnte keine Quelle in den allgemeinen Schriften finden, wo die gleiche Ansicht vertreten wird. Andererseits scheint sogar die moderne Physik weitgehend darin zuzustimmen, dass Materie eine andere Form von Energie (oder Licht) ist. Deshalb hoffe ich, die Regeln der esoterischen Lehren nicht dadurch übertreten zu haben, dass ich meine Leser auf dieses Verständnis von Licht aufmerksam gemacht habe, da es ja inzwischen zum Allgemeinwissen gehört, dass Materie eine Form von Licht ist.

Hitze und Wärme

Durch esoterische Übungen des Vajraleibes außergewöhnlich große Hitze und Energie zu erzeugen, ist eine besondere Fähigkeit, die durch die esoterische Schulung erworben wird. Aber die Erzeugung von gesunder Hitze (Feuer), die durch den Atem (Luft) befördert und vom Bewusstsein des Geistes geleitet wird, ist einfach die Art und Weise, wie der Körper am Leben und gesund bleibt. Wir sterben nicht nur, wenn der Atem stockt, sondern auch wenn die Hitze endet. Von der Hitze Gebrauch zu machen ist also nicht nur eine spirituelle, sondern auch eine allgemein bekannte Art des Heilens. Khenpo Ngakchung schreibt: »Laut Abhidharma[kosha] besteht das Leben so lange, wie Hitze und Bewusstsein koexistieren.«[15]

Glückseligkeit und Freude

Die höchste Vereinigung von Leere und »großer Seligkeit« oder großer Freude durch die Macht der Chakren, Kanäle und Energien des Vajraleibes ist eine der wesentlichen esoterischen Lehren.

Ebenso wird in vielen allgemeinbuddhistischen Schriften Glückseligkeit als der Buddhasegen dargestellt, den wir empfangen. Sie unterscheidet sich aber in ihrem Format und der Art, wie sie erzeugt wird, von der Glückseligkeitsenergie, die durch esoterische Meditationen erlangt wird. In einem Sutra heißt es: »Das Licht [des unendlichen Lichtbuddha] ist makellos und erzeugt Glückseligkeit im Körper und Freude im Geist [all derer, die davon berührt werden].«[16]

Jey Tsongkhapa schreibt: »Das Licht [des unendlichen Lichtbuddha] ist ohne Makel wie eine Kristallkugel und weit wie der Himmel; es erzeugt Glückseligkeit im Körper, Freude im Geist und große Freude in jedem, den es berührt.«[17]

Weiter schreibt Jey Tsongkhapa: »Wenn Körper und Geist [in der Versunkenheit] geübt sind und freudevolle Glückseligkeit erfahren wird, wird aus der Versunkenheit Seelenruhe.«[18]

Luft oder Atmung

Den Atem als Wellenbewegung zu benutzen, als Mittel zur Verfeinerung und Vervollkommnung mentaler und physischer Energien, ist eine der wichtigen Meditationen in der esoterischen Schulung, um Geist und Luft in der großen beseligenden, uranfänglichen Weisheit aufzulösen.

Das Atmen ist unentbehrlich zum Leben und kann ebenfalls als eine allgemeine Heilungsform betrachtet werden. Das Atmen ist eine der Funktionen, die Geist und Körper am innigsten zusammenführt. Unser Atem befördert Luft- und Wärmewellen, die unser Blut beleben und den Kreislauf in Gang halten. Folglich ist die Methode, Hitze- und Glückseligkeitsenergien mittels der Atmung zu verfeinern und zu kanalisieren, ein vernünftiger und universell anwendbarer Heilungsansatz.

Licht oder Nektar als Segenspender

Esoterischen wie allgemeinen buddhistischen Lehren ist die Praxis gemeinsam, Segnungen der Buddhas in Form von Licht oder Nektar zu sehen und zu empfangen, um Schmerz und Verwirrung zu heilen und spirituelle Vollkommenheit zu erlangen.

Karma Chakme schreibt:

Meditiere darüber, dass lapislazulifarbenes Licht vom [heilenden Buddha] ausgeht,
in den eigenen und den Körper derer eintritt, die Heilung suchen, und

dass alle Krankheiten sich verflüchtigen wie Raureif bei der
Berührung durch Sonnenstrahlen.[19]

Chogyur Lingpa schreibt:

Der Nektarstrom ergießt sich aus dem Körper Taras,
tritt durch den Scheitelpunkt des Kopfes in mich
und jene ein, die Heilung suchen, erfüllt unseren
Körper damit und lässt uns all die Segnungen empfangen.[20]

Mipham Rinpoche schreibt:

Denke, dass die starken Strahlen farbigen Weisheits-
lichts vom Körper des Buddha gekommen sind und
in dich und alle Wesen Einlass gefunden haben.
Durch Berührung mit dem Weisheitslicht werden du
selbst und alle Wesen von Verschmutzungen gereinigt und die Tugenden des Mahayana-Weges vollendet.[21]

Der dritte Dodrupchen schreibt:

Während du mit vollkommen gesammeltem Geist
betest, [denke, dass] die Bewusstseinsströme der
Buddhas erfleht werden. Von ihren Körpern sind
Lichtstrahlen gekommen [und in uns eingetreten].
Alle Leiden unserer selbst und anderer Wesen sind
befriedet und all unsere Wünsche erfüllt.[22]

Der Klang AH

Nach den esoterischen Lehren ist AH der Laut, der die Sprache der Buddhas repräsentiert. Es ist der Klang der Offenheit (Leere), ungeschaffen und immerwährend. Es ist darüber hinaus die Quelle aller Klänge und Worte, wie der Raum notwendig ist für die Existenz materieller Objekte. Ein Tantra besagt:

> *AH ist die höchste aller Silben.*
> *Sie ist die bedeutungsvolle und heilige Silbe.*
> *Sie erzeugt und gebiert nichts.*
> *Sie vermittelt keine Bezeichnungen.*
> *Aber sie ist die höchste Quelle allen Ausdrucks.*[23]

Auch nach allgemeiner buddhistischer Lehre ist das AH ungeboren und Ursprung aller Ausdrucksformen, wie der Raum der Ursprung aller Form ist. In einem Sutra heißt es: »AH ist die Pforte von allem, da es ungeboren ist.«[24]

Der Klang AH ist die Essenz aller Lehren von der vollkommenen Weisheit (*Prajnaparamita*). Die älteste Version der »Prajnaparamita-Sutren« ist das *Ashtasahasrika*. Darin heißt es:

> Der Buddha sprach: »Zum Wohle der Wesen erinnert euch daran, dass eine einzige Silbe die Mutter ist, die vollkommene Weisheit. Das ist das AH ...«
> Bodhisattvas [die zugegen waren] erkannten die Bedeutung der vollkommenen Weisheit, und alle erfreuten sich an der Lehre.[25]

Lehren vom heilenden Buddha

Tibetische Gelehrte ordnen die drei kanonischen Texte[26] über den heilenden Buddha in den esoterischen *(rgyud)* Teil des Kanjur ein. Die Liturgie des heilenden Buddha von Meister Shantarakshita[27] wird zu den esoterischen Lehren des Tenjur gezählt. Allerdings gehört Shantarakshitas Text nach Ansicht des 5. Dalai Lama[28] vorwiegend zur allgemeinbuddhistischen Lehre, könnte also sowohl dem allgemeinen als auch dem tantrischen Buddhismus zugeordnet werden.

Mantra und Dharani

Die meisten Mantren und Namensgebete (Skt. *dharani*, Tib. *mTshan gzungs*) gehören in den Bereich der esoterischen Lehren. Diese mystischen Laute, Worte und Klänge sind dem Sanskrit oder einer der mystischen Sprachen entlehnt. Sie sind im Kern die Energien des göttlichen Weisheitsherzens und Kanäle für die mystischen Segnungen.

Einige Mantren und viele Namensgebete sind auch in den allgemeinen Lehren des tibetischen Buddhismus zu finden. Die Namensgebete auf Sanskrit rufen den Segen der Buddhas herab. Sie sind Klänge des Friedens, der Freude und Macht. Manchmal tauchen die gleichen Namensgebete sowohl in den esoterischen wie in den allgemeinen Lehren auf, werden jedoch für unterschiedliche Übungszwecke verwandt.

Einssein

Die Verwirklichung und Gewahrwerdung des Einsseins, in dem die Dualität von Subjekt und Objekt sowie Unterscheidungen nicht mehr existieren, ist die höchste esoterische Übung.

Auch in der allgemeinen Lehre gehören die Meditationen über das Einssein von Geist (Subjekt) und Objekt oder Handeln zu den wichtigsten Übungen. In einem Sutra heißt es: »Wenn der Übende im Gewahrsein von Freude oder Glück ein- oder ausatmet, ... in diesem Augenblick verweilt er friedvoll im Wahrnehmen des Empfindens im Empfinden.«[29]

In seiner Erklärung dieser Zeilen des *Anapanasati-Sutra* schreibt Thich Nhat Hanh: »Das ‹Wahrnehmen des Empfindens im Empfinden› ... heißt, das Subjekt der Wahrnehmung und das Objekt der Wahrnehmung nicht als zwei getrennte Dinge zu betrachten... Nichtzweiheit ist der Schlüsselbegriff.«[30]

Die gegenseitige Abhängigkeit der Heilmittel

Eine Heilung gelingt am besten, wenn alle damit zusammenhängenden Komponenten von Körper und Geist in der Meditation wie auch im tätigen Lebensalltag aktiviert werden. Unterschiedliche Heilmittel sollten gemeinsam zur Wirkung gebracht werden. Der Grund dafür ist der, dass nichts unabhängig voneinander funktioniert; vielmehr besteht zwischen den Dingen ein gegenseitiger Kausalzusammenhang. Nagarjuna schreibt:

Alles entsteht oder funktioniert
durch den Kausalzusammenhang.[31]

Die Zugänglichkeit allgemeiner buddhistischer Meditationspraktiken für alle, die offen sind

Die allgemeinen buddhistischen Lehren (Sutren) sind allen zugänglich, deren Geist dafür offen ist.

Richtig ist allerdings auch, dass es eine große Hilfe auf dem Weg zur Befreiung sein kann, wenn man Buddhist wird. Traditionsgemäß werden wir Buddhisten, indem wir in einer Zeremonie unsere »Zufluchtnahme« erklären. Damit verpflichten wir uns dem Buddha als unserem Lehrer, dem Buddhismus als unserem spirituellen Weg und anderen Buddhisten als unserer Gemeinde.

Das Bekenntnis zum Buddhismus macht uns zu Mitwirkenden einer lebendigen spirituellen Tradition und ist ein machtvoller Entschluss, der uns geistig inspiriert und auf einen positiven Lebensweg bringt.

Ein solches Bekenntnis bedeutet nicht, uns jemandem zu unterwerfen oder einer äußeren Macht zu unterstellen, sondern ist im Wesentlichen ein Hilfsmittel, damit wir Vertrauen zu uns selbst gewinnen und Zuflucht zu uns selbst nehmen.

Wenn wir allmählich Gefallen an den Lehren finden, wenn wir sie nutzen wollen und unseren Geist so schulen können, dass wir Vertrauen in einen solchen Weg setzen, werden wir auch den mentalen Griff, mit dem wir am »Selbst« festhalten, allmählich lockern können. Dann werden unsere negativen Emotionen schwinden, und Weisheitsbewusstsein wird in uns aufscheinen.

Andererseits ist es ebenso richtig, dass jeder Buddha-natur besitzt, selbst diejenigen, die nicht am Buddhismus interessiert sind oder noch nie davon gehört haben. Die erleuchtete Natur ist ein Geburtsrecht aller.

Worauf es ankommt, ist nicht unbedingt unsere Zuge-hörigkeit zu einer Religion oder die Ausführung von Ze-remonien, sondern unsere geistige Einstellung. Mit der rechten Geisteshaltung werden wir auf jedem Pfad, den wir einschlagen, die gewünschten Ergebnisse erreichen. In einem Sutra heißt es:

> *Die Erlangung der Wahrheit hängt von den Bedingungen ab.*
> *Sie hängt von den Bedingungen der geistigen Einstellung ab.*
> *So wird, was immer du auch erstrebst,*
> *die gewünschten Ergebnisse zeitigen.*[32]

Religiöse Hingabe kann natürlich eine große Hilfe sein. Wenn unser Geist dem Buddha geöffnet ist und wir an den Buddha denken, ist er vor uns gegenwärtig, denn der Buddha ist nicht etwas, das außerhalb unserer selbst wäre, sondern im Grunde das Spiegelbild unseres eige-nen wahren Wesens. In einem Sutra heißt es:

> *Wer immer an den Buddha denkt,*
> *vor dem oder der ist der Buddha gegenwärtig.*
> *Er spendet seinen Segen*
> *und tilgt alle Fehler.*[33]

In dem Augenblick, in dem unser Herz in aufrichtiger Sorge um andere von Liebe und Mitgefühl erfüllt ist, sind

wir nicht nur Buddhisten, sondern Bodhisattvas. Shantideva schreibt:

> *Wenn der Geist der Erleuchtung in uns geboren wird, in ge-*
> *nau diesem Augenblick*
> *werden wir, die wir entmutigte Gefangene im Kerker des*
> *Samsara sind,*
> *als Erben der Buddhas erkannt*
> *und geehrt werden von der Welt der Menschen und Götter.*[34]

Wenn wir also unseren Geist den Gedanken geöffnet haben, dass wir den Weg und das Ziel der Heilmeditation
mögen, wünschen und darauf vertrauen, sind wir schon
Anhänger des Erleuchtungspfads oder Buddhisten. Wer
immer das tut, ist Buddhist, ob er oder sie sich als solcher
bezeichnet oder nicht.

Doch selbst wenn wir uns Buddhisten nennen, können
wir kaum behaupten, echte Buddhisten zu sein, solange
wir den rechten Weg außer Acht lassen und stattdessen
Geld, Macht, Vergnügungen und Ideen nachjagen.

Auch in anderen Traditionen und Religionen hat es
viele Erleuchtete gegeben. Tibetische Buddhisten sind
immer beeindruckt, wenn sie von jemandem hören, der
ein frommes Leben geführt, der heilige Wunder gewirkt
hat oder in dessen Handeln und Lebensweise sich einfach große Freude und Frieden äußerten. In diesem Fall
sagt ein Tibeter normalerweise: »Dieser Mensch muss
eine Verkörperung der Buddhas sein« oder: »Das muss
der Segen der Buddhas sein.« Hinter diesen schlichten,
frommen Empfindungen verbirgt sich ein tiefes, umfas-
sendes Verständnis von Spiritualität. Denn der Buddhismus ist seinem Wesen nach universell: Buddha und die

Buddhasegnungen stehen allen ohne Unterschied der religiösen Ausrichtung offen.

Die Elemente der Natur als Heilmittel

Mahayana-Buddhisten glauben, dass das ganze Universum seiner wahren Natur und seinen wahren Eigenschaften nach rein und vollkommen ist. Nicht die Erscheinungen der Welt und das, was sie sind oder nicht sind, ist das Problem, sondern wie sie geistig wahrgenommen werden. Wenn Sie die Welt ringsum als Quelle von Frieden und Freude betrachten, wird sie sich als segensreich und förderlich für Sie erweisen. Wenn Ihr Geist rein und offen ist, kann schon ein Buddhabildnis oder ein Baum ein Gegenstand der Heilung für Sie sein. Buddha hat gesagt:

> Denen, deren Geist rein ist, wird der Buddha erscheinen, auch wenn sie in einer Welt leben, die sich von der seinen unterscheidet... Ihnen sind die Schätze des Dharma in den Bergen, im Fuß der Berge und in den Bäumen gegenwärtig.[35]

Der große Meister Shantideva sprach den folgenden Segenswunsch aus:

> *Mögen alle verkörperten Wesen*
> *unaufhörlich den Klang des Dharma*
> *von den Vögeln und Bäumen,*
> *von den Lichtern und vom Himmel hören.*[36]

Viele nichtreligiöse Menschen haben eine entschiedene Abneigung gegen Heilungsmethoden mit religiösem Unterton, auch wenn die Methoden wirkungsvoll sind. Viele religiöse Menschen wiederum haben eine entschiedene Abneigung gegen nichtreligiöse Heilmethoden, auch wenn diese wirkungsvoll sind. Falls eine dieser Beschreibungen auf Sie passt, müssen Sie daran arbeiten, von Ihrer Haltung der Unsicherheit und des Selbstschutzes abzulassen.

Alltagsgegenstände und die Elemente der Natur bieten gute Möglichkeiten, die Leiden der Wesen zu heilen. Der folgende Auszug von Shantideva drückt sehr schön die Bestrebungen eines Bodhisattva aus, anderen Wesen zur Heilungsquelle zu werden:

Möge ich, solang es Menschen gibt, die krank sind,
und bis zu ihrer Genesung
zu Ärzten und Arzneien werden,
und möge ich zu Pflegern für sie werden ....
Möge ich zu Hütern all der schutzlosen Wesen werden,
zu Führern all der Reisenden,
zu Schiffen, Booten und Brücken
für alle die, die übersetzen wollen,
zum Land für die, die nach Land ausschauen,
zu Lampen denen, die [im Dunkeln weilen und] Licht wünschen,
zu Häusern und Betten [für die Müden],
zu Dienern all derer, die Pflege bedürfen,
zu wunscherfüllenden kostbaren Juwelen und edlen Gefäßen,
zu Asketenkräften und -arzneien,
zu wunscherfüllenden Bäumen,

zu wunscherfüllenden Kühen,
zu den großen Elementen wie Erde [Wasser, Feuer, Luft]
und auch zum Raum [der allen Wesen Existenz gibt].
Möge ich immer die Quelle sein,
die all die unermesslich vielen Wesen erhält.[37]

Dharma sind nicht bloß in Schriften oder Büchern nieder-
gelegte Worte, sondern das Wissen und die Erfahrung jener Worte und ihrer Bedeutung. Dharma ist nicht bloß
die Vollbringung spiritueller Meisterwerke, sondern die
letzte Heilung in Frieden und Weisheit.

Spricht man angemessen und in der rechten Absicht, so
ist es die rechte Sprache und eine buddhistische Übung.
Wenn Sie auf die rechte Weise denken, fühlen und glauben, sind Sie auf dem Pfad der Erleuchtung oder des
Buddhismus, selbst wenn Sie es gar nicht so nennen.

Wenn Sie also irgendeinen beliebigen Gegenstand –
insbesondere ein positives Objekt – als Quelle des Friedens und der Freude sehen, dann wird er auch zu einer
Friedensquelle. Wenn Sie die Dinge negativ sehen, wird
selbst ein Buddhabildnis vor Ihnen kaum einen Nutzen
bringen.

Die Heilung des Geistes als Möglichkeit, Probleme zu lösen

Wir können unsere Probleme nicht dadurch lösen oder
von ihnen geheilt werden, dass wir sie uns alle einzeln
vornehmen, denn sie sind ohne Zahl. Den eigenen Geist
zu heilen ist der richtige Weg für den Umgang mit negativen Bedingungen. Shantideva schreibt:

Die Ursprünge von Widersachern [Problemen] sind so
unermesslich wie der Raum;
sie sind unmöglich allesamt zu überwinden.
Doch allein dadurch, dass man den Gedanken der Abnei-
gung bezwingt,
hat man die Probleme gleichsam alle schon in ihrem Ur-
sprung überwunden.

[Zum Beispiel:] Wo ist das Leder,
um damit die Erde zu bedecken?
Doch trägt man eine Ledersandale,
hat man gleichsam schon die ganze Erde mit Leder bedeckt.[38]

Einen friedvollen Geist entwickeln

Es ist von überaus großer Wichtigkeit, die gewohnten negativen Denkmuster in positive zu transformieren; sonst
besteht kaum eine Chance, im Leben jemals zur Ruhe zu
kommen. Wenn unser Geist von negativen Vorstellungen
erfüllt ist, bauen wir uns selbst ein Gefängnis aus einschränkenden Haltungen. Shantideva hat die Gefahren
negativer Emotionen, denen wir in unserem Leben Raum
geben, klar erkannt:

Wenn ich qualvolle Gefühle des Hasses hege,
werde ich niemals Frieden erfahren und
keine [mentale] Freude oder [physischen] Genuss erleben.
Selbst Schlaf und Kraft werden in meinem Leben fehlen.[39]

Solche allgemeinen Lehren warnen uns davor, an negativen Emotionen und Einstellungen festzuhalten, aber wie können wir wahren Frieden finden? Manchmal erhalten wir einen flüchtigen Einblick in den ruhigen Geist, aber die Erfahrung entschlüpft uns schnell wieder. Ein Grund dafür ist der, dass wir nicht nur dazu neigen, am Negativen festzuhalten, sondern auch am Positiven zu haften. Wenn wir Freude erfahren, versuchen wir, diese Erfahrung festzuhalten, und verlangen gierig nach mehr. Oder wir verwechseln Begeisterung und Faszination mit dem Frieden und klammern uns daran. Oder wir ärgern uns über etwas, durch das wir uns in unserer Geistesruhe gestört fühlen, und weigern uns, uns mit diesem Umstand auseinander zu setzen und das Beste daraus zu machen. Dann beginnt sich das Rad des Begehrens und Vermeidens zu drehen.

Es ist allemal besser, inneren Frieden zu kultivieren, auch wenn wir uns daran festklammern, als in negativen Einstellungen und Emotionen gefangen zu bleiben. Wenn wir uns in der Erfahrung der Geistesruhe üben, lernen wir allmählich, unseren geistigen Klammergriff zu lockern. Je mehr wir unsere Erfahrung des Friedens vertiefen, umso mehr wird sich unser Leben verwandeln. Der Schlüssel dazu ist die Entwicklung eines friedvollen Geistes. Das ist der Weg, um glücklicher zu werden. Und zudem ist es der Weg zur Befreiung. Buddha hat gesagt:

Einer, dessen Geist Frieden genießt,
tritt in den Zustand höchsten Friedens und höchster Freude
ein.[40]

Die Transformation jeder positiven Aktivität in eine buddhistische Übung

Jede Handlung oder Aktivität, die positiv oder zumindest neutral ist, kann als buddhistische Heilmeditation betrachtet werden. Grundlage der Transformation des Lebensalltags in einen Heilungsweg sind die buddhistischen Übungen der positiven Wahrnehmung und Achtsamkeit.

Mit negativem Handeln schaden wir uns selbst und anderen. Neutrales Handeln bringt uns selbst und anderen weder Schaden noch Nutzen. Von positivem Handeln profitieren sowohl wir selbst als auch andere. Jahrhundertelang haben Buddhisten positives Handeln im Alltagsleben als Übung auf dem Weg zu Frieden und Weisheit verstanden.

Es gibt sehr viele positive praktische Möglichkeiten für jeden Bereich des Lebens, vom Aufstehen am Morgen bis hin zum Arbeiten, Spazierengehen, Spielen, Lesen und schließlich dem Einschlafen am Abend. Statt aus Schriften oder Weisheitsquellen zu zitieren, will ich einfach einige der generellen Möglichkeiten für nur einen Bereich aufzählen – das Essen. Alle Wesen müssen essen – Menschen, Säugetiere, Insekten usw. Es ist ein Segen, etwas essen zu können, und ein noch größerer Segen, das Mahl bewusst und dankbar einzunehmen, ganz gleich, wie üppig oder bescheiden es ausfallen mag. Essen ist auch notwendig zur Erhaltung der körperlichen Gesundheit, die ein Hauptthema dieses Buches war.

Hier einige buddhistische Ratschläge für das Essen:

- Indem wir Nahrung achtsam zu uns nehmen, entwickeln wir Bewusstsein, Ruhe, Frieden und Freude.

- Indem wir Nahrung voll Dankbarkeit gegenüber allen zu uns nehmen, die dazu beigetragen haben, dieses große Geschenk auf unseren Tisch zu bringen, üben wir unsere Fähigkeit zur Liebe und Anerkennung anderer.

- Indem wir Nahrung mit dem Wunsch zu uns nehmen, unseren Körper als Gefäß im Dienste vieler zu erhalten, können wir über unser beschränktes Eigeninteresse hinausgehen und uns angewöhnen, Geist und Körper einem höheren Ziel zu weihen.

- Indem wir Nahrung dankbar als Geschenk für unseren Körper zu uns nehmen, der das Gefäß für dieses wunderbare Leben ist, entwickeln wir die Neigung, unserem Körper gegenüber Freundschaft, Anerkennung und Respekt zu empfinden, statt im Besitzdenken, in Gier und Hass zu verharren.

- Indem wir Nahrung mit der Intention zu uns nehmen, die Mikroorganismen zu nähren, die in unserem Körper leben, entwickeln wir einen Sinn für Zweckhaftigkeit, Liebe und Großzügigkeit.

- Indem wir Nahrung mit der Einstellung zu uns nehmen, sie dem göttlichen Körper oder dem Göttlichen in unserem Körper darzubringen, wie es viele Meditierende tun, säen wir viele Verdienste und Segensenergien.

- Indem wir Nahrung mit den rechten Gedanken und Gefühlen zu uns nehmen, verwandeln wir uns in fried- und freudevolle Personen. Diese Eigenschaften sind uns förderlich und können uns so verwandeln, dass wir zu einer Quelle von Frieden und Freude für viele andere werden.

Antworten auf häufig gestellte Fragen

Nach dem Erscheinen des Buches *Die heilende Kraft des Geistes* habe ich zu meiner Freude viele Leserzuschriften bekommen und bei meinen Workshops viele Menschen kennen gelernt. Die Reaktion auf das erste Buch hat mich dazu bewogen, an diesem Folgeband zu arbeiten. Darin habe ich die Heilmeditationen eingehender behandelt, einige neue Themen angesprochen und außerdem ein paar Fragen über das Heilen beantwortet.

Es erfüllt mich mit großer Dankbarkeit, aus erster Hand zu erfahren, dass die Heilmethoden hilfreich waren. Bei den Workshops schienen viele, die sich vorher noch nie damit befasst hatten, unmittelbaren Nutzen aus den Heilmeditationen zu ziehen. Zum Beispiel gaben sich einige Leute so gesammelt den Visualisationen hin, dass sie das lebhafte Gefühl hatten, tatsächlich in die grenzenlosen Lichtzellen einzutreten, und Ehrfurcht, Offenheit und Liebe empfanden. Es ist diese Art von aufrichtigem Engagement, die das Meditieren sehr fruchtbar und lohnend macht, besonders, wenn die Übung längere Zeit aufrechterhalten wird.

Unter anderem habe ich folgende inspirierende Kommentare von Lesern gehört: »Ihr Buch hat mir sehr geholfen, als ich gerade schwere Zeiten durchmachte.« »Aus

Ihrem Buch habe ich erst erfahren, wie ansprechend der Buddhismus ist. Es geht immer darum, jeden Schritt im Lebensalltag zu verbessern, uns des Lebens, das wir haben, zu freuen und das Beste daraus zu machen.« »Ihr Buch war mir ständiger Beistand und Inspiration auf meinem Weg aus einer tiefen Depression heraus.« »Meine Mutter hat nie etwas für Religionen im Allgemeinen und den Buddhismus im Besonderen übrig gehabt. Aber Ihr Buch gefällt ihr.« »Ihr Buch hat meiner Mutter und uns allen während des Krankseins meiner Mutter und nach ihrem Tod sehr geholfen.« Am erstaunlichsten war, dass jemand nach einem Workshop zu mir kam und sagte: »Ich bin zu Ihnen gekommen, weil Ihr Buch mir das Leben gerettet hat.«

Ein Katholik schrieb mir: »Ich habe mir den Schlüssel zur Erlösung, der sich in den Schriften aller Weltreligionen offenbart, nie zu Herzen genommen: die Selbstlosigkeit… Jetzt endlich achte ich mehr auf diesen entscheidenden Aspekt unserer Existenz.« Obgleich sich das Buch auf buddhistische Prinzipien gründet, hat es ihn offensichtlich dazu angeregt, seinem eigenen Glauben mehr Aufmerksamkeit zu schenken. Ich fand seine Reaktion sehr befriedigend, da sie mir zeigt, dass der Inhalt des Buches universeller Natur ist und für alle Gültigkeit hat, nicht nur für Buddhisten.

Dann war da noch ein Paar, das Erfahrungen mit einem Zwölf-Schritte-Programm zur Suchtbehandlung hatte. Die beiden interessierten sich sehr für die buddhistische Vorstellung einer »Kraftquelle« und anderer äußerer Quellen der Heilung. Hier besteht eine gewisse Ähnlichkeit mit dem Zwölf-Schritte-Programm, bei dem den Teilnehmern geraten wird, sich an eine »höhere Macht« um

Hilfe zu wenden, das aber jedem die Auslegung von Spiritualität selbst überlässt. Ob jemand an Gott glaubt oder nicht, die Unterstützung durch eine äußere Kraftquelle kann extrem hilfreich sein. Im Buddhismus ist die Macht des Geistes die höchste Quelle unserer Kraft und Weisheit. Trotzdem brauchen die meisten von uns einen positiven Kraftquell außerhalb unserer selbst, um die inneren Möglichkeiten auszubauen.

Verblüfft hat mich der starke Glaube, den einige Workshopteilnehmer beim Beten an den Tag legten. Sie sandten während der geleiteten Meditationen heilsame Wellen an ihre Freunde aus. Später hörten sie, dass ihre Freunde zu genau dem Zeitpunkt ein Wohlgefühl gespürt hatten, ohne dass sie eine Ahnung gehabt hätten, dass jemand ihnen gerade heilkräftigen Segen zudachte. Normalerweise kommt in erster Linie der Übende selbst in den Genuss der Vorteile der Meditation. Aber wenn Leute an die Macht der Fürbitte glauben und den Segen der Meditation mit anderen teilen wollen, kann sie das in ihrer eigenen Übung nur bestärken.

Folgende Antworten habe ich auf einige der besonders interessanten Fragen gegeben, die mir zu den Heilmeditationen gestellt wurden.

Warum konzentriert man sich stärker darauf, selbst heilsamen Segen zu empfangen, statt darauf, ihn an andere weiterzugeben?

Eine typische Falle, in die wir zu Beginn unserer Reise auf dem spirituellen Pfad häufig tappen, ist die, Ausreden zu erfinden, um nicht voranzuschreiten. Wenn wir keinen spirituellen Weg verfolgen, denken wir meist kaum an andere, aber kaum sind wir am Startpunkt einer lohnenden Reise, kriegen wir zu hören: »Du meine Güte, bist du selbstsüchtig! Du genießt Frieden und Freude, während viele andere leiden. Das ist unfair!« Dadurch kommen wir auf unserem Weg zum Stillstand und machen keine Fortschritte mehr. An diesem Punkt müssen wir uns zweierlei ins Gedächtnis rufen.

1. Um anderen helfen oder sie heilen zu können, müssen wir erst einmal selbst den heilsamen Segen erfahren. Es ist so, als wollten wir einem bedürftigen Menschen Geld geben: Zuerst müssen wir etwas Geld verdienen, denn nur dann können wir etwas davon abgeben.
2. Ja, nach Auffassung des Buddhismus, speziell des Mahayana-Buddhismus, besteht die beste spirituelle Übung darin, uneigennützig dem Wohl anderer, der Mutterwesen, zu dienen. Das heißt, unser Bemühen, in unserem eigenen Inneren zu Frieden und Freude zu kommen, muss auch anderen Wesen dienen, zumindest sollten wir dieses Ziel vor Augen haben.

Deshalb müssen wir unverzüglich Frieden und Freude in unserem eigenen Herzen einziehen lassen und empfinden. Wenn wir dieses Ziel erreicht haben, müssen wir das Erreichte voller Freude mit anderen teilen.

Außerdem müssen wir begreifen, dass unser Leben, wenn wir Frieden und Freude in uns erzeugen – und sei es auch um unserer selbst willen – erfreulicher sein wird. Wenn wir mit uns selbst im Frieden sind, werden all unsere Worte und Taten Ausdruck unseres Friedens und unserer Freude sein. Dann werden unsere guten Eigenschaften, obwohl wir unseren Frieden nicht aktiv weitergeben oder anderen zu helfen versuchen, den-

noch eine positive Wirkung auf viele in unserem Um-
kreis haben.

Darum ist es wichtig für uns, ungeduldig mit uns zu
sein, wenn wir uns schlechten Gedanken und Taten
hingeben. Aber wir müssen auch Geduld mit uns haben, wenn wir dabei sind, in Frieden und Freude einzutauchen.

Warum baut man auf Heilungskonzepte statt auf die Medita-
tion über die Nichtzweiheit, die alles übersteigt?

Wenn wir frei von begrifflichen Vorstellungen die meditative Erfahrung der Nichtzweiheit gemacht haben, dann
müssen wir diese Erfahrung zur Heilung von Problemen
einsetzen, da die Meditation der Nichtzweiheit das kraft-
vollste Heilmittel ist. Doch mit einer rein intellektuellen
Vorstellung von Nichtzweiheit oder dem bloßen Ehrgeiz,
eine solche Meditation durchzuführen, sind wir ungenü-
gend gerüstet, alles zu transzendieren oder den Gewinn
höherer Meditation mit anderen zu teilen.

Dieses Buch ist nicht für weit fortgeschrittene Meditierende gedacht, denen die beschriebenen Übungen ver-
mutlich nicht viel nützen würden. Es ist für die Mehrheit
der Menschen wie du und ich gedacht, die mentale Objekte dualistisch wahrnehmen und entweder heftiges
Verlangen danach tragen oder Abneigung empfinden.
Wir müssen uns erlauben, von da, wo wir sind, Schritt für
Schritt weiter voranzugehen.

Zuerst müssen wir negative Gedanken, Regungen und
Gefühle durch positive Gedanken und Gefühle heilen.
Erst wenn unsere Gedanken und Gefühle positiver ge-
worden sind, sind wir dafür gerüstet, über das Positive

hinauszugehen, indem wir einen offenen, nichtdualistischen Zustand verwirklichen und darin verweilen.

Wenn wir uns hingegen die Idee in den Kopf gesetzt haben, uns nur höherer Meditation zu widmen, unterlassen wir das Meditieren am Ende ganz, selbst einfachere Übungen, und tun schließlich gar nichts für unser Leben. Wenn wir uns kein Brot leisten können, wie sollten wir uns da mit Kuchen ernähren?

Gibt es viele verschiedene Heilmethoden im tibetischen Buddhismus?

Im tibetischen Buddhismus gibt es Tausende unterschiedlicher Heilmethoden. Die verschiedensten Übungen werden dazu verwendet, eine Heilung herbeizuführen und die Gesundheit zu erhalten, wie zum Beispiel die Visualisation gütiger oder zornerfüllter Gottheiten, das Rezitieren verschiedener Gebete, Namensgebete, Laute und Klänge und die Ausführung verschiedener konkreter Rituale und mentaler Übungen.

In Tibet habe ich viele einfache Leute erlebt, die ihre Gebete unzählige Male wiederholten, obgleich ihnen jegliches philosophisches Verständnis von Meditation fehlte. Aber sie hatten einen so starken Glauben an die Macht des Gebets, dass sie alle möglichen Krankheiten heilen konnten. Heilige Gegenstände, Bilder von Gottheiten und mystische Diagramme mit dem Segen mächtiger Meister wurden dazu benutzt, Unglück abzuwenden oder aufzuheben.

Es gibt zahllose Arten frommer, vertrauensvoller Hingabe und ungezählte Quellen und Möglichkeiten der Heilung. Wir können heilsamen Segen in Form von Licht,

Wasser, Luft, Erde, Klang und Empfindung aufnehmen. Wir können uns darin üben, an eine göttliche Gegenwart oder einen vollendeten Meister zu glauben, den wir als Person oder in visualisierter Form verehren.

An Möglichkeiten und Methoden mangelt es nicht. Woran es uns mangelt, ist Einsicht, Hingabe und Vertrauen in die Kraft des Heilens.

Braucht man die Zustimmung anderer, um die Heilkraft mit ihnen zu teilen?

Nach buddhistischem Verständnis ist es nicht nötig, andere um ihre Zustimmung zu bitten, wenn man ihnen etwas Segensreiches zukommen lassen will. Wenn Sie jedoch das Gefühl haben, um Erlaubnis bitten zu müssen, dann sollten Sie das auch tun. Sonst könnte die mentale Blockierung durch Ihre Zweifel Sie daran hindern, den Segen der Heilung zu teilen.

Ich muss allerdings hinzufügen, dass jemand, dem die Zustimmung von Menschen, denen er wohl will, wirklich so sehr am Herzen liegt, wahrscheinlich besser daran täte, auch deren Erlaubnis zu erwirken, bevor er sie mit negativen Energien wie Wut, Anklammern, Eifersucht und Egoismus bombardiert! Fragen Sie also das Ziel Ihrer Energie: »Darf ich wütend auf dich werden?«, ehe dieses Gefühl aufkommt.

Müssen wir vorsichtig sein mit dem, was wir wünschen?

Jemandem Böses zu wünschen kann der betreffenden Person tatsächlich schaden, besonders, wenn sie offen und verletzlich ist. Aber wenn Sie einen solchen Wunsch in egoistischer Absicht äußern, werden Sie selbst noch mehr darunter leiden als andere.

Manchmal wird in diesem Fall von einem »negativen Gebet« gesprochen, aber »Gebet« ist das falsche Wort, denn Gebete sind immer wohlwollend. Negative Wünsche zu hegen und in Worte zu fassen ist kein Gebet, sondern ein Fluch.

Ein guter Wunsch ist immer positiv, auch wenn er schwer zu erfüllen ist. Zu den traditionellen buddhistischen Wünschen gehören unter anderem: »Möge ich um aller Mutterwesen willen so lange in der Leidenswelt leben, bis jedes Wesen Buddhaschaft erlangt hat.« »Mögen alle Verdienste, die ich erworben habe, allen zugute kommen.« »Möge ich alle Schmerzen und Schmerzursachen anderer auf mich nehmen.« Solche Wünsche werden statt negativer Auswirkungen große Fortschritte auf dem spirituellen Weg bewirken.

Wenn Sie jedoch voller Zweifel und Vorbehalte sind und fürchten, dass ein solcher Wunsch eine negative Reaktion bei Ihnen auslösen könnte, dann würde sich unter Umständen eine negative Wirkung einstellen, nicht durch den Wunsch selbst, sondern durch Ihre mentalen Zweifel.

Ich will von nichts und niemandem außerhalb meiner selbst abhängig sein. Wie kann ich da äußere Quellen als Vorbild anerkennen?

Wenn Sie keine positiven äußeren Quellen anerkennen können, werden Sie in Wahrheit auch Ihre eigenen positiven inneren Möglichkeiten nicht schätzen können. Anerkennung ist eine geistige Fähigkeit, die Sie entwickeln können, und das zu tun ist sehr hilfreich. Wenn Sie im Besitz dieser Fähigkeit sind, können Sie alles und jedes seinen Eigenschaften entsprechend würdigen. Damit machen Sie sich weder abhängig von anderen noch liefern Sie sich äußeren Einflüssen aus.

Quellenangaben und Anmerkungen

Die folgenden Anmerkungen und Quellenangaben sind nach Kapiteln geordnet. Bei den tibetischen Schriften werden jeweils Autor (falls bekannt), Titel des Werkes, Band und Seitenzahl oder Versnummer genannt. Bei traditionellen Blattsammlungen folgt der Bandbezeichnung die Blattnummer mit dem Buchstaben a oder b, je nachdem, ob das Zitat der Vorder- oder Rückseite des Blattes entnommen ist; dann folgt die Vers- oder Zeilennummer (zum Beispiel: Bd. Cha, 1b/2).

Einleitung:

1. Paltul Rinpoche: *The Words of My Perfect Teacher*, HarperCollins, New York 1994, S. 173.
2. Jigme Tenpe Nyima (der 3. Dodrupchen): *sKyid sDug Lam 'Khyer Gyi Man Ngag*, Bd. Cha, 1b/2.

Kapitel 1:

1. *Ch'ed Du brJod Pa'i Tshoms* (Skt. *Udanavarga*), mDo sDe, Kajur, Dege Edition, Bd. Sa, 244a/1.
2. Jigme Tenpe Nyima: a. a. O., 5a/2.
3. Shantideva: *Byang Ch'ub Sems dPa'i sPyod Pa La 'Jug Pa* (Skt. *Bodhicharyavatara*), Dodrupchen-Kloster, 32b/1.
4. Ebenda, 97b/2.

5. *Ch'ed Du brJod Pa'i Tshoms*, a. a. O., 219b/6.
6. Daniel Goleman: *Emotional Intelligence*, Bantam, New York 1995, S. 177 (dt.: *Emotionale Intelligenz*, Hanser, München 1996).
7. Tulku Thondup: *Die heilende Kraft des Geistes. Einfache buddhistische Übungen für Gesundheit, Wohlbefinden und Erleuchtung*, Droemer Knaur, München 1997, S. 11.
8. *Dri Ma Med Pas bsTan Pa'i mDo* (Skt. *Vimalakirtinirdesha*), Kajur, Dege Edition, Bd. Ma, 200a/7.
9. Ebenda, 199a/1.
10. Albert Einstein: *Ideas and Opinions*, Crown Trade Paperbacks, New York 1982, S. 12 (dt.: *Mein Weltbild*, Ullstein, Frankfurt 1988)
11. William Wordsworth, zitiert aus: *The Norton Anthology of Poetry*, Norton, New York 1975, S. 609.
12. Jigme Tenpe Nyima: a. a. O., 2b/4.
13. Ebenda, 1a/5.
14. Viktor E. Frankl: *Man's Search for Meaning*, Washington Square Press, New York 1984, S. 68 (dt.: *Der Mensch auf der Suche nach Sinn*, Auditorium, Schwarzach 1997).
15. Jigme Tenpe Nyima: a. a. O., 3b/5.

Kapitel 2:

1. Shantideva: a. a. O., 46b/5.

Kapitel 4:

1. Ich habe die von Radhakrishnan erzählte Geschichte verkürzt so wiedergegeben, wie ich sie in Erinnerung habe.

Kapitel 5:

1. Thomas von Kempen: *The Imitation of Christ*, Ave Maria Press, Notre Dame, Ind., 1996, S. 67 (dt.: *Die Nachfolge Christi*, Diogenes, Zürich, 3. Aufl. 1999).

Kapitel 6:

1. Albert Einstein: *The Meaning of Relativity*, Princeton University Press, Princeton, N. J., 1972, S. 47.

Kapitel 8:

1. *Ch'ed Du brJod Pa'i Tshoms*, a. a. O., 219b/7.
2. Pema Ledreltsal (Khenpo Ngagchung): *sNying Thig sNgon 'Gro'i Khrid Yig Kun bZang Bla Ma'i Zhal Lung Gi Khrid Yig*, Sithron Mirig Petrun Khang 1992, 189a/6.
3. Paltul Rinpoche: *sNying Thig sNgon 'Gro'i Khrid Yig Kun bZang Bla Ma'i Zhal Lung*, Sithron Mirig Petrun Khang 1988, 262b/3.
4. Dr. Daisetz T. Suzuki spricht in diesem Zusammenhang von »Primal Vow« oder »Primal Will«. Vgl. Daisetz T. Suzuki: *Buddha of Infinite Light*, Shambala, Boston 1997, S. 26.
5. *De bZhin gShegs Pa bDun Gyi sNgon Gyi sMon Lam Gyi Khyad Par rGyas Pa* (Skt. *Arya-saptatathagata-purvapranidhana-vishesavistara*), Dege Edition, Bd. Da, 261b/1-263a/4.
6. Die wörtliche Übersetzung des Namensgebets ist wie folgt:

tadyatha:	So sei es
om (a + o + m = om)	Rede, Körper und Geist (Buddhas)
bhaishajye	der Heilung
bhaishajye	der Heilung
mahabhaishajye	großer Heilung
raja	König

samudgate	der Allererhabenste
svaha	Heil (oder »das reine Wort der Wahrheit« – ein Segenswunsch)

7. Mipham Jamyang Gyatso: *sMan Bla'i mDo Ch'og bsDus Pa bDud rTsi'i Bum bZang*, Jamgon Mipham Kabum, Dege Edition, Bd. 27, 21a/6.

8. *'Jam dpal gyi sangs rgays kyi zhing gi yon tan dkod pa*, Abschnitt »dKon brtsegs«, Kajur, Dege Edition, Bd. Ga, 279a/4.

Kapitel 9:

1. Eingehendere Informationen entnehmen Sie bitte Tsele Natsok Rangtrol: *The Mirror of Mindfulness: The Cycle of the Four Bardos*, Shambala, Boston 1989; Sogyal Rinpoche: *The Tibetan Book of Living and Dying*, HarperSanFrancisco, San Francisco 1992 (dt.: *Das tibetische Buch vom Leben und vom Sterben*, Barth, München 1993); Tulku Thondup: *Enlightened Journey*, Shambala, Boston 1995, S. 51-77.

Anhang:

1. *Shedgyud: bDud rTsi sNying Po Yan Lag brGyad Pa gSang Ba Man Ngag Gi rGyud Las Dum Bu gNyis Pa bShad Pa'i rGyud*, ins Tibetische übersetzt von Bairotsana und als »Ter« entdeckt von Trawa Ngonshe (1012-1090?), Smanrtsis Shesrig Spendzod, Leh, Indien, 1978, 11a/5.

2. Maitreyanatha: *Theg Pa Ch'en Po rGyud Bla Ma* (Skt. *Uttaratantra*), Sems Tsam, Tenjur, Dege Edition, Bd. Phi, 16b/7.

3. Thich Nhat Hanh: *The Blooming of a Lotus*, Beacon Press, Boston 1993, S. 9 (dt.: *Ein Lotos erblüht im Herzen. Die Kunst des achtsamen Lebens*, Goldmann, München 1995).

4. Padma Karpo: *Ch'os Drug bsDus Pa'i Zin Bris*, 7b/1.

5. Situ Tenpe Nyinched: *Nges Don Phyag rGya Ch'en Po'i sMon Lam Gyi 'Grel Ba mCh'og Gi Zhal Lung*, 38b/6.

6. Maitreyanatha: a. a. O., 6a/3.

7. *bZang Po sPyod Pa'i sMon Lam Gyi rGyal* Po (Skt. *Bhadrachary-a-prani-dhana-raja*), Kajur, Dege Edition, Bd. Ah, 359a/1 und 360a/6.

8. *Od Zer Kun Du bKye Da bsTan Pa* (Skt. *Rashmisamantamukta-nirdesha*), Kajur, Dege Edition, Bd. Kha, 196b/1.

9. Ebenda, 201a/3.

10. Ebenda, 224a/6.

11. *Shes Rab Kyi Pha Rol Du Phyin Pa sTong Phrag brGya Pa* (Skt. *Shatasahasrika-prajnaparamita*), Kajur, Dege Edition, Bd. Ka-Da und Ah, 5b/3.

12. Ebenda, 6b/2-10a/2.

13. Shantaraksita: *De bZhin gShegs Pa brGyad La bsTod Pa* (Skt. *Ashtatathagata-stotra*), Tenjur, Dege Edition, Bd. Ka, 238a/6.

14. *gSer Phreng-tantra*, zitiert aus Longchen Rabjam:*Tshig Don Rin Po Che'e'i mDzod*, Dodrupchen Rinpoche, 46b/3 (über-nommen aus Tulku Thondup: *Die heilende Kraft des Geistes*, Droemer Knaur, München 1997, S. 138).

15. Pema Ledreltsal (Khenpo Ngagchung): *rTogs brJod Ngo mTshar sGyu Ma'i Rol Gar* (Autobiographie), Sonam Topgye, 53a/5.

16. *Od dPag Med Kyi bKod Pa* (Skt. *Amitabhavyuha*), Kajur, Dege Edition, Bd. Ka, 251a/7.

17. Jey Tsongkhapa: *gSung Thor Bu*, Bd. Kha, 92b/3.

18. Derselbe: *Byang Ch'ub Lam Rim Ch'e Ba*, rJe'i gSung 'Bum, Bd. Pa, 305b/5.

19. Karma Chagme (Trashi Jong): *Ri Ch'os mTshams Kyi Zhal gDams*, 68b/5.

20. Chogyur Lingpa: *dGongs gTer sGrol Ma'i Zab Tig Las Mandala Ch'o Ga Tshogs gNyis sNying Po*, 6a/3.

21. Mipham Jamyang Gyatso: *Thub Ch'og Byin rLabs gTer mDzod*, Jamgon Mipham Kabum, Dege Edition, Bd. 15, 5b/3.

22. Jigme Tenpe Nyima: *bDe Ba Chan Du sKye Ba 'Zhin Pa'i Ch'o Ga mDor bsDus Zhing mCh'og bGrod Pa'i Nye Lam*, 5b/3.

23. *'Jam dPal Gyi mTshan Yang Dag Par brJod Pa* (Skt. *Manjushri-namasamgiti*), Kajur, Dege Edition, Bd. Ka, 3a/3.

24. *Shes Rab Kyi Pha Rol Du Phyin Pa sTong Phrag brGya Pa* (Skt. *Shatasahasrika-prajnaparamita*), a. a. O., Bd. Ga, 194a/5.

25. *Shes Rab Kyi Pha Rol Du Phyin Ma Yi Ge gChig Ma* (Skt. *Ekak-sarimata-prajnaparamita*), She Rab sNa Tshogs, Kajur, Dege Edition,147b/3.

26. Siehe *De bZhin gShegs Pa bDun Gyi sNgon Gyi sMon Lam Gyi Khyad Par rGyas Pa*, a. a. O.; *bChom lDan 'Das sMan Gyi Bla Bai-durya Od Kyi rGyal Po'i sNgon Gyi sMon Lam Gyi Khyad Par rGyas Pa* (Skt. *Bhagavato-bhaisajyaguru-vaidurya-prabhasy-apurva-pranidhana-vishesa-vistara*), Kajur, Dege Edition, Bd. Da; *De bZhin gShegs Pa'i Ting Nge 'Dzin Gyi sTobs bsKyed Pa Bai Durya'i Od Ches Bya Ba'i Zungs* (Skt. *Tathagata-vaidurya-prabha-nama-baladhana-samadhi-dharani*), Kajur, Dege Edition, Bd. Da.

27. Bodhisattva (Shantarakshita): *De bZhin gShegs Pa bDun Gyi sNgon Gyi sMon Lam Gyi Khyad Par rGyas Pa'i mDo sDe'i Man Ngag* (Skt. *Saptatathagata-purvapranidhana-vishesavistara-sutrantopadesha*), Kajur, Dege Edition, Bd. Pu.

28. Lobzang Gyatso (der 5. Dalai Lama): *bDe gShegs bDun Gyi mCh'od Pa'i Ch'og bsGrigs Yid bZhin dBang rGyal*, Sung Kama, Sonam T. Kazi, Bd. Ka, 16b/3.

29. Thich Nhat Hanh: *The Sutra on the Full Awareness of Breathing* (Pali *Anapanasati-Sutra*), übersetzt und kommentiert von Thich Nhat Hanh, Parallax Press, Berkeley, Cal. 1988, S. 9 (dt.: *Das Sutra des bewussten Atmens*, Theseus, Berlin 1989).

30. Ebenda, S. 31.

31. Nagarjuna: *dBu Ma rTsa Ba'i Tshig Leur Byas Pa Shes Rab* (Skt. *Prajna-nama-mula-madhyamaka-karika*), Uma, Tenjur, Dege Edition, Bd. Tsa, 15a/6.

32. *'Jam dPal Gyi Sangs rGyas Kyi Zhing Gi Yon Tan bKod Pa* (Skt. *Manjushri-buddhaksetra-guna-vyuha*), Kajur, Dege Edition, Bd. Ga, 279a/4.

33. Zitiert in: Mipham Jamyang Gyatso: a. a. O., 3a/5.

34. Shantideva: a. a. O., 3b/2.
35. *bSod Nams Thams Chad bDus Pa'i Ting Nge 'Dzin* (Skt. *Sarva-punya-samuccayasamadhi*), Kajur, Dege Edition, Bd. Na, 96b/1.
36. Shantideva: a. a. O., 134b/4.
37. Ebenda, 20a/3.
38. Ebenda, 33a/5.
    Ebenda, 47b/1.
40. *Ch'ed Du brJod Pa'i Tshoms* (Skt. *Udanavarga*), Kajur, Dege Edition, Bd. Sa, 242a/1.

Glossar

Bewusstheit: Heilungsgeist, Wachsein, Wachsamkeit, Achtsamkeit, Lebendigkeit und Empfindung. Das Gegenteil von Unbewusstheit, Verwirrung, Unwissenheit, Schläfrigkeit, Abgehobenheit und Abgelenktheit.

Einssein: Vereinigung mit dem Meditationsergebnis. Zum Abschluss jeder Übung wie auch nach Vollendung aller Meditationsstufen tauchen wir ein in das Gefühl von Frieden und Freude oder was wir sonst empfinden mögen, verbinden uns damit wie Wasser mit Wasser, und verweilen eine Zeitlang darin. Ein in der Meditation fortgeschrittener Buddhist kann allerdings auch während der gesamten Übungsdauer im Zustand der Nichtzweiheit verweilen.

Festhalten am Positiven: eine nützliche Alternative zum Festhalten am Negativen. Wenn wir uns angewöhnt haben, an negativen Dingen und Gedanken anzuhaften und ohne diese Anhaftung nicht leben können, kann es sinnvoll sein, die Anhaftung auf positive Dinge und Gedanken auszurichten. Anhaften am Positiven gibt uns einen gewissen Frieden und Kraft, und damit können wir dann daran arbeiten, auch den Griff zu lockern, mit dem wir am Positiven festhalten. Es ist hilfreich, positive Objekte als Trittsteine zu gebrauchen, um allmählich immer mehr loszulassen.

Festhalten am Selbst: die Wurzel unserer mentalen Leiden, emotionalen Störungen und physischen Erkrankungen. Sie beruhen auf der Enge des Geistes und sind bedingt durch das

Festhalten an »ich«, »mein« und »mich« oder auch an »dies«, »das«, »er«, »sie« usw. Je fester wir uns daran klammern, umso größer und unerträglicher werden Schmerz und Verwirrung. In dem Maße, wie wir uns davon lösen, werden wir geheilt und fühlen uns wohl. Vollkommenes Loslassen bedeutet vollkommene Befreiung, Erlangung der Buddhaschaft.

Freude und Glückseligkeit: Heilenergie, positive Kraft, Inspiration, Stärke und Heilung. Das Gegenteil von Negativität, Schwäche, Schmerz, Traurigkeit, Trägheit und Leid.

Frieden und Freude: das Ziel der Heilung. Frieden zu erlangen bedeutet, sich geistiger Erfahrungen und Ausdrucksformen von Frieden bewusst zu werden. Es handelt sich weder um einen bloß neutralen Zustand der Ruhe, der Abwesenheit von Gedanken und Taten, der durch eine gewisse Abgehobenheit oder auch Schläfrigkeit gekennzeichnet wäre, noch um die bloße Abwesenheit von negativen Empfindungen und körperlichem Unwohlsein. Freude ist das bewusste Gewahrsein von Konfliktfreiheit. Es gibt keine größere Freude als das Bewusstsein von Frieden, das sich als grenzenlose, offene Freude äußert. Wenn wir uns des Friedens bewusst sind, kann uns aufgrund der Kraft, die diesem Bewusstsein entspringt, nichts erschüttern.

Heilbewegungen: heilsames Tun; die Heilwellen und heilenden Veränderungen, die durch positive Bewegungen entstehen. Heilbewegungen äußern sich als Aktion, Kommunikation, Zuwendung und Fortschritt. Ihr Gegenteil ist Unbeweglichkeit, Schwäche, geistige Trägheit, Passivität, Stillstand und Tod.

Heilenergien: Eigenschaften, die als Instrumente der Heilung betrachtet werden können. In diesem Buch sind Hitze und Glückseligkeit die wichtigsten Heilenergien. Aber auch die Eigenschaften von Licht, Raum, Wasser, Luft, Erde und positiven Gedanken können als Heilmittel eingesetzt werden.

Hitze oder Wärme: lebenswichtige Heilenergie, Verdauungsfeuer, Gesundheit, Kraft und Freude. Das Gegenteil von Kälte, Erstarrung, Krankheit, Trauer und Tod.

Kraftquelle: etwas, das positiv auf uns wirkt. Das kann ein Buddha, eine Gottheit, ein Bildnis, ein Gebet, eine Erfahrung oder eine Idee sein, aber auch etwas so Profanes wie eine schöne Blume, ein weiter Himmel, ein beschwichtigender Klang oder ein Gefühl von Frieden und Freude. Jedes reale oder mentale Objekt wird zu einer kraftvollen Heilquelle, wenn es positive Eigenschaften besitzt und vom Geist als positiv erkannt wird.

Luft oder Atem: Heilenergie, Lebenserhaltung, Kraft, Inspiration und Kommunikation. Das Gegenteil von Tod, Schwäche, Isolation, Blockierung und Stillstand.

Offenheit: heilsame Atmosphäre oder Einstellung, Bewusstheit, Frieden, Grenzenlosigkeit. Das Gegenteil von Eingeschränktheit, Enge, Begrenztheit, Knechtschaft, Befangenheit, Verhaftetsein, Gebundenheit und Egoismus.

Positives Objekt: jeder Gegenstand, der uns inneren Frieden und Freude bringt. Ein solches Objekt ist eine echte Heilquelle. Gegenstände mit spiritueller Bedeutung und spirituellen Eigenschaften besitzen eine größere Heilkraft als gewöhnliche positive Objekte, wenn wir an ihre Macht glauben, denn als spirituelle Instrumente bauen sie auf tiefer innen liegende Eigenschaften und sind mit stärkerer Kraft ausgestattet.

Spirituelle Instrumente können konkrete Gegenstände oder visualisierte Bilder, Klänge, Empfindungen, heilige Orte, gesegnete Stoffe, spirituelle Menschen, Gebete, spirituelle Wesen oder Meditationen sein. Wir bedienen uns ihrer Macht als Heilquelle und Heilmittel, als ginge die Heilkraft von ihnen aus. In Wirklichkeit entspringt die Heilkraft unserem eigenen Geist, und die äußeren Instrumente benutzen wir nur zur Unterstützung der Heilung.

Transformation: Umwandlung unserer Probleme in positive Erfahrungen durch den geschickten Einsatz von Bildern, Worten, Empfindungen und Überzeugungen. Wenn wir zum Beispiel Schmerzen leiden, können wir uns ein friedvolles oder beseligendes Erlebnis aus unserer Vergangenheit als Heilungsmittel oder Konzentrationspunkt ins Gedächtnis zurückrufen. Dann denken und fühlen wir, dass der Schmerz von dieser friedvollen Erfahrung aufgesogen wird, sich darin auflöst wie Salz in Wasser und sich in etwas Friedvolles, Beseligendes verwandelt. Der dritte Dodrupchen hat über die Transformation gesagt: »Es ist wichtig, schon frühzeitig Erfahrungen mit einem Heilungsmittel zu sammeln. Mit diesem Heilungsmittel werden Probleme dann höchst wirkungsvoll transformiert.« (Vgl. Jigme Tenpe Nyima, der 3. Dodrupchen: *sKyid sDug Lam 'Khyer Gyi Man Ngag*, Bd. Cha, 3b/6.)

Vier Heilkräfte: positive Bilder, Worte, Gefühle und Überzeugungen. Sie sind das Herz und der Schlüssel zu den in diesem Buch beschriebenen Heilmeditationen.

Literaturhinweise zur deutschen Ausgabe

Birnbaum, Raoul: *Der heilende Buddha. Heilung und Selbstheilung – eine Einführung in das altbewährte, psychosomatische Heilsystem des Buddhismus*, Gondrom, Bindlach 1990.

Dalai Lama: *Den Geist erwecken, das Herz erleuchten. Zentrale tibetisch-buddhistische Lehren*, Droemer Knaur, München 1996.

–: *Der Weg zur Freiheit. Zentrale tibetisch-buddhistische Lehren*, Droemer Knaur, München 1996.

–: *Die Vier Edlen Wahrheiten – die Grundlagen des Buddhismus*, Krüger, Frankfurt a. M. 1999.

Das tibetische Totenbuch, neu übers. u. komment. v. Robert F. Thurman, Krüger, Frankfurt a. M. 1996.

Dilgo Khyentse Rinpoche: *Die sieben tibetischen Geistesübungen. Das Herzstück buddhistischer Praxis.* Mit einem Vorwort des Dalai Lama, Barth, Bern/München/Wien 1996.

Frankl, Viktor: *Der Mensch auf der Suche nach Sinn*, Auditorium, Schwarzach 1997.

Goleman, Daniel: *Emotionale Intelligenz*, Hanser, München 1996.

Hopkins, Jeffrey u. Geshe Lhündub Söpa: *Der tibetische Buddhismus*, Diederichs, 5. Aufl., München 1994.

Khentschen Thrangu Rinpoche: *Alltagsbewusstsein und Buddha-Erwachen*, Kagyü Dharma Verlag, Langenfeld 1999.

Schumann, Hans Wolfgang: *Mahayana-Buddhismus. Das Große Fahrzeug über den Ozean des Leidens*, Diederichs, überarb. Neuausg., München 1995.

Sogyal Rinpoche: *Das tibetische Buch vom Leben und vom Sterben*, Barth, München 1993.

Tarthang Tulku (Hrsg.): *Schritte auf dem Diamantweg*, Dharma Publishing, Münster 1999.

Thich Nhat Hanh: *Das Erblühen des Lotos. Ein Lesebuch*, Theseus, Berlin 2000.

–: *Das Sutra des bewussten Atmens (Anapanasati-Sutra)*, Theseus, Berlin 1989.

– : *Ein Lotos erblüht im Herzen. Die Kunst des achtsamen Lebens*, Goldmann, München 1995.

Thomas von Kempen: *Die Nachfolge Christi*, Diogenes, Zürich, 3. Aufl. 1999.

Thondup Tulku: *Die heilende Kraft des Geistes. Einfache buddhistische Übungen für Gesundheit, Wohlbefinden* und *Erleuchtung*, Droemer Knaur, München 1997.

–: *Die verborgenen Schätze Tibets. Eine Erklärung der Termatradition der Nyingmaschule des Buddhismus*, Theseus, Berlin 1994.

ARKANA
GOLDMANN

Der Weg der Achtsamkeit

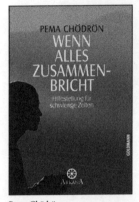

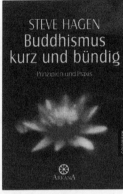

Pema Chödrön
Wenn alles zusammenbricht   21525

Steve Hagen
Buddhismus kurz und bündig 21544

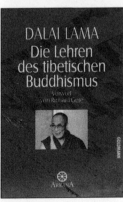

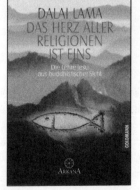

Dalai Lama
Die Lehren des tibetischen
Buddhismus   21539

Dalai Lama
Das Herz aller Religionen ist eins
                          13278

Goldmann • Der Taschenbuch-Verlag

Der Nr.1-Bestseller in den USA zur Schattenarbeit:

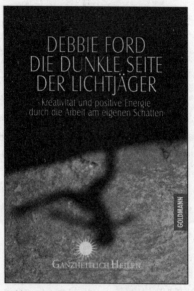

Debbie Ford, Die dunkle Seite der Lichtjäger.
Kreativität und positive Energie durch die
Arbeit am eigenen Schatten   14167

Neben den lichtvollen Seiten gehört zu unserer Persönlichkeit auch der »Schatten« - Charakterzüge, die wir nicht wahrhaben wollen und daher verdrängen. Erst wenn wir die Schattenseiten unseres Wesens anerkennen und heilen, können wir Zufriedenheit, innere Ausgeglichenheit und tiefes Wohlbefinden erlangen. Debbie Ford ermutigt jeden, sich den Abgründen und Ängsten der eigenen Psyche zu stellen.

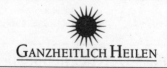

GANZHEITLICH HEILEN